Lindenmeyer • Mühlig

Therapie-Tools
Alkohol- und Tabakabhängigkeit

E-Book inside auf psychotherapie.tools

Mit dem untenstehenden Download-Code erhalten Sie dieses Buch als E-Book im PDF-Format. Hierfür ist eine Registrierung auf www.psychotherapie.tools notwendig:

1. www.psychotherapie.tools / e-book-inside öffnen.
2. Code eingeben.
3. Auf »Freischalt-Code einlösen« klicken. Der Code ist einmal gültig.
4. Im Warenkorb auf »Zur Kasse« klicken und Vorgang nach Login abschließen.

Das E-Book steht Ihnen in Ihrem Kundenkonto unter »Mein Material« zur Verfügung. Es ist ausschließlich für den persönlichen Gebrauch einer einzelnen Person bestimmt.

Für Institutionen und Teams bieten wir gestaffelte Mehrplatz-Lizenzen an, die sich an der Zahl Ihrer Nutzer:innen orientieren. Kontaktieren Sie uns unter vertrieb-psychotherapie.tools@beltz.de und sichern Sie sich Ihre Mehrplatz-Lizenz!

XG4S3BYHP6

Johannes Lindenmeyer • Stephan Mühlig

Therapie-Tools Alkohol- und Tabakabhängigkeit

Mit E-Book inside und Arbeitsmaterial

BELTZ

Prof. Dr. Johannes Lindenmeyer
salus-klinik
Straße nach Gühlen 10
16835 Lindow
E-Mail: lindenmeyer@salus-lindow.de

Prof. Dr. Stephan Mühlig
Technische Universität Chemnitz
Institut für Psychologie
Wilhelm-Raabe-Str. 43
09120 Chemnitz
E-Mail: stephan.muehlig@psychologie.tu-chemnitz.de

FSC www.fsc.org MIX Papier | Fördert gute Waldnutzung FSC® C089473

Dieses Buch ist erhältlich als:
ISBN 978-3-621-28680-0 Print
ISBN 978-3-621-28600-8 E-Book (PDF)

1. Auflage 2019

Beltz Verlagsgruppe GmbH & Co. KG
Werderstraße 10, 69469 Weinheim
service@beltz.de

Lektorat: Karin Ohms
Umschlaggestaltung: Lina Marie Oberdorfer
Herstellung: Lelia Rehm
Satz: Markus Schmitz, Altenberge
Druck und Bindung: Beltz Grafische Betriebe, Bad Langensalza
Beltz Grafische Betriebe ist ein Unternehmen mit finanziellem Klimabeitrag (ID 15985-2104-1001).
Printed in Germany

Weitere Informationen zu unseren Autor_innen und Titeln finden Sie unter: www.beltz.de

Inhalt

Vorwort

Natürlich ist das unmittelbare Gespräch zwischen Patient und Therapeut das zentrale Element jeder Psychotherapie. Aber wenn es darum geht, dass ein Patient sich außerhalb der Therapiestunden mit Inhalten der Therapiestunde auseinandersetzen soll, wenn er sein Problemverhalten im Alltag detaillierter erkunden oder wenn er seine Veränderungsfortschritte systematisch beobachten soll, dann sind Arbeitsbögen, Diagramme oder Informationsblätter sehr hilfreich. Von daher haben wir in diesem Therapie-Tools-Buch eine Vielzahl von Arbeitsmaterialien zusammengestellt, die sich in der Behandlung der Alkoholabhängigkeit und bei der Raucherentwöhnung besonders bewährt haben.

Diese Therapie-Tools stellen zum Teil eine Zusammenführung von Arbeitsmaterialien dar, die bereits Bestandteil von uns an anderer Stelle veröffentlichter Behandlungsmanuale waren. Besonderer Dank gilt daher den Verlagen, dass sie freundlicherweise einer Veröffentlichung in diesem Band zugestimmt haben. Zur therapeutischen Verwendung der Arbeitsmaterialien wird jeweils im Text auf unsere entsprechenden Manuale verwiesen. Außerdem sind viele der aufgeführten Arbeitsmaterialien auch auf der Website www.salus-materialien.de erhältlich.

Ganz besonderer Dank gilt Frau M. Sc. psych. Franziska Gudula Loth, die als Therapeutische Leiterin der Raucherambulanz der TU Chemnitz die Arbeitsmaterialien für den Tabakteil dieses Buches im Wesentlichen gestaltet hat.

Abschließend soll nicht versäumt werden, darauf hinzuweisen, dass selbstverständlich immer alle Geschlechter gleichermaßen gemeint sind, auch wenn im Text der Einfachheit halber meist lediglich die männliche Sprachform »Patient« und »Therapeut« verwendet wird. Auf geschlechtsspezifische Besonderheiten bzw. Unterschiede wird jeweils explizit eingegangen.

Lindow und Chemnitz, im Herbst 2018 — *Johannes Lindenmeyer & Stephan Mühlig*

Einleitung: Zwei Suchtmittel – ein Anliegen

Von allen Suchterkrankungen sind der übermäßige Alkoholkonsum und das Rauchen bei Weitem die häufigsten und sie haben die schwerwiegendsten Auswirkungen sowohl auf der Ebene der Betroffenen als gesamtgesellschaftlich:

- ▶ Circa 1,8 Millionen Menschen sind hierzulande alkoholabhängig, ca. 8,1 Millionen Menschen sind Raucher.
- ▶ Schätzungsweise 43.000 Menschen sterben jährlich an den Folgen des Alkohols und ca. 120.000 Menschen an den Folgen des Rauchens.
- ▶ Circa 180 Folgeerkrankungen werden durch Alkohol, ca. 800 Folgeerkrankungen durch Rauchen verursacht.
- ▶ Die gesamtgesellschaftlichen Folgekosten allein für Deutschland werden bei Alkohol auf etwa 40 Milliarden € und bei Rauchen auf etwa 17 Milliarden € pro Jahr geschätzt.

Insofern ergibt es Sinn, insgesamt 125 Arbeits- und Infoblätter sowohl für die Behandlung von Alkoholabhängigen als auch für die Raucherentwöhnung gemeinsam zu veröffentlichen. Umso mehr, als beide Störungen auch noch sehr häufig gemeinsam auftreten: Ungefähr 80 % aller Alkoholabhängigen sind sehr starke Raucher mit über 20 Zigaretten am Tag, sie sind nicht in der Lage, ihr Rauchen ohne fremde Hilfe aufzugeben. Für beide Substanzen geht es darum, Behandler mit geeigneten Materialien für eine erfolgreiche und zeitökonomische Behandlung zu versorgen, damit sich wesentlich mehr Therapeuten für eine Behandlung dieser Patientengruppen engagieren als bislang üblich.

Weitere Gemeinsamkeiten zwischen beiden Substanzen

Alkohol und Nikotin haben darüber hinaus eine ganze Reihe weiterer Gemeinsamkeiten:

Schäden für Betroffene und Umwelt. Bei beiden Substanzen entstehen nicht nur unmittelbare Schäden für die Betroffenen selbst, sondern auch für ihre Umwelt: Bei Alkohol ist es die Fremdgefährdung infolge von alkoholbedingten Verkehrsunfällen, Gewalttätigkeit und Kriminalität unter Alkohol, bei Rauchen ist es die Gefährdung der Mitwelt durch das Passivrauchen.

Legale Drogen. Tabak und Alkohol sind beides legale Drogen, deren Gebrauch kulturell und sozial eingebunden ist. Die Betroffenen erleben daher ihr Konsumverhalten lange Zeit als unkritisch, ja sogar sozial anerkannt und unterstützt. Sie sind häufig über Modelllernen oder einfach so in den Konsum eingestiegen. Sie erleben im Gegensatz dazu die besorgte Sichtweise des Behandlers oftmals als überzogen und engstirnig.

Industrieinteresse. Hinter beiden Substanzen steht eine multinationale Industrie, die alles daran setzt, um möglichst immer neue Konsumenten zu gewinnen bzw. ihre bisherigen Kunden bei der Stange zu halten. Dieser permanenten Konfrontation mit aufwendigen und ausgefeilten Werbemaßnahmen können sich auch aufhörwillige Betroffene schlecht entziehen.

Rückläufiger Konsum. Der Konsum von beiden Substanzen ist hierzulande rückläufig. Das heißt, dass Aufhörwillige sich als Trendsetter verstehen können, auch wenn dies in Bezug auf Rauchen viel deutlicher der Fall ist als beim Trinken.

Suchtmechanismus. Bei beiden Substanzen verlagert sich der Suchtmechanismus im Verlauf einer Abhängigkeitsentwicklung weg vom schwerfallenden Verzicht auf die Substanz hin zu substanzbezogenen Stimuli, auf die ein zunehmend automatisiertes Konsumverhalten häufig ohne bewusstes Verlangen oder Wirkungserwartung folgt, obwohl der Betroffene längst weiß, dass er sich oder anderen dadurch schadet. Bei beiden Substanzen ist es somit nicht ausreichend, in der Therapie alternative Bewältigungsstrategien für bestimmte Problemsituationen zu entwickeln (Kompensationsparadigma mit dem Schwerpunkt: »Wozu« konsumiert der Betroffene), erforderlich ist vielmehr ein redundantes Üben, um mit einer automatisierten Suchtverhaltenstendenz in situativ getriggerten Risikosituationen leben zu können (Überlernparadigma mit dem Schwerpunkt: »Wann« konsumiert der Betroffene).

Therapieziel. Hinsichtlich beider Substanzen empfehlen die aktuellen Behandlungsleitlinien der Fachgesellschaften Totalabstinenz als Therapieziel der ersten Wahl. Bezüglich beider Substanzen wurden aber auch immer wieder Versuche unternommen, mittels Konsumreduktion mehr Betroffene für eine Teilnahme an Behandlungsmaßnahmen zu gewinnen.

Harmlosere Konsumvarianten. Für beide Substanzen wurden harmlosere Konsumvarianten entwickelt. Während es für Alkohol alkoholfreies Bier gibt, das nur noch den Geschmack und das Image aufweist, aber den eigentlichen Suchtstoff nicht enthält, wurde mit der E-Zigarette ein Produkt entwickelt, das die Zufuhr des Nikotins ohne Verbrennung und dadurch mit sehr viel weniger Schadstoffen ermöglicht als traditionelles Rauchen.

Methode der Wahl: KVT. Für beide Substanzen ist die Kognitive Verhaltenstherapie (KVT) die Therapiemethode der ersten Wahl mit den am eindeutigsten nachgewiesenen Behandlungsergebnissen. Daher ist die Kognitive Verhaltenstherapie auch die Grundlage dieses Buches, auch wenn sicherlich viele der Materialien auch innerhalb anderer Therapiemethoden genutzt werden können.

Hohe Rückfallquoten. Bei beiden Substanzen sind die Behandlungsversuche von einer sehr hohen Rückfallrate gekennzeichnet. Insofern liegt der Behandlungsschwerpunkt in beiden Fällen sowohl auf der Vermeidung von Rückfällen als auch auf dem kurzfristigen Auffangen von Rückfällen, noch bevor die Betroffenen wieder vollkommen in ihr früheres Suchtverhalten zurückgefallen sind.

Bedeutsame Unterschiede zwischen beiden Substanzen

Anderseits gibt es beim Alkohol- und Nikotinkonsum eine Reihe bedeutsamer Unterschiede, die bei der Behandlung beachtet werden müssen:

Risikoarmer Konsum. Bei Alkohol gibt es einen sog. risikoarmen Konsum, solange max. an fünf Tagen pro Woche jeweils höchstens eine Trinkeinheit (Frauen) bzw. zwei Trinkeinheiten (Männern) konsumiert werden. Bei Rauchen gibt es keinen risikoarmen Konsum, jede einzelne Zigarette ist schädlich.

Soziale Teilhabe. Rauchen ist zunehmend ein Unterschichtsphänomen geworden, Alkohol durchtränkt dagegen unverändert alle Gesellschaftsschichten. Bis Alkoholabhängige in Behandlung kommen, haben sie allerdings häufig einen empfindlichen sozialen Abstieg hinter sich. Teilhabestörungen sind also bei beiden Konsumentengruppen vorhanden, sie finden aber derzeit lediglich in der Behandlung von Alkoholabhängigen Berücksichtigung.

Suchthilfesystem. Für Alkoholabhängige besteht hierzulande ein ausgebautes Suchthilfesystem mit umfangreichen und aufwendigen Behandlungsangeboten. Dagegen gibt es bislang keine Kostenerstattung durch Krankenkassen bei Raucherentwöhnung, weswegen derzeit lediglich minimale Behandlungsangebote auf ambulanter Basis in Form von Raucherentwöhnungskursen bestehen.

Komorbidität mit psychischen Störungen. Bei Alkoholabhängigen ist eine hohe Komorbiditätsrate mit anderen psychischen Störungen zu beobachten, die daher gemäß den Behandlungsleitlinien der Fachgesellschaften einer integrierten Behandlung bedürfen. Bei Rauchern ist keine entsprechend erhöhte Komorbiditätsrate von psychischen Störungen im Vergleich zu Nichtrauchern bekannt. Allerdings haben auch bei der Raucherentwöhnung Betroffene mit einer psychischen Störung (insbesondere Depression) geringere Abstinenzchancen.

Suchtpotenzial. Bei Tabakrauchen besteht ein sehr viel höheres Suchtpotenzial im Vergleich zu Alkohol, da die Wirkung des Nikotins im Belohnungszentrum unseres Gehirns bereits wenige Sekunden nach der Inhalation diskret eintritt. Mit jedem einzelnen Zug – d. h. bei einem starken Raucher ca. 100 bis 200 mal pro Tag – lernt das Gehirn eines Rauchers somit, dass Rauchen tut gut. Die Mehrheit aller Raucher ist somit nikotinabhängig. Bei Alkohol tritt die Wirkung im Belohnungssystem des menschlichen Gehirns erst nach mehreren Minuten ein und ist auch so langanhaltend, dass nicht jeder Schluck ein diskretes Lernereignis ist. Entsprechend entwickeln nur ca. 10 % aller Alkoholkonsumenten eine Alkoholabhängigkeit.

Medikation bei der Entwöhnung. Für beide Substanzen besteht ein unterschiedlicher Stellenwert von medikamentöser Unterstützung innerhalb der Entwöhnungsbehandlung:

- Alkohol: Hier bedarf es bei der Mehrheit der Betroffenen einer Entzugsmedikation (z. B. Distraneurin und Carbamazepin) über drei bis sieben Tage zur Vermeidung von Krampfanfällen, Delirien und Herz-Kreislauf-Entgleisungen. Dagegen konnte lediglich eine geringfügige Verbesserung von ambulanter Entwöhnungsbehandlung durch sog. Anticravingsubstanzen (z. B. Acamprosat und Naltrexon) verzeichnet werden, die daher auch nur sehr selten gegeben werden.
- Nikotin: Es konnte eine Verdoppelung der Erfolgsquote in der Raucherentwöhnung durch die Kombination mit Nikotinersatzprodukten (v. a. Nikotinpflaster und Nikotinkaugummi), eines Antidepressivums (Bupropion) oder eines Nikotinrezeptor-Partialagonisten (Vareniclin) erzielt werden. Diese sind daher jedem Aufhörwilligen als Teil der Raucherentwöhnung zu empfehlen.

Aufbau der Therapie-Tools

Die Materialien sind bei beiden Substanzen in ähnlicher Weise gruppiert:

(1) **Diagnostik und Anamnese.** Hier finden sich Materialien zu Screening, Differenzialdiagnose und Erhebung der erforderlichen Daten für eine individuelle Modellvermittlung und Behandlungsplanung im Einzelfall.

(2) **Motivierung und Veränderungsentscheidung.** Hier finden sich Materialien zur Motivierung der Patienten zur Therapieteilnahme und zur Entscheidung für Totalabstinenz.

(3) **Entwicklung persönlicher Therapieziele.** Hier finden sich Materialien zur Entwicklung von persönlichen Therapiezielen und deren regelmäßiger Überprüfung durch den Patienten.

(4) **Therapiedurchführung.** Hier finden sich Materialien zur Durchführung einzelner konkreter Behandlungsschritte im Einzel- und Gruppensetting.

(5) **Rückfallprävention.** Hier finden sich Materialien zur gezielten Rückfallprävention bzw. zur unmittelbaren Bewältigung von Rückfällen.

Zur schnelleren Orientierung werden zunächst immer die möglichen Therapiesettings benannt, in denen die Materialien zum Einsatz kommen können.

Prinzipielle Nutzungsmöglichkeit der Therapie-Tools

Der Einsatz der Therapie-Tools kann eine Psychotherapie in vieler Hinsicht unterstützen und erleichtern. Sie können sowohl für den Patienten als auch den Therapeuten einen Leitfaden darstellen, etwas woran man sich im wahrsten Sinne des Wortes »festhalten kann«. Hierbei bestehen spezifische Nutzungsmöglichkeiten der einzelnen Materialien für die Einzeltherapie sowie für die Gruppentherapie.

(1) Einzeltherapie

- **Systematische Erfassung von Patientendaten zur Differenzialdiagnose und Therapieplanung.** Durch die zunehmende Automatisierung von Suchtverhaltensweisen ist die Selbstbeobachtungsfähigkeit der Betroffenen oft erheblich beeinträchtigt. Außerdem unterliegen die Selbstauskünfte von Patienten sowohl hinsichtlich der Höhe, Häufigkeit und des situativen Zusammenhangs ihres Substanzkonsums nachweislich erheblichen Erinnerungsverzerrungen. Der Einsatz der Materialien ermöglicht eine systematische Erfassung der anamneserelevanten Daten in einer didaktisch günstigen Reihenfolge und nutzt spezifische Verfahren, um den Patienten präzisere Angaben zu ihrem Suchtmittelverhalten zu ermöglichen. Schließlich kann durch die Materialien ein Teil der Datenerhebung durch den Patienten außerhalb der Therapiestunden erfolgen.
- **Informationsvermittlung.** Gerade im Suchtbereich ist oftmals eine spezifische Aufklärung des Patienten und entsprechende Informationsvermittlung erforderlich, um eine begründete und sinnvolle Therapieentscheidung zu ermöglichen. Mitunter nehmen hierbei die Therapiestunden zu sehr die Gestalt eines Frontal-

unterrichts an, bei dem der Therapeut versucht, einem eher passiv konsumierenden Patienten das konzeptgemäß wichtige Wissen zu vermitteln. Der Einsatz der Therapie-Tools ermöglicht dagegen eine aktive und selbstständige Wissensaneignung durch den Patienten außerhalb der Therapiestunden. Der Therapeut kann sich darauf beschränken, den Wissenserwerb des Patienten zu überprüfen, wo notwendig zu ergänzen und insbesondere den persönlichen Bezug zur Problematik des Patienten zu vertiefen.

- **Stärkung von Selbstmanagement.** Sinn und Zweck einer Psychotherapie ist ja immer die zunehmende Selbstständigkeit und Eigenverantwortung des Patienten hinsichtlich der Umsetzung von vereinbarten Veränderungszielen im Alltag. Der Einsatz der Therapie-Tools ermöglicht dem Patienten, die gezielte Übertragung der Therapieinhalte auf seine Alltagssituation und eine Dokumentation der dabei gemachten persönlichen Erfahrungen. Hierdurch wird automatisch verdeutlicht, dass die eigentliche Veränderungsarbeit durch den Patienten zwischen den Therapiestunden geschieht und ein passives »Konsumieren« von Gesprächen mit dem Psychotherapeuten wenig hilfreich sein würde. Die Verantwortung für das Therapiegeschehen wird hierdurch stärker auf den Patienten als Mitakteur übertragen. Die Arbeitsmaterialien geben zumindest einen Hinweis darauf, welche Mitarbeit für den Patienten möglich ist, mit welchen Themen und Fragen er sich beschäftigen könnte und welche Aufgaben dabei zu erledigen wären.
- **Rückfallprävention im Anschluss an die Therapie.** Der Einsatz von Therapie-Tools ermöglicht es dem Patienten, sich auch nach Abschluss der Behandlung immer wieder mit wichtigen Therapieinhalten gewissermaßen zur Auffrischung zu beschäftigen. Gleichzeitig unterstützen die Arbeitsblätter ihn im therapiebezogenen Gespräch mit seinen Angehörigen, indem Letztere einen besseren Einblick darin erhalten, was in der Therapie konkret erarbeitet wurde. Schließlich erinnern die ausgefüllten Therapiematerialien den Patienten an seine Therapieerfolge und bieten eine Möglichkeit, diese systematisch zu überwachen bzw. im Falle eines Rückfalls entsprechend dem mit Angehörigen vereinbarten Notfallplan zu handeln.
- **Entlastung des Psychotherapeuten.** Die ausgefüllten Arbeitsblätter stellen geeignete Erinnerungsstützen für den Therapeuten dar und entlasten somit seinen Dokumentationsaufwand. Außerdem stellt sich durch die wiederholte Verwendung derselben Therapie-Tools ein positiver Übungseffekt beim Therapeuten ein. Indem zentrale Therapieinhalte durch die Teilnehmermaterialien vorgegeben sind, verlangt das »Was« in der Therapie nicht mehr so viel Aufmerksamkeit durch den Therapeuten. Er kann sich dadurch verstärkt auf das »Wie« der Therapie konzentrieren, d. h. auf die Optimierung des Therapieprozesses und der Interaktion mit dem Patienten. Gerade durch die relative Zunahme an inhaltlicher Standardisierung entsteht somit mehr interaktionelle Flexibilität des Therapeuten auf die spezifischen Bedürfnisse des einzelnen Patienten.

(2) Gruppentherapie

Im Unterschied zur Einzeltherapie ist die Teilnahme an einer Gruppentherapie für die meisten Patienten überhaupt nicht selbstverständlich: Scham und Furcht vor Ablehnung lassen viele Patienten automatisch davor zurückschrecken, sich gegenüber anderen Personen zu öffnen, sie befürchten ihre Bloßstellung oder die Wiederholung anderer negativen Erfahrungen mit ihrer Umwelt. Der Einsatz von Therapie-Tools kann hier spezifische Transparenz und Sicherheit schaffen:

- **Vorbereitung der Gruppentherapie.** Das (gemeinsame) Ausfüllen eines Arbeitsblattes durch Patient (und Therapeut) ermöglicht eine konkretere Vorbereitung auf die Gruppensitzung, indem die Anliegen bzw. Themen des Patienten konkretisiert werden. Dies ist insbesondere dann sinnvoll, wenn ein Patient in einer Therapieeinrichtung sowohl Einzel- als auch Gruppentherapie erhält, weil hierdurch die Rollenverteilung zwischen Einzeltherapeut und Gruppentherapeut geklärt wird: Der Einzeltherapeut stellt im Sinne des fallführenden Therapeuten gemeinsam mit dem Patienten die Anliegen für die Gruppentherapieteilnahme zusammen und bestimmt die dadurch zu erreichenden Ziele. Der Gruppentherapeut verantwortet dagegen die Inhalte der Gruppentherapie und damit das »Wie« der Zielerreichung. All dies schafft für den Patienten einerseits Sicherheit und erhöht gleichzeitig die Verbindlichkeit seiner Gruppentherapieteilnahme.
- **Strukturierung der Gruppensitzungen.** Die Therapie-Tools ermöglichen es dem Gruppentherapeuten, die einzelnen Mitglieder einer Therapiegruppe immer wieder mit bestimmten Aufgaben innerhalb der Gruppentherapiesitzungen zu betrauen, auf die sie sich vorbereiten können und die ein für alle Beteiligten erkennbares transparentes Ziel verfolgen. Manchmal geht es dagegen eher darum, dass die Teilnehmer, im

Sinne einer Hausaufgabe, die in der Gruppenstunde erfahrenen Inhalte nunmehr auf sich selbst übertragen. In diesem Fall ist das Ausfüllen der Teilnehmermaterialien die eigentliche Hausaufgabe.

- **Erleichterung von Gruppenvertretung.** Eine besondere Situation ergibt sich durch die Notwendigkeit der Therapeutenrotation bei begrenzter Aufenthaltsdauer in stationären Einrichtungen, um Urlaubs-, Dienstausgleich- oder Fehlzeiten von Gruppentherapeuten ohne Ausfall von Gruppentherapiesitzungen überbrücken zu können. Immer wieder müssen Therapeuten hierbei relativ kurzfristig eine bestimmte Therapiegruppe übernehmen. Hier bieten die Therapie-Tools eine sofortige Orientierungsmöglichkeit für den Therapeuten im Sinne eines Protokolls. Er kann sofort Einsicht nehmen, wie weit ein Patient in der Auseinandersetzung mit einer Problematik vorangeschritten ist und worin der nächste Schritt bestehen würde. Und schließlich erleichtern die Therapie-Tools die Kommunikation und den Informationsaustausch zwischen den einzelnen Mitgliedern eines therapeutischen Teams. Alle haben automatisch eine grobe Vorstellung über die Therapieinhalte. Durch die Wiederholung der Bearbeitung der Arbeitsblätter prägen sich bestimmte Begrifflichkeiten ein, die immer weniger Erläuterung bedürfen. Alle wissen, was gemeint ist, und können dadurch im Behandlungsalltag viel leichter an einem Strang ziehen.
- **Erleichterte Dokumentation.** Um den Überblick über das Gruppengeschehen zu behalten, empfiehlt sich für den Gruppentherapeuten die Verwendung des Dokumentationsbogens AB 48 *Protokoll Gruppentherapiesitzung*. Dadurch wird einerseits ein übermäßiges Mitschreiben des Therapeuten in den Gruppentherapiesitzungen vermieden. Im Falle einer kurzfristigen Vertretung ist eine sofortige Groborientierung zur nahtlosen Fortsetzung des begonnenen Therapieprozesses möglich. Gleichzeitig enthebt es den Therapeuten auch der Notwendigkeit, sich im Anschluss an die Gruppentherapiestunde Notizen machen zu müssen, da dies bereits in der Sitzung geschehen ist. Dies führt zu einer nicht unerheblichen zeitlichen Entlastung.

Eine ausführlichere Beschreibung der Nutzung bestimmter Arbeitsmaterialien einschließlich konkreter Formulierungsvorschläge im Rahmen der Therapie findet sich bei Lindenmeyer (2011, 2016b).

Gestaltung und Einsatz der Tools-Arbeitsmaterialien

Um sich im Tools-Buch schnell und effektiv zurechtzufinden, sind auf allen Arbeitsblättern Icons abgebildet. Anhand dieser Icons können Sie direkt sehen, für wen das vorliegende Arbeitsblatt gedacht ist und wie es gehandhabt werden soll. Die folgenden Icons werden Ihnen auf den verschiedenen Arbeitsblättern begegnen:

T **Therapeut/in:** Diese Arbeitsmaterialien sind ausschließlich für Therapeuten gedacht.

P **Patient/in:** Diese Arbeitsmaterialien sind primär für die Patienten gedacht. Sie können auch für therapeutische Übungen genutzt werden, die der Patient allein außerhalb der Therapie durchführt.

A **Angehörige:** Diese Arbeitsmaterialien sind zum Ausfüllen durch die Angehörigen gedacht.

 **Ran an den Stift:** Dieses Icon fordert dazu auf, einen Stift in die Hand zu nehmen und sich Antworten bzw. Überlegungen zu notieren.

 **Hier passiert was:** An diesen Stellen werden Handlungsanweisungen vergeben.

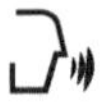 **Wie sag ich's?** Dieses Icon signalisiert, dass der Therapeut dem Patienten Fragen des jeweiligen Arbeitsblattes vorliest und deren Antworten notiert.

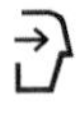 **Input fürs Köpfchen:** Hier werden Anregungen zum Weiter- und Ums-Eck-Denken gegeben.

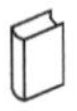 **Mehr Wissen:** Mit diesem Icon wird auf verwendete oder weiterführende Literatur hingewiesen.

 **Hier kommt die Maus:** Mit diesem Icon wird auf interessante Internetseiten verwiesen.

AB **Arbeitsblätter** stellen in der Regel Grundlagen für Übungen dar.

INFO **Informationsblätter** fassen Informationen zu einem bestimmten Therapiethema zusammen.

I Alkoholabhängigkeit

Mögliche Settings für den Einsatz der Therapie-Tools

Hausarzt/Akutkrankenhaus. Patienten mit Alkoholproblemen haben mindesten einmal pro Jahr Kontakt mit dem medizinischen Akutsystem oder ihrem Hausarzt. Dies stellt einen besonders günstigen »Teachable moment« für den Einsatz eines Screening-Instruments und für konkrete Veränderungsratschläge bei kritischen Ergebnissen dar (AB 1 und AB 2).

Suchtberatungsstelle. Sie sind häufig die erste Anlaufstelle für Menschen mit Alkoholproblemen. Im Vordergrund der Beratung stehen die differenzialdiagnostische Abklärung (AB 1 bis AB 9) und die Motivierung der Betroffenen für eine Suchtbehandlung (AB 20 bis AB 32, INFO 1 bis INFO 6).

Entzugsstation. Über die reine körperliche Entgiftung hinaus enthält ein sogenannter »qualifizierter Entzug« ein dichtes Angebot von Gruppentherapie und Informationsveranstaltungen, um die Betroffenen über ihre Erkrankung zu informieren und für eine abstinenzorientierte Suchtbehandlung zu gewinnen (AB 20 bis AB 23, INFO 1 bis INFO 4). Außerdem kann es um die kurzfristige Stabilisierung von rückfälligen Patienten gehen (AB 68 bis AB 69, INFO 8).

Entwöhnungseinrichtung. Im Rahmen einer mehrmonatigen stationären oder ambulanten Entwöhnungsbehandlung geht es darum, den individuellen Behandlungsbedarf zu ermitteln (AB 3 bis AB 19), Betroffene das wahre Ausmaß ihrer Abhängigkeit erkennen zu lassen (AB 20 bis AB 31, INFO 1 bis INFO 6), persönliche Therapieziele zu vereinbaren (AB 34 bis AB 46, INFO 7), konkrete Behandlungsmaßnahmen (AB 47 bis AB 62) und schließlich eine spezifische Rückfallprävention (AB 63 bis AB 69, INFO 8) durchzuführen.

Ambulante Psychotherapie. Angesichts der häufigen Alkoholprobleme bei Psychotherapiepatienten sollte ein Alkoholscreening zur Routine in der ambulanten Psychotherapie werden (AB 1 und AB 2), um Betroffene im Falle einer Alkoholabhängigkeit für eine abstinenzorientierte Behandlung zu gewinnen (AB 20 bis AB 22, INFO 1 bis INFO 4). Außerdem kann es um die kurzfristige Stabilisierung von rückfälligen Alkoholpatienten gehen (AB 68 bis AB 69, INFO 8), die sich wegen einer weiteren psychischen Störung in Behandlung befinden.

Nachsorgeeinrichtung. Da sich innerhalb des ersten Jahres die meisten Rückfälle ereignen, nehmen viele Betroffene in diesem Zeitraum weitere Unterstützung in Anspruch, wie z. B. eine Selbsthilfegruppe, eine ambulante Weiterbehandlung oder stationäre Formen der Nachsorge (z. B. betreutes Wohnen, Adaptionseinrichtung, soziotherapeutische Einrichtung). Hier geht es um die Protokollierung der Teilhabebemühungen (AB 36 bis AB 43, INFO 7) sowie die kurzfristige Stabilisierung von rückfälligen Patienten (AB 69 bis AB 70, INFO 8).

1 Diagnostik und Anamnese

1.1 Screening

Da sich Menschen mit Alkoholproblemen aufgrund von mangelnder Problemsicht, illusionärer Kontrollüberzeugung oder Scham nur sehr selten und dann sehr spät von sich aus um Hilfe bemühen, kommt dem flächendeckenden Einsatz von Screening-Instrumenten in der medizinisch-psychotherapeutischen Grundversorgung für die rechtzeitige Identifizierung von Alkoholproblemen größte Bedeutung zu.

Entgegen der Befürchtung vieler Ärzte und Psychotherapeuten wird die direkte Befragung eines Patienten nach seinem Alkoholkonsum von der Öffentlichkeit durchaus unterstützt.

Arbeitsmaterialien

AB 1 AUDIT
AB 2 Ergebnisrückmeldung AUDIT

AB 1 AUDIT

Der AUDIT (*Alcohol Use Disorder Identification Test*), entwickelt im Auftrag der WHO (Babor et al., 2001), gilt weltweit als Goldstandard der Screening-Instrumente für Alkoholprobleme und wird daher auch in der aktuellen Leitlinie als Instrument der ersten Wahl empfohlen (AWMF, 2015). Er enthält zehn Items mit jeweils drei bis fünf Antwortalternativen zum Ankreuzen. Der Summenscore differenziert geschlechtsspezifisch zwischen risikoarmem Konsum (0–4 Punkte bei Frauen, 0–7 Punkte bei Männern), Verdacht auf eine alkoholbezogene Störung (5–14 Punkte bei Frauen, 8–14 Punkte bei Männern) und Hinweis auf Alkoholabhängigkeit (ab 15 Punkten).

Ein kostenloses Auswertungsmodul kann unter www.salus-materialien.de genutzt werden.

Der AUDIT ist klinischen Laborwerten als Screening-Instrument eindeutig überlegen. Allerdings kann die Aussagekraft des AUDIT durch den zusätzlichen Einsatz von klinischen Laborwerten (z. B. Gamma-GT, GOT, GPT und MCV) erhöht werden.

»Die Mehrheit in unserem Land trinkt regelmäßig Alkohol. In bestimmten Grenzen ist dies auch kein Problem. Übermäßiger Alkoholkonsum erhöht allerdings das Risiko für über 180 verschiedene körperliche Erkrankungen. Außerdem besteht die Gefahr einer Suchtentwicklung.

Ich habe mir daher vorgenommen, bei jedem Patienten kurz zu überprüfen, ob sein gegenwärtiger Alkoholkonsum risikoarm ist oder ob aus medizinischer Sicht eine Änderung angezeigt ist. Daher möchte ich Sie heute darum bitten, diesen kurzen Alkohol-Screening-Fragebogen auszufüllen. Es dauert höchstens zwei Minuten!

Sie bekommen dann von mir kurzfristig eine qualifizierte Rückmeldung.«

AB 2 Ergebnisrückmeldung AUDIT

Eine kurze direkte Rückmeldung durch den behandelnden Arzt oder Psychotherapeuten hat nachweislich eine günstige Wirkung auf den weiteren Alkoholkonsum eines Patienten. Diese kann durch die Überreichung eines entsprechenden Rückmeldebogens noch verstärkt werden. In Abhängigkeit des Testergebnisses eines Patienten kann der Therapeut hier gezielte Tipps für das weitere Vorgehen ankreuzen:

- Punktwert 0–4: kein Handlungsbedarf
- Punktwert 5–14: Empfehlung zur eigenständigen Konsumreduktion mithilfe des Onlineprogramms www.selbsthilfealkohol.de
- Punktwert ab 15: Notwendigkeit einer gründlichen Differenzialdiagnostik der Alkoholproblematik

Ausführlichere Hinweise mit Formulierungsvorschlägen für die Ergebnisrückmeldung und gegebenenfalls weitere Behandlungsempfehlung finden sich bei Lindenmeyer (2013).

Im Falle eines riskanten Alkoholkonsums ist es oftmals ausreichend, den Patienten das Onlineprogramm der Autoren www.selbsthilfealkohol.de zur selbstständigen Alkoholkonsumreduktion zu empfehlen. Im Falle eines schädlichen Alkoholkonsums empfiehlt sich häufig die gezielte Mitbehandlung im Rahmen einer ambulanten oder stationären Psychotherapie. Ein entsprechendes Behandlungsmanual wurde von Lindenmeyer (2013) veröffentlicht. Im Falle des Hinweises auf eine Alkoholabhängigkeit wird dringend geraten, den Patienten zur Kontaktaufnahme mit dem Suchthilfesystem zu motivieren, um eine abstinenzorientierte Entwöhnungsbehandlung einzuleiten.

Ein Glas Alkohol entspricht: 0,33 Liter Bier
0,2 Liter Wein oder Sekt
0,02 Liter Spirituosen

(a) Wie oft trinken Sie Alkohol?

☐ 0	☐ 1	☐ 2	☐ 3	☐ 4
Nie	**Etwa 1 x pro Monat**	**2–4 x pro Monat**	**2–3 x pro Woche**	**4 x oder öfter pro Woche**

(b) Wenn Sie an einem Tag Alkohol trinken, wie viel Gläser alkoholhaltiger Getränke trinken Sie dann typischerweise?

☐ 0	☐ 1	☐ 2	☐ 3	☐ 4
1 oder 2	**3 oder 4**	**5 oder 6**	**7 oder 8**	**9 oder mehr**

	Nie	**Seltener als 1 x pro Monat**	**1 x pro Monat**	**1 x pro Woche**	**Täglich oder fast täglich**
(c) Wie oft haben Sie an einem Tag mehr als 6 alkoholische Getränke getrunken?	0	1	2	3	4
(d) Wie oft haben Sie im letzten Jahr festgestellt, dass Sie mehr getrunken haben, als Sie eigentlich wollten?	0	1	2	3	4
(e) Wie oft haben Sie im letzten Jahr im Zusammenhang mit dem Alkoholtrinken eine Aufgabe nicht erledigt, die man eigentlich von Ihnen erwartet hatte?	0	1	2	3	4
(f) Wie oft haben Sie im letzten Jahr morgens Alkohol getrunken, um in Schwung zu kommen?	0	1	2	3	4
(g) Wie oft fühlten Sie sich im letzten Jahr schuldig oder hatten ein schlechtes Gewissen aufgrund Ihres Alkoholtrinkens?	0	1	2	3	4
(h) Wie oft im letzten Jahr waren Sie aufgrund des Alkoholtrinkens nicht in der Lage, sich an Ereignisse der letzten Nacht zu erinnern?	0	1	2	3	4

	Nein	**Ja, aber nicht im letzten Jahr**	**Ja, im letzten Jahr**
(i) Wurden Sie oder jemand anderes schon einmal verletzt, weil Sie Alkohol getrunken hatten?	**0**	**2**	**4**
(j) Hat sich schon einmal ein Verwandter, ein Freund, ein Arzt oder jemand anderes über Ihr Alkoholtrinken Sorgen gemacht oder Ihnen vorgeschlagen, weniger zu trinken?	0	2	4

Ergebnisrückmeldung AUDIT

T

Sehr geehrte/r Frau/Herr ....,

herzlichen Dank für die Beantwortung unseres Alkohol-Screeningfragebogens.

Bei Ihrem Punktewert von ....

☐ **ist erfreulicherweise von einem risikoarmen Alkoholkonsum auszugehen:**

Solange Sie tatsächlich nicht häufiger als fünf Mal pro Woche Alkohol trinken und hierbei die Trinkmenge jeweils maximal ein Glas (Frauen) bzw. zwei Gläser (Männer) beträgt, brauchen Sie sich bezüglich Ihres Alkoholkonsums in der Regel keine Sorgen zu machen.

☐ **kann man Ihren Alkoholkonsum leider nicht mehr als risikoarm bezeichnen:**

Ihre Offenheit bei der Beantwortung verdient Respekt. Es spricht sehr für Sie, dass Sie sich selbstkritisch mit Ihrem eigenen Trinkverhalten auseinandersetzen.

Ich empfehle Ihnen eindeutig, Ihren Alkoholkonsum zu reduzieren und hierzu vollkommen anonym folgendes Online-Selbsthilfeprogramm zu nutzen:

www.selbsthilfealkohol.de

☐ **sollten wir uns mit Ihrem kritischen Alkoholkonsum eingehender beschäftigen, um gemeinsam zu entscheiden, was zu tun ist:**

Ihre Offenheit bei der Beantwortung verdient allergrößten Respekt. Es spricht sehr für Sie, dass Sie sich selbstkritisch mit Ihrem eigenen Trinkverhalten auseinandersetzen.

Ich empfehle Ihnen daher:

....

....

....

....

....

Natürlich wird all dies erhebliche Überwindung kosten. Aber mit Ihrer Offenheit haben Sie bereits einen entscheidenden Schritt getan.

Datum: .... Unterschrift: ....

1.2 Differenzialdiagnostik

Bei Alkoholproblemen handelt es sich nicht um ein einheitliches Phänomen, vielmehr können ein ganz unterschiedliches Trinkverhalten sowie eine Vielfalt von körperlichen, sozialen und psychischen Folgeschäden das klinische Bild dominieren. Die Materialien dienen angesichts dieser Vielfalt dazu, einerseits die Diagnose einer Alkoholabhängigkeit abzusichern und andererseits den spezifischen Behandlungsbedarf des einzelnen Patienten zu bestimmen.

Aufgrund von Schamgefühlen sowie der befürchteten sozialen Stigmatisierung kann der Therapeut hierbei nicht immer damit rechnen, dass ihm der Patient bereitwillig Auskunft gibt. Stattdessen stellt bereits der Diagnostikprozess einen entscheidenden Motivierungsversuch dar, um den Patienten durch Transparenz und professionelle Anteilnahme die Erfahrung machen zu lassen, dass es sich für ihn lohnt, offen über seine Alkoholprobleme zu sprechen.

Hinweise zur geeigneten Gesprächsstrategie finden sich bei Lindenmeyer (2013, 2016c).

Arbeitsmaterialien

AB 3	ICD-10-Diagnostik
AB 4	Subjektive Einschränkungen
AB 5	Berufsbezogener Behandlungsbedarf
AB 6	Anamnesefragebogen
AB 7	Gespräch mit dem Hausarzt
AB 8	Drinker Inventory of Consequences
AB 9	Auswertung des Drinker Inventory of Consequences

AB 3 ICD-10-Diagnostik

In Deutschland wird gegenwärtig eine Alkoholabhängigkeit nach der *Internationalen Klassifikation psychischer Störungen* (ICD-10) der WHO (Dilling et al., 2015) diagnostiziert. Danach müssen mindestens drei von sechs Kriterien innerhalb der letzten zwölf Monate wiederholt aufgetreten sein. Es empfiehlt sich, die Kriterien in einem kurzen Interview mit dem Patienten direkt abzufragen. Der Protokollbogen dient hierbei sowohl zur Strukturierung des Interviews als auch zur Dokumentation der Patientenangaben.

Hinweise für eine geeignete Gesprächsstrategie finden sich bei Lindenmeyer (2013).

»Herr X, ich hatte ja schon angekündigt, dass ich mit Ihnen ein Kurzinterview hinsichtlich Ihres Alkoholkonsums führen möchte. Es handelt sich hierbei um ein sog. strukturiertes Interview, d. h., ich stelle Ihnen jetzt einige Fragen, unabhängig davon, ob ich glaube, dass sie auf Sie zutreffen. Es geht hierbei darum, dass wir wirklich nichts übersehen. Sind Sie bereit?«

Zu betonen ist, dass die Vergabe der Diagnose nicht 1:1 entsprechend der Selbstauskunft des Patienten erfolgen kann, sondern hierfür die Einschätzung und Bewertung durch den Therapeuten maßgeblich ist. Daher enthält der Fragebogen auch zu jedem Item eine Spalte zur Eintragung von Vorbefunden bzw. Fremdbeobachtung.

AB 4 Subjektive Einschränkungen

Bei der Erreichung von dauerhafter Alkoholabstinenz handelt es sich um einen Prozess, der stärker von den Bedingungen im Anschluss an die Behandlung als von den Entstehungsbedingungen einer Alkoholabhängigkeit bestimmt wird.

Entsprechend hat das *International Classification of Functioning, Disability and Health* (ICF) der WHO (DIMDI, 2005) zunehmend an Bedeutung in der Behandlung von Alkoholabhängigen gewonnen. Gegenstand des ICF sind nicht mehr vorrangig die Symptome einer Erkrankung, sondern die sich daraus ergebende bzw. mit einhergehende Behinderung im Alltag der Betroffenen (Beeinträchtigung der Teilhabe an verschiedenen Lebensbereichen).

Der Fragebogen *Subjektive Einschränkungen* ermöglicht es, mögliche Einschränkungen eines Patienten in sieben Teilhabebereichen systematisch zu erfassen.

Um der häufig ungünstigen sozialen Situation der Betroffenen gerecht zu werden, ist eine ausreichende Realitäts- und Zukunftsorientierung aller Behandlungsangebote in Ergänzung zu einer primär rückwärtsgewandten Aufarbeitung der Suchtvergangenheit bzw. der Analyse von aktuellen Gruppenprozessen oder Befindlichkeiten innerhalb der Behandlung erforderlich. Entsprechend sollte sich die Behandlung auch nicht auf die Überwindung der Alkoholsymptomatik beschränken. Vielmehr haben sich die Behandlungsmaßnahmen darüber hinaus auf die Überwindung der durch den Alkohol entstandenen Beeinträchtigungen der Betroffenen hinsichtlich ihrer Teilhabe am Arbeitsleben und gesellschaftlichen Leben zu richten. Hierbei bedarf es einer am spezifischen Bedarf jedes einzelnen Patienten ausgerichteten Balance zwischen psychotherapeutischen und teilhabebezogenen Behandlungsmaßnahmen.

»Bislang haben wir uns ja vor allem mit Ihrem Alkoholkonsum beschäftigt. Um zu überlegen, wie Sie eine zufriedene Alkoholabstinenz erreichen können, sollten wir uns etwas systematischer damit beschäftigen, wo Sie gegenwärtig bedeutsame Einschränkungen in Ihrem Leben sehen. Einige von meinen Fragen werden möglicherweise auf Sie nicht zutreffen. Es geht aber darum, dass wir wirklich nichts übersehen. Sind Sie bereit?«

Spezifische teilhabebezogene Behandlungsangebote finden sich bei Lindenmeyer (2011, 2016c).

Der Fragebogen ist in der elektronischen Patientenakte PADO (s. www.navacom.de) enthalten. Die Angaben des Patienten erscheinen dadurch automatisch im therapeutischen Entlassungsbericht und stehen für eine statistische Auswertung zur Qualitätssicherung zur Verfügung.

AB 5 Berufsbezogener Behandlungsbedarf

Wegen der großen Bedeutsamkeit der beruflichen (Re-)Integration für den langfristigen Erfolg der Behandlung von Alkoholabhängigen haben die Leistungsträger in Kooperation mit den Sucht-Fachverbänden Empfehlungen zur Stärkung des Erwerbsbezugs im Rahmen der Behandlung veröffentlicht.

In der sogenannten BORA-Konzeption (**B**eruflich **o**rientierte **R**ehabilitation **A**bhängiger) werden fünf Gruppen differenziert (Deutsche Rentenversicherung DRV, 2014), die einen jeweils unterschiedlichen berufsbezogenen Behandlungsbedarf haben. Der Fragebogen ermöglicht dem Therapeuten die hierbei geforderte Einteilung der Patienten in eine dieser fünf Gruppen zur Ableitung individuell notwendiger berufsbezogener Behandlungsmaßnahmen:

- **BORA-Zielgruppe 1.** Rehabilitanden in Arbeit ohne besondere erwerbsbezogene Problemlagen. Hier sind keine spezifischen berufsbezogenen Behandlungsangebote erforderlich.
- **BORA-Zielgruppe 2.** Rehabilitanden in Arbeit mit besonderen erwerbsbezogenen Problemlagen. Hier ist eine spezifische Erfassung und wo immer möglich eine Verbesserung der individuellen berufsbezogenen Problemlage erforderlich, um ein vorzeitiges Ausscheiden aus dem Erwerbsleben zu verhindern. Hier kommen insbesondere Leistungen aus den Bereichen Problembewältigung am Arbeitsplatz, interaktionelles Kommunikations- und Konflikttraining, Gespräche mit Vertretern des Arbeitgebers, PC-Schulungskurse, Sozialberatung, Arbeitstherapie und Ergotherapie infrage.
- **BORA-Zielgruppe 3.** Arbeitslose Rehabilitanden nach SGB III (Bezug von ALG I), auch Erwerbstätige, die während Krankschreibung arbeitslos werden (z. B. befristeter Arbeitsvertrag, Auflösungsvertrag). Erwerbstätige, die langzeitarbeitsunfähig sind und nach 18 Monaten von der Krankenkasse ausgesteuert werden,

haben zwar noch einen Arbeitsplatz, beziehen aber ALG I oder ALG II. Hier ist eine systematische Erfassung und wo immer möglich eine Überwindung der individuellen Vermittlungshemmnisse erforderlich, um sie möglichst dauerhaft in das Erwerbsleben wiedereinzugliedern. Hier sind insbesondere Leistungen aus den Bereichen Umgang mit Ängsten und Konflikten, PC-Schulungskurse, Sozialberatung, Bewerbungstraining, Arbeitstherapie, Ergotherapie, Vorbereitung konkreter Schritte zur Wiedererlangung eines Arbeitsplatzes, Assessment- und Fallmanagementverfahren und gegebenenfalls Gespräche mit dem Reha-Fachberater indiziert.

- **BORA-Zielgruppe 4.** Arbeitslose Rehabilitanden nach SGB II (Bezug von ALG II). Auch hier ist eine systematische Erfassung und wo immer möglich eine Überwindung der individuellen Vermittlungshemmnisse erforderlich, um sie doch noch dauerhaft in das Erwerbsleben wiedereinzugliedern. Über die Leistungen der Zielgruppe BORA 3 hinaus kommen hier Therapieangebote wie Motivierung zur Wiederaufnahme einer Erwerbstätigkeit, Umgang mit Resignation, interne Belastungserprobung/Betriebspraktika, externe Belastungserprobung und Einleitung weitergehender Maßnahmen (z. B. Adaption) infrage.
- **BORA-Zielgruppe 5.** Hierzu zählen schließlich z. B. Schüler, Studenten, Hausfrauen, Zeitrentner und sonstige Nicht-Erwerbsrehabilitanden bei gegebenen versicherungsrechtlichen Voraussetzungen, die eine (Re-) Integration in den Arbeitsmarkt anstreben. Hier ist eine systematische Erfassung und gezielte Förderung der individuellen beruflichen Neigungen und Potenziale erforderlich. Je nach Unterstützungsbedarf werden die therapeutischen Leistungen angeboten, die auch für Rehabilitanden der Zielgruppen BORA 3 und BORA 4 vorgehalten werden.

Bei Verwendung der elektronischen Patientenakte PADO (s. www.navacom.de) erfolgt die Einteilung in die BORA-Gruppen automatisch durch die Angaben des Patienten in der Anamnese und wird entsprechend im therapeutischen Entlassungsbericht ausgewiesen.

AB 6 Anamnesefragebogen

Es ist nicht immer einfach, aus dem anekdotenhaften Schilderungen des Patienten bzw. seiner interaktionellen Zurückhaltung bei der Exploration die für eine qualifizierte Anamnese notwendigen Informationen zu erhalten. Der Anamnesebogen beschränkt sich bewusst auf den Alkoholkonsum.

Die erfragten Daten entsprechen dem obligatorischen Deutschen Kerndatensatz für Suchteinrichtungen (Deutsche Hauptstelle für Suchtgefahren DHS, 2010).

Für Suchttherapieeinrichtung wird hierzu die Verwendung einer elektronischen Patientenakte (z. B. PADO; s. www.navacom.de) empfohlen, weil hierdurch eine automatische Verwendung für das Berichtswesen und unmittelbar eine statistische Auswertung zur Qualitätssicherung erfolgen kann.

AB 7 Gespräch mit dem Hausarzt

Im Schnitt hat ein Alkoholpatient mindestens einmal pro Jahr Kontakt zu seinem Hausarzt aufgrund somatischer Beschwerden. Dieser kennt den Patienten einschließlich seiner familiären Verhältnisse in der Regel seit mehreren Jahren. Insofern ist er fast immer die Person der ersten Wahl, um die subjektiven Angaben des Patienten zu seinem Alkoholproblem zu objektivieren und die erforderlichen Behandlungsoptionen qualifiziert zu bewerten.

Oftmals hat sich der Hausarzt allerdings mit diesem Wissen auch bei erheblichen Bedenken gegen den Alkoholkonsum eines Patienten mit kritischen Rückmeldungen zurückgehalten, um den Patienten nicht zu verlieren. Letzterer wähnt sich dadurch in der trügerischen Sicherheit, dass mit ihm noch alles in Ordnung sei. Bei der telefonischen Kontaktaufnahme ist insbesondere darauf zu achten, dass sich der Hausarzt durch die Kontaktaufnahme nicht kritisiert oder belehrt fühlt.

»Ich bin der Psychotherapeut von Herrn X, der sich seit .... bei mir in Behandlung befindet. Nun ist bei Alkoholproblemen die Selbsteinschätzung des Betroffenen nicht immer ganz zuverlässig. Sie kennen den Patienten viel besser als ich, er hat mir daher gestattet, mit Ihnen Rücksprache zu halten. Ich würde Sie gern um Ihre Einschätzung zu ein paar Fragen bitten. Es dauert nur wenige Minuten.«

Hinweise zur Gesprächsführung einschließlich konkreter Formulierungshilfen finden sich bei Lindenmeyer (2013).

AB 8 Drinker Inventory of Consequences

Der von Miller et al. (1995) entwickelte Fragebogen dient der Erfassung der Schwere eines Alkoholproblems anhand der dadurch entstandenen negativen Konsequenzen. Die 50 Items verteilen sich auf folgende fünf Subskalen:

(1) körperliche Folgen
(2) zwischenmenschliche Folgen
(3) psychische Folgen
(4) fehlende Impulskontrolle
(5) soziale Folgen

Erfragt wird jeweils, ob eine Alkoholfolge jemals im Leben aufgetreten ist. Die Auswertung erfolgt nach unterschiedlichen Referenzwerten für Frauen und Männer und ermöglicht schließlich die Erstellung eines Profils der negativen Konsequenzen durch Alkohol. Mittels einer Kontrollskala kann außerdem die Ehrlichkeit des Patienten bei der Beantwortung der Fragen eingeschätzt werden.

AB 9 Auswertung des Drinker Inventory of Consequences

Die Auswertung kann per Hand durch Zusammenzählen der Werte pro Skala erfolgen. Zum Schluss wird der Rohwert jeder Skala dann nach Geschlecht unterschieden und mittels einer Tabelle in Decilwerte »sehr hoch«, »hoch«, »mittel«, »gering« und »sehr gering« übertragen. Dadurch ist ablesbar, wie stark die negativen Konsequenzen durch den Alkoholkonsum eines einzelnen Patienten im Vergleich zu anderen Alkoholabhängigen sind.

Zu beachten ist, dass es sich bei den Ergebnissen immer um die Selbsteinschätzung des Patienten handelt, die starken Verzerrungen etc. unterliegen kann. Insofern sollte die Rückmeldung auch immer einen Hinweis auf die Einschätzung durch den Therapeuten enthalten.

»Herr X, nach Ihrer Selbsteinschätzung hat sich Ihr Alkoholproblem v. a. negativ auf .... ausgewirkt, weniger negative Konsequenzen sehen Sie dagegen hinsichtlich ....

Ich möchte Ihnen ausdrücklich zu dieser aus meiner Sicht differenzierten und realistischen Selbsteinschätzung gratulieren. Dies ist ein guter Ansatzpunkt für die weitere Behandlungsplanung.

Ich kann Ihrer Selbsteinschätzung leider nicht ganz zustimmen. Ich schätze die negativen Auswirkungen Ihres Alkoholproblems auf .... sehr viel stärker als Sie. Aus meiner Sicht ....«

Die Auswertung kann aber auch sehr viel einfacher durch Eingabe in die Auswertungsdatei auf der Website www.salus-materialien.de erfolgen.

Craving	Erfüllt ☐
Spüren Sie häufig eine Art unbezwingbares Verlangen, Alkohol zu trinken? Wenn ja, erläutern Sie bitte, was Sie meinen.	**Vorbefunde/Fremdbeobachtung**
Verminderte Kontrollfähigkeit	**Erfüllt ☐**
Haben Sie mehr als einmal erfolglos versucht, Ihren Alkoholkonsum zu reduzieren oder ganz aufzugeben? Kommt es vor, dass Sie deutliche mehr oder über einen längeren Zeitpunkt Alkohol trinken, als Sie sich eigentlich vorgenommen hatten? Erläutern Sie bitte.	**Vorbefunde/Fremdbeobachtung**
Entzugssymptome	**Erfüllt ☐**
Erleben Sie folgende Nachwirkungen Ihres Alkoholkonsums: Schlafstörungen, Nervosität, Gereiztheit, Ängstlichkeit, Schwitzen? Trinken Sie manchmal morgens, um eine bestehende Übelkeit oder Zittern (z. B. Ihrer Hände) zu lindern? Erläutern Sie bitte.	**Vorbefunde/Fremdbeobachtung**

Toleranzentwicklung	Erfüllt ☐
Haben Sie die Erfahrung gemacht, dass Sie mittlerweile mehr Alkohol benötigen als früher, bevor Sie eine bestimmte Wirkung erzielen? Können Sie heute deutlich mehr Alkohol vertragen als früher? Wenn ja, erläutern Sie bitte etwas ausführlicher, was Sie meinen.	**Vorbefunde/Fremdbeobachtung**
Einengung auf Substanzgebrauch	**Erfüllt ☐**
Ändern Sie Tagespläne, um Alkohol trinken zu können bzw. richten Sie den Tag so ein, dass Sie regelmäßig Alkohol trinken können? Wenn ja, berichten Sie mir bitte etwas ausführlicher davon. Benötigen Sie einen längeren Zeitraum, um die negativen Nachwirkungen Ihres Alkoholkonsums zu überwinden? Wenn ja, erläutern Sie mir dies bitte etwas ausführlicher.	**Vorbefunde/Fremdbeobachtung**
Konsum trotz negativer Folgen	**Erfüllt ☐**
Trinken Sie, obwohl Ihr Alkoholkonsum zu schädlichen körperlichen, psychischen oder sozialen Folgen führt? Wenn ja, berichten Sie mir bitte etwas ausführlicher darüber.	**Vorbefunde/Fremdbeobachtung**

Subjektive Einschränkung	Seit wann?	Details
Motorische Aktivität		
☐ Muskelkraft		
☐ Treppen steigen		
☐ aufrechte Haltung		
☐ Gegenstände heben/tragen		
☐ Feinmotorik		
☐ gehen und Fortbewegung		
☐ sitzen		
☐ stehen		
☐ Körpersensibilität		
☐ Schwindel		
☐ knien		
Allgemeine Aufgaben/Anforderungen		
☐ Schlaf		
☐ Geschmackswahrnehmung		
☐ Geruchswahrnehmung		
☐ Stimme		
☐ Sehfähigkeit		
☐ Hörfähigkeit		
☐ Umgang mit psychischer Belastung		
☐ Umgang mit Krisensituationen		
☐ Stressbewältigung		
☐ tägliche Routine planen		
Kognitive Einschränkungen		
☐ Rechtschreibung		
☐ lesen/schreiben können		
☐ Problemlösefähigkeit		
☐ Entscheidungsfähigkeit		
☐ Gedächtnis		
☐ mit Tastatur schreiben		

Subjektive Einschränkung	**Seit wann?**	**Details**
☐ Rechenfähigkeit		
☐ Deutschkenntnisse		
☐ Reaktionsgeschwindigkeit		
☐ PC-Kenntnisse		
☐ Zeitmanagement		
☐ psychische Stabilität		
☐ Optimismus		
☐ Zuverlässigkeit		
☐ Zielstrebigkeit		
☐ Konzentrationsfähigkeit		
Häuslicher Lebensbereich		
☐ Haushaltsführung		
☐ kochen		
☐ Wäsche waschen		
☐ Umgang mit Geld		
☐ Umgang mit Ämtern		
☐ Körperpflege		
☐ Pflege von Angehörigen		
Berufsausübung		
☐ Chancen auf dem Arbeitsmarkt		
☐ arbeitsbezogene Leistungsfähigkeit		
☐ Beziehung zu Vorgesetzten		
☐ Beziehung zu Arbeitskollegen		
☐ Berufserfahrung		
☐ Berufsausbildung		
☐ Schulbildung		
Beziehung zu anderen Menschen		
☐ sich an Diskussion beteiligen		
☐ sich mit anderen unterhalten		
☐ mit Verantwortung umgehen		

Subjektive Einschränkung	Seit wann?	Details
☐ Kindererziehung		
☐ Abgrenzungsfähigkeit		
☐ Toleranzfähigkeit		
☐ Umgang mit Kritik		
☐ Eltern-Kind-Beziehung		
☐ Beziehung zu Autoritätspersonen		
☐ mit Freunden umgehen		
☐ intime Beziehungen		
Teilhabe am allgemeinen sozialen Leben		
☐ Internetnutzung		
☐ Pkw-Nutzung		
☐ Nutzung öffentlicher Verkehrsmittel		
☐ Besuch von Kulturveranstaltung		
☐ soziale Integration		
☐ Erholungsmöglichkeiten		
☐ sportliche Betätigung		
☐ Freizeitgestaltung		
☐ Religionsausübung		

AB 5 Berufsbezogener Behandlungsbedarf

T

BORA-Gruppierung	Kriterien	Behandlungsbedarf
BORA-1	☐ aktuell erwerbstätig ☐ keine berufsbezogenen Probleme	☐ kein Behandlungsbedarf
BORA-2	☐ aktuell erwerbstätig ☐ > 4 Wochen Arbeitsunfähigkeit in letzten 12 Monaten ☐ unsicherer Arbeitsplatz ☐ schlechtes Arbeitsklima ☐ hohe psychische Belastung am Arbeitsplatz ☐ Abmahnung am Arbeitsplatz ☐ Konflikte am Arbeitsplatz ☐ Unzufriedenheit mit Arbeitsplatz ☐ subjektive Einschränkungen in der Berufsausübung	☐ Problembewältigung am Arbeitsplatz ☐ interaktionelles Kommunikations- und Konflikttraining ☐ Gespräche mit Vertretern des Arbeitgebers ☐ PC-Schulungskurse ☐ Sozialberatung ☐ Arbeitstherapie ☐ Ergotherapie
BORA-3	☐ arbeitslos im Sinn SGB III ☐ Arbeitslosigkeit < 1 Jahr ☐ > 4 Wochen Arbeitsunfähigkeit in letzten 12 Monaten ☐ ausreichende berufliche Qualifikation ☐ gute Chancen auf Einstellung ☐ ausreichendes Stellenangebot ☐ häufiger Stellenwechsel ☐ suchtbedingte Kündigung ☐ unzureichende Selbstwirksamkeitsüberzeugung bzw. -zuversicht ☐ subjektive Einschränkungen in der Berufsausübung	☐ Umgang mit Ängsten/Konflikten ☐ PC-Schulungskurse ☐ Sozialberatung ☐ Bewerbungstraining ☐ Arbeitstherapie ☐ Ergotherapie ☐ Wiedererlangung eines Arbeitsplatzes ☐ Assessment- und Fallmanagementverfahren ☐ Gespräche mit dem Reha-Fachberater
BORA-4	☐ arbeitslos im Sinn SGB II ☐ Arbeitslosigkeit > 1 Jahr ☐ keine berufliche Qualifikation ☐ kein ausreichendes Stellenangebot ☐ unzureichende Selbstwirksamkeitsüberzeugung bzw. -zuversicht ☐ unzureichende Arbeitsmotivation ☐ subjektive Einschränkungen in der Berufsausübung	☐ Motivierung zur Wiederaufnahme einer Erwerbstätigkeit ☐ Umgang mit Resignation ☐ Belastungserprobung/Betriebspraktika ☐ Einleitung von Adaption
BORA-5	☐ Hausfrau, Hausmann ☐ in Ausbildung ☐ Rentner/Rentnerin ☐ arbeitslos, jedoch nicht Arbeitsverwaltung gemeldet ☐ arbeitslos, jedoch wegen Arbeitsunfähigkeit nicht zur Vermittlung stehend ☐ unzureichende Selbstwirksamkeitsüberzeugung bzw. -zuversicht ☐ unzureichende Arbeitsmotivation ☐ subjektive Einschränkungen in der Berufsausübung	☐ Motivierung zur Wiederaufnahme einer Erwerbstätigkeit ☐ Umgang mit Resignation ☐ Belastungserprobung/Betriebspraktika

Details zu Alkoholkonsum

Art	Details zum Getränk	Menge (Liter/Tag)	Max. Menge (Liter/Tag)	Muster	Details zum Trinkmuster
Bier				☐ gelegentlich ☐ bis 1 Tag/Monat ☐ bis 7 Tage/Monat ☐ 2–6 Tage/Woche ☐ täglich	
Wein/Sekt				☐ gelegentlich ☐ bis 1 Tag/Monat ☐ bis 7 Tage/Monat ☐ 2–6 Tage/Woche ☐ täglich	
Spirituosen				☐ gelegentlich ☐ bis 1 Tag/Monat ☐ bis 7 Tage/Monat ☐ 2–6 Tage/Woche ☐ täglich	
Alcopops/ Misch-getränke				☐ gelegentlich ☐ bis 1 Tag/Monat ☐ bis 7 Tage/Monat ☐ 2–6 Tage/Woche ☐ täglich	

Klinische Einschätzung

Erstkonsum im Alter von .... Jahren, regelmäßiger Konsum seit .... (Jahr)
Geschätzte Abhängigkeitsdauer seit .... Jahren
Konsumtage in letzten 30 Tagen vor Behandlungsbeginn: .... Tage
Letzter Alkoholkonsum am: .... (Datum)

Körperliche Komplikationen

☐ vegetative Entzugssymptome seit .... (Jahre)
Details: ....
☐ Krampfanfall .... (Jahr)
☐ Delirium .... (Jahr)

Vorbehandlungen

☐ Entzugsbehandlung .... (Anzahl)
zuletzt: .... (Monat/Jahr)
in .... ❑ ambulant ❑ stationär

☐ Entwöhnungsbehandlung

Einrichtung	Setting	Entlassdatum (Monat/Jahr)	Entlassmodus	Abstinenzdauer nach Entlassung
	☐ ambulant ☐ ganztägig ambulant ☐ stationär		☐ regulär ☐ Abbruch ☐ disziplinarisch	
	☐ ambulant ☐ ganztägig ambulant ☐ stationär		☐ regulär ☐ Abbruch ☐ disziplinarisch	
	☐ ambulant ☐ ganztägig ambulant ☐ stationär		☐ regulär ☐ Abbruch ☐ disziplinarisch	

☐ Anticraving-Substanzen

Substanz	Einnahmedauer	Abstinenzdauer
....	....	....
....	....	....
....	....	....

Abstinenz

Längste Abstinenzphase: .... Tage/Monate/Jahre
Anzahl Abstinenzphasen von über 6 Monaten Dauer: ....

Berufliche alkoholbedingte Auswirkungen

☐ keine
☐ Arbeitsunfähigkeit
☐ Konflikte am Arbeitsplatz
☐ Rentenantrag
☐ Verlust des Arbeitsplatzes
☐ Abmahnung
☐ Fehlzeiten
☐ nachlassende Arbeitsleistung
☐ Versetzung
☐ vermehrte Fehler am Arbeitsplatz
☐ Arbeitsunfall
☐ EU-Rente
☐ Nichtbestehen von Prüfung
☐ verlangsamtes Arbeiten

Alkoholbedingte Auswirkungen im Alltag

☐ keine	☐ Abhängigkeit von anderen Personen	☐ aggressive Entgleisung
☐ depressive Verstimmung	☐ Diebstahl	☐ Gedächtnisstörung
☐ Haftstrafe	☐ Körperverletzung	☐ Partnerschaftskonflikte
☐ Obdachlosigkeit	☐ Scheidung	☐ Schulden
☐ körperliche Schädigung	☐ stationäre Notfallaufnahme	☐ soziale Isolation
☐ Strafanzeige	☐ Suizidgedanken	☐ Trennung des Partners/der Partnerin
☐ Übergewicht	☐ Untergewicht	☐ Verlust der Selbstachtung
☐ Verwahrlosung		

Gespräch mit dem Hausarzt

T P

Datum: ....

Name: .... Ort: .... Tel.: ....

Einverständniserklärung des Patienten

Hiermit entbinde ich ....
von der ärztlichen Schweigepflicht, um zu den untenstehenden Fragen Auskunft zu geben gegenüber:

....

Datum: .... Unterschrift: ....

Notwendigkeit primärer medizinischer Versorgung

(körperliche Entgiftung, medikamentöse Einstellung, medizinische Behandlung körperlicher Folgeschäden)

....

....

....

Alkoholbedingte körperliche Schäden	Prognose bei Mäßigung/Abstinenz
....	....
....	....
....	....
....	....

Wichtige Informationen zur sozialen und beruflichen Situation

....

....

....

Drinker Inventory of Consequences

Die folgenden Seiten enthalten Aussagen über Probleme, Schwierigkeiten und Beschwerden, die im Zusammenhang mit Alkoholtrinken auftreten können. Vielleicht haben Sie manchmal den Eindruck, dass eine Feststellung nicht ganz richtig passt. Kreuzen Sie aber trotzdem **immer eine der beiden Antworten** und zwar die, welche am ehesten auf Sie zutrifft.

Ist Ihnen Folgendes JEMALS passiert?	**Nein**	**Ja**
(1) Ich habe einen Kater gehabt oder fühlte mich schlecht nach dem Trinken.	0	1
(2) Ich habe mich schlecht gefühlt wegen meines Trinkens.	0	1
(3) Ich habe tageweise bei der Arbeit oder in der Schule aufgrund meines Trinkens gefehlt.	0	1
(4) Meine Familie oder Freunde haben sich Sorgen gemacht oder sich über mein Trinken beschwert.	0	1
(5) Ich habe den Geschmack von Bier, Wein oder Schnaps genossen.	0	1
(6) Die Qualität meiner Arbeit hat wegen meines Trinkens gelitten.	0	1
(7) Meine Fähigkeit, ein guter Elternteil zu sein, wurde durch mein Trinken eingeschränkt.	0	1
(8) Nach dem Trinken hatte ich Schwierigkeiten mit dem Ein- bzw. Durchschlafen oder mit nächtlichen Alpträumen.	0	1
(9) Ich habe ein Kraftfahrzeug geführt, nachdem ich drei oder mehr Gläser Alkohol getrunken hatte.	0	1
(10) Mein Trinken hat mich dazu gebracht, andere Drogen vermehrt einzunehmen.	0	1
(11) Mir ist übel gewesen und ich habe mich übergeben, nachdem ich getrunken hatte.	0	1
(12) Ich bin wegen meines Trinkens unglücklich gewesen.	0	1
(13) Wegen meines Trinkens habe ich nicht richtig gegessen.	0	1
(14) Ich habe es wegen meines Trinkens unterlassen, Dinge zu tun, die von mir erwartet wurden.	0	1
(15) Das Trinken hat mir geholfen, mich zu entspannen.	0	1
(16) Ich habe mich schuldig gefühlt oder mich geschämt wegen meines Trinkens.	0	1
(17) Während ich trank, habe ich peinliche Dinge gesagt oder getan.	0	1
(18) Während des Trinkens hat sich meine Persönlichkeit zum Schlechten verändert.	0	1
(19) Ich bin (verrückte) Risiken eingegangen, wenn ich getrunken habe.	0	1
(20) Ich bin in Schwierigkeiten gekommen durch das Trinken.	0	1
(21) Während ich trank oder Drogen nahm, habe ich schroffe oder grausame Dinge zu anderen gesagt.	0	1
(22) Während ich trank, habe ich impulsiv Dinge getan, die ich später bereut habe.	0	1

Ist Ihnen Folgendes JEMALS passiert?	Nein	Ja
(23) Ich bin schon einmal in eine körperliche Auseinandersetzung geraten, während ich trank.	0	1
(24) Meine körperliche Gesundheit wurde durch mein Trinken geschädigt.	0	1
(25) Das Trinken hat mir geholfen, eine positivere Sichtweise von meinem Leben zu bekommen.	0	1
(26) Ich habe Geldprobleme gehabt wegen meines Trinkens.	0	1
(27) Meine Ehe oder Liebesbeziehung hat wegen meines Trinkens Schaden genommen.	0	1
(28) Ich habe mehr Tabak geraucht, wenn ich getrunken habe.	0	1
(29) Meine körperliche Erscheinung wurde durch mein Trinken geschädigt.	0	1
(30) Meine Familie wurde durch mein Trinken verletzt.	0	1
(31) Eine Freundschaft oder eine enge Beziehung hat durch mein Trinken Schaden genommen.	0	1
(32) Ich bin übergewichtig (gewesen) wegen meines Trinkens.	0	1
(33) Mein Sexualleben hat wegen meines Trinkens gelitten.	0	1
(34) Ich habe das Interesse für Aktivitäten und Hobbys verloren wegen meines Trinkens.	0	1
(35) Wenn ich trank, konnte ich mein soziales Leben mehr genießen.	0	1
(36) Mein seelisches oder moralisches Leben wurde durch mein Trinken in Mitleidenschaft gezogen.	0	1
(37) Wegen meines Trinkens habe ich nicht die Art von Leben geführt, die ich mir wünsche.	0	1
(38) Mein Trinken stand mir bei meinem persönlichen Wachstum im Weg.	0	1
(39) Mein Trinken hat meinem sozialen Leben, meiner Beliebtheit und meinem Ansehen geschadet.	0	1
(40) Ich habe zu viel Geld ausgegeben oder verloren wegen meines Trinkens.	0	1
(41) Mir wurde der Führerschein wegen »Trunkenheit am Steuer« abgenommen.	0	1
(42) Ich bin in Konflikt mit dem Gesetz geraten (anderes als »Trunkenheit am Steuer«) wegen meines Trinkens.	0	1
(43) Eine Ehe oder eine enge Liebesbeziehung ist wegen meines Trinkens in die Brüche gegangen.	0	1
(44) Ich wurde suspendiert/gefeuert oder habe eine Arbeitsstelle oder einen Schulplatz wegen meines Trinkens aufgegeben.	0	1
(45) Mein Alkoholkonsum war normal, Probleme traten nicht auf.	0	1
(46) Ich habe eine(n) Freund(in) verloren wegen meines Trinkens.	0	1

Ist Ihnen Folgendes JEMALS passiert?	Nein	Ja
(47) Ich hatte einen Unfall, während ich trank oder betrunken war.	0	1
(48) Während ich trank oder betrunken war, wurde ich körperlich verletzt, verwundet oder habe mich verbrannt.	0	1
(49) Während ich trank oder betrunken war, habe ich jemand anderen körperlich verletzt.	0	1
(50) Ich habe Gegenstände zerbrochen, während ich trank oder betrunken war.	0	1

(entnommen aus: Lindenmeyer, 2013)

Auswertung des Drinker Inventory of Consequences

Die Auswertung des *Drinker Inventory of Consquences* erfolgt am besten über die Eingabe der Werte in die Exceldatei auf der Website www.salus-materialien.de. Hierdurch erstellt sich differenziert nach Geschlecht des Patienten automatisch ein Profil mit der Schwere der Alkoholfolgen hinsichtlich der fünf Subskalen und eines Gesamtwertes.

Die Auswertung kann aber ebenfalls per Hand erfolgen durch Zusammenzählen der Werte pro Skala.

Subskala	**Items**	**Rohwert**	**Decilwert**
körperliche Folgen	1, 8, 11, 24, 29, 33, 48		
soziale Folgen	4, 7, 17, 21 27, 30, 31, 39, 43, 46		
innere Folgen	2, 12, 16, 18, 34, 36, 37, 38		
Impulskontrollverlust	9, 10, 19, 22,23, 28, 32, 41, 42, 47, 49, 50		
Mangel an sozialer Verantwortung	3, 6, 14, 20, 26, 40, 44		
Kontrollskala	5, 15, 25, 35, 45		
Gesamtwert			

Ein Nullwert auf der Kontrollskala deutet auf mangelnde Sorgfalt bzw. Unehrlichkeit beim Ausfüllen des Fragebogens hin.

Der Rohwert jeder Skala wird dann nach Geschlecht unterschieden in folgender Tabelle in die **Decilwerte** »sehr hoch«, »hoch«, »mittel«, »gering« und »sehr gering« übertragen:

Profil des DrInC männlich	**sehr hoch**		**hoch**		**mittel**		**gering**		**sehr gering**	
Decilwert Subskala	**10**	**9**	**8**	**7**	**6**	**5**	**4**	**3**	**2**	**1**
körperliche Folgen			8		7		6		5	0–4
soziale Folgen			10	9	8		7	6	5	0–4
innere Folgen						8		7	6	0–5
Impulskontrollverlust			10	9	8	7		6	4–5	0–3
Mangel an sozialer Verantwortung				7		6		5	4	0–3
Gesamtwert	43–45	41–42	39–40	37–38	36	33–35	31–32	28–30	23–27	0–22

Profil des DrInC weiblich	**sehr hoch**		**hoch**		**mittel**		**gering**		**sehr gering**	
Decilwert Subskala	**10**	**9**	**8**	**7**	**6**	**5**	**4**	**3**	**2**	**1**
Körperliche Folgen			8		7		6	5	4	0–3
Soziale Folgen		10		9	8	7	5–6	4		0--
Innere Folgen					8		7		6	0–5
Impulskontrollverlust	11–12	10	9	8	7	6	5	4	3	0–2
Mangel an sozialer Verantwortung		7		6		5	4	3	2	0–1
Gesamtwert	42–45	39–41	37–38	35–36	32–34	29–31	26–28	24–25	19–23	0–18

(entnommen aus: Lindenmeyer, 2013)

1.3 Erhebung des situativen Kontexts

Eines der wichtigsten, aber auch schwierigsten Anliegen in einer Suchtbehandlung ist es, den Patienten weg von einer einfachen kausalen Ursachenforschung (»Warum habe ich getrunken?«) hin zu einem situativen Abhängigkeitsverständnis zu verhelfen (»In welchen Situationen ist der Alkohol zu einem festen Bestandteil meines Lebens geworden, in welchen Momenten bin ich daher besonders rückfallgefährdet?«).

Arbeitsmaterialien

AB 10	Fragebogen zur familiären Belastung durch Alkohol
AB 11	Auswirkungen auf die Partnerschaft
AB 12	Analyse eines Trinktages
AB 13	Analyse der letzten 28 Trinktage
AB 14	Auswertung der Analyse der letzten 28 Trinktage
AB 15	Inventory of Drug Taking Situations Alkohol (IDTSA)
AB 16	Drug Taking Confidence Questionnaire Alcohol (DTCQA)
AB 17	Coping Behavior Inventory (CBI)
AB 18	Situationsanalyse
AB 19	Meine Alkohol-Trigger

AB 10 Fragebogen zur familiären Belastung durch Alkohol

Es stellt einen der wichtigsten Fortschritte in der Behandlung von Suchtkranken dar, dass ihre Angehörigen und Partner in die Behandlung einbezogen werden. Dadurch wird es möglich, ein realistisches Bild vom tatsächlichen Ausmaß der Abhängigkeit und ihrer Folgen im sozialen Umfeld zu bekommen. Zum anderen werden die Erfolgschancen einer Suchtbehandlung nachweislich dadurch erhöht, dass der Betroffene und seine engsten Bezugspersonen bezüglich der Bewältigung von Rückfallrisikosituationen und auch Rückfällen an einem Strang ziehen.

Der kurze Fragebogen ermöglicht es den Lebenspartnern, ihre Belastung durch die Alkoholabhängigkeit und ihre Haltung zur Behandlung zu benennen.

»Als erstes möchte ich mich für Ihr Herkommen bedanken. Sie haben mir als Therapeut dadurch sehr geholfen. Zum einen konnte ich wenigstens einen gewissen Eindruck davon bekommen, was Sie in der letzten Zeit mitmachen mussten, zum anderen habe ich durch Sie wichtige Anhaltspunkte bekommen, was wir in der Therapie Ihres Partners berücksichtigen müssen. Sie würden mir sehr helfen, wenn Sie noch kurz folgenden Fragebogen ausfüllen würden. Ich könnte dadurch die Behandlung besser auch auf Ihre Bedürfnisse abstimmen.«

Häufig haben die Angehörigen erhebliche Vorbehalte dagegen, an der Behandlung eines Suchtkranken teilzunehmen. Sie missverstehen die Einladung zur Therapie häufig so, dass sie für die Entstehung der Abhängigkeit mitverantwortlich gemacht werden sollen. Entsprechend befürchten sie häufig in diese Richtung zielende Vorwürfe der Betroffenen, aber auch der Behandler.

AB 11 Auswirkungen auf die Partnerschaft

Im Verlauf der Entwicklung einer Alkoholabhängigkeit kommt es innerhalb der Partnerschaft bzw. Familie zu schleichenden Veränderungen, weswegen gerade der Beginn der Abstinenz eine schwerwiegende Umstellungsphase bedeuten kann.

Dieses Arbeitsblatt dient Betroffenen dazu, sich ein genaueres Bild von ihrer Partnerschaftssituation zu machen. Dabei sollen sie versuchen, auch die Perspektive des Partners einzunehmen und ihre Wünsche bzw. Befürchtungen hinsichtlich einer Einbeziehung des Partners in die Behandlung zu formulieren.

»Das Arbeitsblatt bietet Ihnen die Gelegenheit, über die schleichenden Veränderungen nachzudenken, die sich im Verlauf Ihrer Abhängigkeitsentwicklung in Ihrer Partnerschaft bzw. Ihrer Familie eingestellt haben. Gleichzeitig geht es mir darum, dass Sie versuchen, sich neben Ihren eigenen Gefühlen auch in die Situation Ihres Partners hineinzuversetzen.«

Die Abstinenzchancen können deutlich erhöht werden, wenn der Lebenspartner bzw. die nächsten Angehörigen in die Behandlung einbezogen werden können. Es geht v. a. darum, einen für beide Seiten befriedigenden Umgang mit der Vergangenheit zu finden und gegenseitiges Vertrauen wiederzugewinnen.

Hinweise zu Alkoholabhängigkeit und Partnerschaft einschließlich eines Ansatzes zur Bewältigung finden sich bei Lindenmeyer (2016a, 2018a).

AB 12 Analyse eines Trinktages

Um sich eine genaueres Bild vom Trinkverhalten eines Patienten in seiner Einbettung in den situativen Kontext machen zu können, empfiehlt es sich, sowohl einen konkreten Wochentag als auch einen konkreten Wochenendtag in der jüngsten Vergangenheit zu explorieren, an den sich der Patient noch gut erinnern kann. Die einzelnen Trinkepisoden werden von morgens bis abends chronologisch durchgefragt. Zu jeder Trinkepisode werden der situative Kontext, das konkrete Trinkverhalten und die unmittelbare Wirkung des Alkohols festgehalten:

- Erreichen eines positiven Zustandes (z. B. in Form von Enthemmung, Rausch, Schwips, positiver Stimmung, Ausgelassenheit)
- Verringerung eines unangenehmen Zustandes (z. B. in Form von Dämpfung, Beruhigung, Ablenkung, Vergessen)

Hierbei sollte auch die kurzfristig angenehme interaktionelle Wirkung des Alkohols auf das Verhalten der Interaktionspartner bedacht werden (z. B. Nachgeben, Rückzug, Anerkennung).

Hinweise für eine geeignete Gesprächsstrategie finden sich bei Lindenmeyer (2016c).

AB 13 Analyse der letzten 28 Trinktage

Um realistischere Patientenangaben zu ihrem tatsächlichen Alkoholkonsum zu bekommen, wird ein Vorgehen in Anlehnung an das Form-90 von Miller und Del Boca (1994) über drei Schritte empfohlen:

(1) **Festlegen des Erhebungszeitraums.** 28 Tage zurück von der letzten Alkoholeinnahme unter Zuhilfenahme von entsprechenden Kalenderblättern.

(2) **»Persönliche Aneignung« dieses Zeitraums.** Der Patient wird gebeten, alle wichtigen persönlichen Ereignisse in diesem Zeitraum zu notieren (z. B. Arbeitstage, Urlaub, Familienbesuche, Arztbesuche, Übernachtungen außer Haus, Feiern). Gegebenenfalls können hier Tagebuchaufzeichnungen oder Terminkalender des Patienten hilfreich sein.

(3) **Möglichst genaue Erhebung des Alkoholkonsums für jeden Tag.** Zunächst werden alle Tage markiert, an denen der Patient überhaupt keinen Alkohol getrunken hat. Danach werden die Tage genommen, an denen »wie üblich« getrunken wurde. Dann werden die Tage exploriert, an denen besonders viel bzw. besonders wenig getrunken wurde.

»Ich weiß, dass es nicht einfach ist, sich genau zu erinnern, wann man eigentlich wie viel getrunken hat. Bei manchen Menschen ist der Alkoholkonsum immer gleich, bei manchen gibt es erhebliche Schwankungen. Das folgende Arbeitsblatt soll Ihnen helfen, sich ein genaueres Bild von Ihrem tatsächlichen Alkoholkonsum zu machen.«

Das genaue Vorgehen findet sich bei Lindenmeyer (2013).

AB 14 Auswertung der Analyse der letzten 28 Trinktage

Je nach Einzelfall kann es sinnvoll sein, dem Patienten eine Auswertung durch den Therapeuten zu geben oder den Patienten selbst eine Auswertung vornehmen zu lassen. Für beide Fälle kann der Auswertungsbogen verwendet werden. Ziel ist es, dass der Patient eine realistische Vorstellung von der tatsächlichen Höhe seines Alkoholkonsums und ihrer Schwankungen in Abhängigkeit des situativen Kontextes bekommt.

»Manchmal sind wir nicht gut darin, unsere Gewohnheiten objektiv wahrzunehmen. Bei Suchtmitteln ist es noch schwieriger, sich im Nachhinein nüchtern an Dinge unter Alkohol zu erinnern. Mithilfe der gemeinsamen Auswertung Ihrer letzten 28 Trinktage können wir nun herausfinden, ob sich Einzelheiten zu Ihrem Trinkverhalten ergeben, die Ihnen nicht so richtig bewusst waren. Ich bin gespannt.«

Eine genaue Beschreibung des Vorgehens findet sich bei Lindenmeyer (2016a).

Für die Bewertung der objektiven Gefährlichkeit des Alkoholkonsums, aber auch zur Bestimmung des individuellen Rückfallrisikos sind insbesondere eine genaue Erfassung von Ort und Zeitpunkt der einzelnen Trinkepisoden und erst in zweiter Linie ihre psychische Bewertung und Interpretation durch den Betroffenen von Bedeutung.

AB 15 Inventory of Drug Taking Situations Alkohol (IDTSA)

Der Fragebogen von Annis et al. (1992a) dient der raschen Identifizierung der relevanten Trinksituationen einer Person. Die deutsche Version wurde von Lindenmeyer und Florin (1998) evaluiert. Der IDTSA enthält 50 Items mit den folgenden acht Subskalen:

(1) negative Gefühlszustände
(2) körperliche Beschwerden
(3) Versuch, kontrolliert zu trinken
(4) angenehme Gefühlszustände
(5) plötzliches Verlangen
(6) interpersonelle Konflikte
(7) Geselligkeit
(8) soziale Verführung

Erfragt wird jeweils die Häufigkeit des Alkoholkonsums innerhalb des letzten Jahres auf einer 5-stufigen Skala.

Ein kostenloses Auswertungstool findet sich auf der Website www.salus-materialien.de.

Hinweise zur Interpretation der Ergebnisse und zur weiteren Nutzung für die Therapieplanung finden sich bei Lindenmeyer (2018).

Patienten haben häufig nur eine sehr unklare Vorstellung davon, in welchen Momenten sie ein besonderes Rückfallrisiko aufweisen. Meist fallen ihnen hierbei nur seltene Extremsituationen ein, während das tatsächliche Rückfallrisiko entscheidend von der Häufigkeit bestimmt wird, in der sie in einer bestimmten Situation Alkohol getrunken haben.

AB 16 Drug Taking Confidence Questionnaire Alcohol (DTCQA)

Der Fragebogen von Annis et al. (1992b) dient der Ermittlung der situationsspezifischen Abstinenzzuversicht eines Patienten. Die von Lindenmeyer (2012) vorgestellte Übersetzung enthält dieselben 50 situativen Items aus acht Rückfallrisikobereichen wie das IDTSA. Diesmal werden die Probanden auf einer 6-stufigen Skala danach gefragt, wie sicher sie sind, in dieser Situation dem Verlangen nach Alkohol widerstehen zu können (0 % = gar nicht sicher bis 100 % = absolut sicher).

Ein kostenloses Auswertungstool findet sich auf der Website www.salus-materialien.de.

Hinweise zur Interpretation der Ergebnisse und zur weiteren Nutzung für die Rückfallprävention finden sich bei Lindenmeyer (2018).

Bei Suchtmittelabhängigen konnten in zahlreichen Studien sowohl die absolute suchtmittelbezogene Selbstwirksamkeitsüberzeugung (Abstinenzzuversicht) zu Therapieende als auch der Hinzugewinn an Abstinenzzuversicht im Verlauf der Behandlung als Prädiktor für den längerfristigen Therapieerfolg bestätigt werden. Gleichzeitig kann aber auch eine unrealistisch hohe Abstinenzzuversicht im Sinne von Selbstüberschätzung oder Unachtsamkeit ein erhöhtes Rückfallrisiko darstellen.

AB 17 Coping Behavior Inventory (CBI)

Das ursprünglich von Litman et al. (1983) entwickelte *Coping Behavior Inventory* (CBI) dient mit 36 Items der Erfassung, wie häufig Alkoholpatienten in der Vergangenheit die vier Bewältigungsformen
(1) positives Denken,
(2) negatives Denken,
(3) Ablenkung/Vermeidung,
(4) Suche nach sozialer Unterstützung
zur Vermeidung von Alkoholkonsum in Versuchungssituationen angewendet haben. Es ergibt sich ein grafisches Profil der bislang angewandten Bewältigungsstrategien hinsichtlich der vier Subskalen. Hieraus lässt sich in der weiteren Auswertung zwischen Patient und Therapeut ableiten, ob das bisherige Bewältigungsrepertoire des Patienten mit Versuchungssituationen als ausreichend betrachtet werden kann oder einer spezifischen Erweiterung bzw. Ergänzung im Rahmen der Behandlung bedarf.

Ein kostenloses Auswertungstool findet sich auf der Website www.salus-materialien.de.

AB 18 Situationsanalyse

Anstelle von allgemeinen kausalen Erklärungsmodellen (»Ich trinke, weil …«) werden zentrale Trinksituationen gemeinsam mit dem Patienten analysiert. Ziel ist es, dass der Patient »entdeckt«, dass verschiedene Situationsmerkmale (Ort, Zeit, anwesende Personen, Anblick und Geruch von Alkohol, inhaltliches Thema, Verhalten der Interaktionspartner) sowie internale Bedingungen (Stimmung, Gedanken, Wirkungserwartung, Durst, physiologische Reaktionen) als sogenannte »Trigger« additiv die Wahrscheinlichkeit für sein Trinken erhöhen, selbst wenn ihm dies in der Vergangenheit subjektiv nicht bewusst war. Dies wird dadurch erleichtert, dass der Patient gebeten wird, den jeweiligen Verlauf seiner Trinkwahrscheinlichkeit für jene Trinksituationen zu zeichnen, die sich in der bisherigen Auseinandersetzung mit seiner Alkoholabhängigkeit als besonders wichtig erwiesen haben. Das graue Feld ist dann erreicht, wenn der Patient bewusst Verlangen nach Alkohol empfindet.

»Ich möchte jetzt mit Ihnen genauer untersuchen, wie sich die Wahrscheinlichkeit zu trinken in einer typischen Trinksituation systematisch aufbaut. Anfangs ist Ihr Risiko ja noch ziemlich gering, was passiert dann?… Und dann?… Und dann?… Wie kommen Sie näher ans Trinken?… Was empfinden Sie dann?… Was denken Sie dann?…«

Patienten wenden an dieser Stelle häufig ein, dass ihnen eine so detaillierte Analyse unmöglich oder zumindest vollkommen wirklichkeitsfremd erscheint, weil sie in der Vergangenheit »einfach« getrunken hätten. Der Therapeut sollte diese Selbstwahrnehmung nicht infrage stellen, sondern die Übung mit der zunehmenden Automatisierung des Alkoholkonsums im Verlauf einer Suchtentwicklung begründen:

»Das ist gerade der entscheidende Punkt. Im Verlauf einer Suchtentwicklung trinkt man immer automatischer in bestimmten Situationen Alkohol, ohne sich noch viel dabei zu denken. Wenn Sie also künftig bewusst auf Alkohol verzichten wollen, müssen wir herausfinden, was jeweils die einzelnen Bestandteile dieses Automatismus in Ihren wichtigsten Trinksituationen waren.«

Weitere Hinweise zur Durchführung finden sich bei Lindenmeyer (2016c).

AB 19 Meine Alkohol-Trigger

Für eine gelungene Verhaltensanalyse ist entscheidend, dass nicht nur der Therapeut eine Vorstellung vom situativen Kontext des Alkoholkonsums eines Patienten gewinnt, sondern dass der Patient selbst die zunehmend automatisierte Steuerung seines Alkoholkonsums durch internale bzw. externale Auslöser (sog. Trigger) erkennt.

Um überprüfen zu können, inwieweit dies auch tatsächlich gelungen ist, ist es sinnvoll, den Patienten am Ende der Diagnostikphase die aus seiner Sicht wichtigsten situativen Trigger für seinen Alkoholkonsum in der Liste *Meine Alkoholtrigger* notieren zu lassen, um daraus gemeinsam gezielte Interventionen zur Rückfallprävention ableiten zu können. Falls möglich, sollte der Patient seine Überlegungen dann auch im Rahmen einer Gruppentherapiesitzung seinen Mitpatienten vorstellen.

»Wir haben uns nunmehr eine ganze Zeit lang intensiv mit Einzelheiten Ihres Alkoholkonsums beschäftigt. Nun geht es mir darum, dass Sie aus Ihrer Sicht zusammenfassen, welche Trigger für Ihr Trinkverhalten in der Vergangenheit besonders relevant waren und daher bei der weiteren Therapieplanung zur Abstinenzsicherung zu beachten sind. Ich bin gespannt, was Sie aufschreiben werden.«

AB 10 Fragebogen zur familiären Belastung durch Alkohol

A

Name des Angehörigen: ....

Name des Patienten: ....

Manchmal fällt es Angehörigen von Suchtpatienten schwer, offen darüber zu sprechen, welche Auswirkungen die Sucht auf sie selbst hatte. Für die Behandlung Ihres Partners/Angehörigen ist es aber von größter Wichtigkeit, dass wir uns ein umfassendes Bild von Ihrer Situation zu Hause machen können.
Im Folgenden finden Sie daher eine Liste von möglichen Ereignissen, die Sie in der Vergangenheit im Zusammenhang mit dem Alkoholkonsum Ihres Partners/Angehörigen erlebt haben könnten. Bitte kreuzen Sie alle Ereignisse an, die Sie selbst erlebt haben.

- ☐ Verwahrung Ihres Partners/Angehörigen in Ausnüchterungszelle
- ☐ starke Scham- und Peinlichkeitsgefühle wegen des Alkoholkonsums Ihres Partners/Angehörigen in der Öffentlichkeit
- ☐ Angst vor Ihrem Partner/Angehörigen unter Alkoholeinfluss
- ☐ Angst Ihrer Kinder vor Ihrem Partner/Angehörigen unter Alkoholeinfluss
- ☐ Ihren Partner/Angehörigen mit einer Ausrede bei der Arbeit wegen eines Katers entschuldigen
- ☐ körperliche Gewalt Ihres Partners/Angehörigen Ihnen gegenüber unter Alkoholeinfluss
- ☐ finanzielle Schwierigkeiten aufgrund des Alkoholkonsums Ihres Partners/Angehörigen
- ☐ ärztliche Behandlung von Verletzungen durch Ihren Partner/Angehörigen unter Alkoholeinfluss
- ☐ Krankenhausaufenthalt Ihres Partners/Angehörigen wegen seines Alkoholkonsums
- ☐ Sorgen über den Alkoholkonsum Ihres Partners/Angehörigen
- ☐ psychische Belastung/Probleme durch den Alkoholkonsum Ihres Partners/Angehörigen
- ☐ Rückzug von Freunden/Bekannten aufgrund des Alkoholkonsums Ihres Partners/Angehörigen
- ☐ Trennungsgedanken/vorübergehende Trennung aufgrund des Alkoholkonsums Ihres Partners/Angehörigen
- ☐ körperliche Gewalt Ihres Partners/Angehörigen unter Alkoholeinfluss gegenüber Ihren Kindern
- ☐ Geldstrafen/Führerscheinentzug Ihres Partners/Angehörigen wegen Alkohol am Steuer

Mein Blick zurück

Tragen Sie bitte zunächst ein, welche schleichenden Veränderungen sich im Verlauf Ihrer Abhängigkeitsentwicklung innerhalb Ihrer Partnerschaft bzw. Familie eingestellt haben. Dies kann sich auf die Haushaltsführung, die Finanzen, die Freizeitgestaltung, die Erziehung Ihrer Kinder, das Verhältnis untereinander oder vieles andere mehr beziehen.

Tragen Sie dann zu jeder Veränderung ein, welche Gefühle dies bei Ihnen ausgelöst hat. Schließlich tragen Sie bitte zu jeder Veränderung ein, welche Gefühle Sie bei Ihrem Partner oder Angehörigen vermuten.

Veränderung	Meine Gefühle	Vermutete Gefühle bei meinem Partner/Angehörigen

Einbeziehung des Partners oder Angehörigen in die Behandlung

Welche **Wünsche** haben Sie an Ihren Partner oder Angehörigen, um Ihre Behandlung zu unterstützen?

....

....

....

....

....

....

....

....

....

Welche **Befürchtungen** hegen Sie gegenüber der Einbeziehung Ihres Partners oder Angehörigen in Ihre Behandlung, was sollte besser nicht geschehen?

....

....

....

....

....

....

....

....

....

AB 12 Analyse eines Trinktages

P

Zeit	Getränk	Menge	Ort, Situation	Wirkung 0 → + oder – → 0
5 Uhr				
6 Uhr				
7 Uhr				
8 Uhr				
9 Uhr				
10 Uhr				
11 Uhr				
12 Uhr				
13 Uhr				
14 Uhr				
15 Uhr				
16 Uhr				
17 Uhr				
18 Uhr				
19 Uhr				
20 Uhr				
21 Uhr				
22 Uhr				
23 Uhr				
24 Uhr				
1 Uhr				
2 Uhr				
3 Uhr				
4 Uhr				

(entnommen aus: Lindenmeyer, 2016c)

AB 13 Analyse der letzten 28 Trinktage

P

Tragen Sie bitte zuerst ganz unten das heutige Datum und den heutigen Wochentag ein. Dann tragen Sie für jeden der letzten 28 Tage davor von unten nach oben in der Tabelle das jeweilige Datum und den Wochentag ein. Notieren Sie schließlich alle Ereignisse, an die Sie sich in diesen vier Wochen erinnern können.

Markieren Sie nun auf der rechten Spalte alle Tage mit einem **X**, an denen Sie gar keinen Alkohol zu sich genommen haben. Zuletzt vermerken Sie für jeden Tag, wieviel Alkohol Sie getrunken haben.

Datum	Wochentag	Ereignisse	Alkoholmenge

AB 14 Auswertung der Analyse der letzten 28 Trinktage

T P

Nun geht es darum, die Angaben zu Ihrem Alkoholkonsum auszuwerten. Berechnen Sie zunächst Ihre durchschnittliche Trinkmenge für die Tage, an denen Sie Alkohol getrunken haben. Benutzen Sie dabei folgende Berechnungsgrundlage:

1 Trinkeinheit = 1 Glas (0,33 l) Bier
1 Glas (0,125 l) Wein/Sekt
1 Glas (0,5 l) Biermischgetränk
1 Glas (0,1 l) Schnaps o. Ä.

Meine durchschnittliche Alkoholmenge an Trinktagen betrug .... Trinkeinheiten.

Dabei schwankte meine tägliche Trinkmenge zwischen .... und .... Trinkeinheiten.

An welchen Tagen habe ich mehr als sonst üblich getrunken?

....

An welchen Tagen habe ich weniger als sonst üblich getrunken?

....

An welchen Tagen habe ich überhaupt nicht getrunken?

....

Was waren meine 3 häufigsten Trinksituationen?

(1) ....

(2) ....

(3) ....

Was war meine gefährlichste Trinksituation?

....

Was war meine peinlichste Trinksituation?

....

Was habe ich Neues über meinen Alkoholkonsum gelernt?

....

Im Folgenden finden Sie eine Liste von möglichen Situationen für den Konsum von Alkohol.

Bitte lesen Sie jede Aussage sorgfältig durch und beantworten Sie jeweils, wie oft Sie selbst **im letzten Jahr** in dieser Situation Alkohol getrunken haben.

Es gibt hierbei vier mögliche Antworten: **nie**, **selten**, **oft** und **fast immer**.

Wenn Sie in einer Situation
- **nie** Alkohol getrunken haben, kreuzen Sie bitte die **1** an
- **selten** Alkohol getrunken haben, kreuzen Sie bitte die **2** an
- **oft** Alkohol getrunken haben, kreuzen Sie bitte die **3** an
- **fast immer** Alkohol getrunken haben, kreuzen Sie bitte die **4** an

Im letzten Jahr trank ich Alkohol, …	**Nie**	**Selten**	**Oft**	**Fast immer**
(1) wenn ich mich insgesamt deprimiert fühlte.	1	2	3	4
(2) wenn ich mich körperlich unwohl oder krank fühlte.	1	2	3	4
(3) wenn ich glücklich war.	1	2	3	4
(4) wenn ich keinen Ausweg mehr sah.	1	2	3	4
(5) wenn ich sehen wollte, ob ich kontrolliert trinken kann.	1	2	3	4
(6) wenn ich an einem Ort war, an dem ich früher getrunken hatte.	1	2	3	4
(7) wenn ich mich in Gegenwart einer anderen Person unwohl fühlte.	1	2	3	4
(8) wenn es mir bei einer privaten Einladung unangenehm war, den mir angebotenen Alkohol abzulehnen.	1	2	3	4
(9) wenn ich mich gemeinsam mit alten Freunden/Freundinnen amüsieren wollte.	1	2	3	4
(10) wenn ich niemandem meine Gefühle mitteilen konnte.	1	2	3	4
(11) wenn ich von mir selbst enttäuscht war.	1	2	3	4
(12) wenn ich Schlafstörungen hatte.	1	2	3	4
(13) wenn ich mich selbstsicher und entspannt fühlte.	1	2	3	4
(14) wenn ich mich langweilte.	1	2	3	4
(15) wenn ich mir beweisen wollte, dass Alkohol kein Problem für mich darstellt.	1	2	3	4
(16) wenn ich unerwartet Alkohol fand oder zufällig etwas sah, das mich daran erinnerte.	1	2	3	4
(17) wenn andere mich anscheinend nicht mochten.	1	2	3	4
(18) wenn Freunde oder Freundinnen, mit denen ich unterwegs war, wiederholt vorschlugen, dass wir gemeinsam Alkohol trinken sollten.	1	2	3	4

Im letzten Jahr trank ich Alkohol, …	Nie	Selten	Oft	Fast immer
(19) wenn ich mich jemandem, den ich mochte, noch näher fühlen wollte.	1	2	3	4
(20) wenn andere mich unfair behandelten oder meine Pläne störten.	1	2	3	4
(21) wenn ich mich einsam fühlte.	1	2	3	4
(22) wenn ich wacher, munterer oder unternehmungslustiger werden wollte.	1	2	3	4
(23) wenn ich vor lauter Freude über etwas ganz außer mir war.	1	2	3	4
(24) wenn ich mich wegen etwas ängstlich oder angespannt fühlte.	1	2	3	4
(25) wenn ich herausfinden wollte, ob ich gelegentlich etwas trinken könnte, ohne erneut in die Abhängigkeit zu rutschen.	1	2	3	4
(26) wenn ich bei der Einnahme eines anderen Suchtmittels an den Alkohol dachte.	1	2	3	4
(27) wenn ich mich zu Hause unter starkem Druck fühlte, den Erwartungen anderer Familienmitglieder nicht entsprechen zu können.	1	2	3	4
(28) wenn ich das Gefühl hatte, dass Personen, die in meiner Gegenwart Alkohol trinken, von mir erwarteten, dass ich mittrinke.	1	2	3	4
(29) wenn ich in Gesellschaft von Freunden/Freundinnen mehr Spaß haben wollte.	1	2	3	4
(30) wenn ich mit anderen an meiner Arbeitsstelle oder während meiner Ausbildung nicht gut zurechtkam.	1	2	3	4
(31) wenn ich wegen etwas Schuldgefühle bekam.	1	2	3	4
(32) wenn ich abnehmen wollte.	1	2	3	4
(33) wenn ich mit mir und meinem Leben rundherum zufrieden war.	1	2	3	4
(34) wenn ich vor etwas, von dem ich mich überwältigt fühlte, entfliehen wollte.	1	2	3	4
(35) wenn ich ausprobieren wollte, ob ich mit anderen Trinkern zusammen sein konnte, ohne selbst Alkohol zu trinken.	1	2	3	4
(36) wenn ich jemanden über seinen Alkoholkonsum reden hörte.	1	2	3	4
(37) wenn es zu Hause Krach gab.	1	2	3	4
(38) wenn ich glaubte, eine Aufforderung zum Mittrinken nicht ablehnen zu können.	1	2	3	4
(39) wenn ich mit einem Freund oder einer Freundin feiern wollte.	1	2	3	4

Im letzten Jahr trank ich Alkohol, …	Nie	Selten	Oft	Fast immer
(40) wenn ich mich unter Druck fühlte, weil jemand mit meiner Leistung am Arbeitsplatz oder während meiner Ausbildung nicht zufrieden war.	1	2	3	4
(41) wenn ich mich geärgert hatte, wie etwas gelaufen war.	1	2	3	4
(42) wenn ich unter Kopfweh oder anderen körperlichen Schmerzen litt.	1	2	3	4
(43) wenn ich mich an ein positives Ereignis erinnerte.	1	2	3	4
(44) wenn ich nicht wusste, was ich machen sollte.	1	2	3	4
(45) wenn ich ausprobieren wollte, ob ich mich an Orten, an denen andere Alkohol trinken, aufhalten kann, ohne selbst zu trinken.	1	2	3	4
(46) wenn ich mich daran erinnerte, wie angenehm es wäre, etwas zu trinken und dann gut drauf zu sein.	1	2	3	4
(47) wenn ich Mut brauchte, um jemandem die Stirn zu bieten.	1	2	3	4
(48) wenn ich in einer Gruppe war, in der alle anderen Alkohol trinken.	1	2	3	4
(49) wenn ich meinen sexuellen Genuss steigern wollte.	1	2	3	4
(50) wenn ich mich der Kontrolle einer anderen Person entziehen wollte.	1	2	3	4

Im Folgenden finden Sie eine Liste von Situationen, in denen manche Menschen Schwierigkeiten haben, dem Verlangen nach Alkohol zu widerstehen.

Bitte lesen Sie jede Situationsbeschreibung sorgfältig durch und stellen Sie sich jeweils vor, Sie wären **jetzt** in dieser Situation.

Kreuzen Sie bitte für jede Situation an, wie sicher Sie wären, dass Sie dem Verlangen nach Alkohol widerstehen könnten.

- Kreuzen Sie die **100** an, wenn Sie 100 % sicher sind, dass Sie in dieser Situation dem Verlangen nach Alkohol widerstehen könnten.
- Kreuzen Sie die **80** an, wenn Sie 80 % sicher sind, dass Sie in dieser Situation dem Verlangen nach Alkohol widerstehen könnten.
- Kreuzen Sie die **60** an, wenn Sie 60 % sicher sind, dass Sie in dieser Situation dem Verlangen nach Alkohol widerstehen könnten.
- Kreuzen Sie die **40** an, wenn Sie nur zu 40 % sicher sind, dass Sie in dieser Situation dem Verlangen nach Alkohol widerstehen könnten.
- Kreuzen Sie die **20** an, wenn Sie nur zu 20 % sicher sind, dass Sie in dieser Situation dem Verlangen nach Alkohol widerstehen könnten.
- Kreuzen Sie die **0** an, wenn Sie keinerlei Zutrauen haben, dass Sie in dieser Situation dem Verlangen nach Alkohol widerstehen könnten.

Ich könnte dem Verlangen nach Alkohol widerstehen, ...	**Gar nicht sicher 0 %**					**Ganz sicher 100 %**
(1) wenn ich mich insgesamt deprimiert fühlte.	0	20	40	60	80	100
(2) wenn ich mich körperlich unwohl oder krank fühlte.	0	20	40	60	80	100
(3) wenn ich glücklich wäre.	0	20	40	60	80	100
(4) wenn ich keinen Ausweg mehr sähe.	0	20	40	60	80	100
(5) wenn ich sehen wollte, ob ich kontrolliert trinken kann.	0	20	40	60	80	100
(6) wenn ich an einem Ort wäre, an dem ich früher getrunken habe.	0	20	40	60	80	100
(7) wenn ich mich in Gegenwart einer anderen Person unwohl fühlte.	0	20	40	60	80	100
(8) wenn es mir bei einer privaten Einladung unangenehm wäre, den mir angebotenen Alkohol abzulehnen.	0	20	40	60	80	100
(9) wenn ich mich gemeinsam mit alten Freunden/Freundinnen amüsieren wollte.	0	20	40	60	80	100
(10) wenn ich niemandem meine Gefühle mitteilen konnte.	0	20	40	60	80	100
(11) wenn ich von mir selbst enttäuscht wäre.	0	20	40	60	80	100
(12) wenn ich Schlafstörungen hätte.	0	20	40	60	80	100
(13) wenn ich mich selbstsicher und entspannt fühlte.	0	20	40	60	80	100

Ich könnte dem Verlangen nach Alkohol widerstehen, …	Gar nicht sicher 0 %					Ganz sicher 100 %
(14) wenn ich mich langweilte.	0	20	40	60	80	100
(15) wenn ich mir beweisen wollte, dass Alkohol kein Problem für mich darstellt.	0	20	40	60	80	100
(16) wenn ich unerwartet Alkohol fände oder zufällig etwas sähe, das mich daran erinnerte.	0	20	40	60	80	100
(17) wenn andere mich anscheinend nicht mögen würden.	0	20	40	60	80	100
(18) wenn Freunde oder Freundinnen, mit denen ich unterwegs bin, wiederholt vorschlagen würden, dass wir gemeinsam etwas trinken sollten.	0	20	40	60	80	100
(19) wenn ich mich jemandem, den ich mag, noch näher fühlen wollte.	0	20	40	60	80	100
(20) wenn andere mich unfair behandelten oder meine Pläne störten.	0	20	40	60	80	100
(21) wenn ich mich einsam fühlte.	0	20	40	60	80	100
(22) wenn ich wacher, munterer oder unternehmungslustiger werden wollte.	0	20	40	60	80	100
(23) wenn ich vor lauter Freude über etwas ganz außer mir wäre.	0	20	40	60	80	100
(24) wenn ich mich ängstlich oder angespannt wegen etwas fühlte.	0	20	40	60	80	100
(25) wenn ich herausfinden wollte, ob ich gelegentlich etwas trinken könnte, ohne erneut in die Abhängigkeit zu rutschen.	0	20	40	60	80	100
(26) wenn ich bei der Einnahme eines anderen Suchtmittels an Alkohol dächte.	0	20	40	60	80	100
(27) wenn ich mich zu Hause unter starkem Druck fühlte, den Erwartungen anderer Familienmitglieder nicht entsprechen zu können.	0	20	40	60	80	100
(28) wenn ich das Gefühl hätte, dass Personen, die in meiner Gegenwart trinken, von mir erwarteten, dass ich mitmache.	0	20	40	60	80	100
(29) wenn ich in Gesellschaft von Freunden/Freundinnen mehr Spaß haben wollte.	0	20	40	60	80	100
(30) wenn ich mit anderen an meiner Arbeitsstelle oder während meiner Ausbildung nicht gut zurechtkäme.	0	20	40	60	80	100

Ich könnte dem Verlangen nach Alkohol widerstehen, …	**Gar nicht sicher 0 %**					**Ganz sicher 100 %**
(31) wenn ich wegen etwas Schuldgefühle bekäme.	0	20	40	60	80	100
(32) wenn ich abnehmen wollte.	0	20	40	60	80	100
(33) wenn ich mit mir und meinem Leben rundherum zufrieden wäre.	0	20	40	60	80	100
(34) wenn ich vor etwas, von dem ich mich überwältigt fühlte, entfliehen wollte.	0	20	40	60	80	100
(35) wenn ich ausprobieren wollte, ob ich mit anderen Trinkern zusammen sein kann, ohne selbst Alkohol zu trinken.	0	20	40	60	80	100
(36) wenn ich jemanden über seinen Alkoholkonsum reden hörte.	0	20	40	60	80	100
(37) wenn es zu Hause Krach gäbe.	0	20	40	60	80	100
(38) wenn ich glaubte, eine Aufforderung zum Mittrinken nicht ablehnen zu können.	0	20	40	60	80	100
(39) wenn ich mit einem Freund oder einer Freundin feiern wollte.	0	20	40	60	80	100
(40) wenn ich mich unter Druck fühlte, weil jemand mit meiner Leistung am Arbeitsplatz oder während meiner Ausbildung nicht zufrieden ist.	0	20	40	60	80	100
(41) wenn ich mich geärgert hätte, wie etwas gelaufen ist.	0	20	40	60	80	100
(42) wenn ich unter Kopfweh oder anderen körperlichen Schmerzen leiden würde.	0	20	40	60	80	100
(43) wenn ich mich an ein positives Ereignis erinnerte.	0	20	40	60	80	100
(44) wenn ich nicht wüsste, was ich machen soll.	0	20	40	60	80	100
(45) wenn ich ausprobieren wollte, ob ich mich an Orten, an denen andere Alkohol trinken, aufhalten kann, ohne selbst zu trinken.	0	20	40	60	80	100
(46) wenn ich mich daran erinnerte, wie angenehm es wäre, Alkohol zu trinken und dann gut drauf zu sein.	0	20	40	60	80	100
(47) wenn ich Mut bräuchte, um jemandem die Stirn zu bieten.	0	20	40	60	80	100
(48) wenn ich in einer Gruppe wäre, in der alle anderen Alkohol trinken.	0	20	40	60	80	100
(49) wenn ich meinen sexuellen Genuss steigern wollte.	0	20	40	60	80	100
(50) wenn ich mich der Kontrolle einer anderen Person entziehen wollte.	0	20	40	60	80	100

Im Folgenden finden Sie eine Liste von Maßnahmen, die einige Personen einsetzen, wenn sie Verlangen nach Alkohol bekommen.

Bitte kreuzen Sie für jede der untenstehenden Maßnahmen an, **wie häufig** Sie diese innerhalb des letzten Jahres in einer Risikosituation benutzt haben.

Sie können jeweils von **1 = gar nie** bis **4 = fast immer** ankreuzen.

	Gar nie	Selten	Häufig	Fast immer
(1) daran denken, wieviel besser es mir ohne Alkohol geht	1	2	3	4
(2) einen Freund bzw. eine Freundin anrufen	1	2	3	4
(3) die Gesellschaft von abstinent lebenden Personen suchen	1	2	3	4
(4) positiv denken	1	2	3	4
(5) an all die Schwierigkeiten denken, in die ich mich durch meinen Alkoholkonsum gebracht habe	1	2	3	4
(6) mir Zeit nehmen, das Für und Wider von erneutem Alkoholkonsum gründlich abzuwägen	1	2	3	4
(7) daran denken, wem ich alles versprochen habe, nie mehr zu trinken	1	2	3	4
(8) zu Hause bleiben, mich zurückziehen	1	2	3	4
(9) innehalten, um nochmal über den Teufelskreis der Abhängigkeit nachzudenken	1	2	3	4
(10) kein Geld einstecken	1	2	3	4
(11) mir klar machen, dass das Leben nicht immer leicht ist, aber Alkohol keine Lösung darstellt	1	2	3	4
(12) eine Selbsthilfegruppe besuchen	1	2	3	4
(13) mir klar machen, dass ich ohne Alkohol meiner Umwelt wieder selbstbewusst unter die Augen treten kann	1	2	3	4
(14) mich aufmuntern, indem ich mir stattdessen etwas Schönes kaufe	1	2	3	4
(15) mich meinen Problemen stellen, anstatt sie mit Alkohol zu verdrängen	1	2	3	4
(16) mehr arbeiten	1	2	3	4
(17) mir klar machen, dass sich der Konsum von Alkohol einfach nicht lohnt	1	2	3	4
(18) warten, bis alle Kneipen bzw. Läden geschlossen haben	1	2	3	4

	Gar nie	Selten	Häufig	Fast immer
(19) mich daran erinnern, dass ich durch meinen Alkoholkonsum meine Freunde und Familie enttäuscht habe	1	2	3	4
(20) mich von Personen fernhalten, die Alkohol trinken	1	2	3	4
(21) einen Spaziergang machen	1	2	3	4
(22) die Dinge von der positiven Seite sehen, anstatt mich selbst zu bemitleiden	1	2	3	4
(23) mir vor Augen halten, dass Alkohol meiner Gesundheit schadet	1	2	3	4
(24) etwas im Haushalt erledigen	1	2	3	4
(25) an die Folgen eines Rückfalls für meine Familie denken	1	2	3	4
(26) mir verdeutlichen, was für ein schönes Leben ich ohne Alkohol haben kann	1	2	3	4
(27) mich mit Betroffenen, die es nunmehr geschafft haben, in Verbindung setzen	1	2	3	4
(28) beschließen, mich nicht mehr selbst auszutricksen	1	2	3	4
(29) etwas Gutes essen	1	2	3	4
(30) mich von früheren Trinksituationen fernhalten	1	2	3	4
(31) an all die Menschen denken, die mir bei der Überwindung meiner Alkoholproblematik geholfen haben	1	2	3	4
(32) mir sagen, dass es mir ohne Alkohol gut geht	1	2	3	4
(33) mich schlafen legen	1	2	3	4
(34) mich daran erinnern, wie sehr meine Familie unter meinem Alkoholkonsum zu leiden hatte	1	2	3	4
(35) mich dazu zwingen, zur Arbeit zu gehen	1	2	3	4
(36) versuchen, mich der Realität zu stellen, anstatt den Dingen aus dem Weg zu gehen	1	2	3	4

(entnommen aus: Lindenmeyer, 2012)

Schlussfolgerungen für die Zukunft:

....

....

Fassen Sie aus Ihrer Sicht zusammen, welche Trigger für Ihr Trinkverhalten in der Vergangenheit besonders relevant waren und daher bei der weiteren Therapieplanung zur Abstinenzsicherung zu beachten sind.

Versuchung/Verlangen

....

....

....

Zeitpunkte

....

....

....

Orte

....

....

....

Personen

....

....

....

Weitere Umstände

....

....

....

Wirkungserwartung

....

....

....

Gedanken

....

....

....

2 Motivierung und Veränderungsentscheidung

2.1 Motivierung zur Behandlungsteilnahme

Der Erfolg einer Suchtbehandlung ist nicht so spektakulär bzw. beflügelnd wie bei anderen Psychotherapien, da er im Unterlassen eines normalen, angenehmen Verhaltens besteht. Es ist einer der wichtigsten Grundsätze des Motivational Interviewing (Miller & Rollnick, 2015), dass Widerstand und Leugnung dabei kein internales Problem von Patienten mit Alkoholproblemen darstellen, sondern in erster Linie als Reaktion auf ungeschicktes Therapeutenverhalten auftreten. Die Autoren haben konkrete Verhaltensweisen der Patienten innerhalb der Therapiestunde operationalisiert, an denen ein Therapeut unmittelbar erkennen kann, ob seine therapeutische Intervention veränderungsförderlich ist:

- **Change Talk:** alle Äußerungen des Patienten, die einen Änderungsbedarf hinsichtlich seines Alkoholkonsums anzeigen (z. B. »Manchmal ist es tatsächlich etwas viel gewesen«)
- **Commitment Talk:** alle Äußerungen des Patienten, die erkennen lassen, dass er eine Änderung seines Alkoholkonsums anstrebt (z. B. »Ich werde keinen Alkohol mehr trinken«)
- **Sustain Talk:** Argumente des Patienten, sich nicht zu verändern (z. B. »Ich vertrage eben mehr als andere«)
- **Resistance Talk:** Aufbegehren des Patienten gegen die therapeutische Beziehung in Form von Streiten, Abwertung, Ignorierung, Unterbrechung oder Feindseligkeit (z. B. »Mein Alkoholkonsum geht Sie gar nichts an«)

Arbeits- und Infomaterialien

AB 20	Zufriedenheitslineal
AB 21	Verbindlichkeitslineal
AB 22	Rückmeldebogen Entwöhnungsbehandlung
INFO 1	Eisberg-Metapher
INFO 2	Bergsteiger-Metapher
INFO 3	Eisenbahn-Metapher
INFO 4	Klavierspieler-Metapher
AB 23	Angehörigenbrief

AB 20 Zufriedenheitslineal

Das Zufriedenheitslineal dient der Förderung von Change Talk. Der Therapeut bittet den Patienten zunächst um die entsprechende Markierung auf dem Lineal von 0 % bis 100 %, zu wie viel Prozent er mit seinem Alkoholkonsum zufrieden ist.

Im Anschluss bittet der Therapeut um Erläuterung, warum der Patient sein Kreuz genau an dieser Stelle gemacht hat und nicht bei 100 % zufrieden bzw. bei 0 % zufrieden. Es geht dabei darum, dass der Therapeut dem Patienten durch aktives Zuhören explizit verdeutlicht, dass er an seiner Sichtweise interessiert ist und ihm keine fremde Sichtweise aufdrängen will. Wenn überhaupt, dann soll der Patient in diesem Moment nur »lernen«, dass sein Alkoholkonsum – wie die meisten anderen Dinge im Leben auch – zwei Seiten, d. h. Vor- und Nachteile hat und dass es sich lohnt, gemeinsam mit dem Therapeuten hierüber nachzudenken.

»Wie zufrieden sind Sie mit Ihrem Alkoholkonsum? Bitte markieren Sie auf diesem Blatt mit einem Kreuz Ihren Standpunkt zwischen den Extremen 0 % = ›gar nicht zufrieden‹ und 100 % = ›absolut zufrieden‹.«

»Mich würde interessieren, warum Sie Ihr Kreuz gerade an dieser Stelle gemacht haben und nicht bei 100 % zufrieden?«

»Und nun würde mich interessieren, warum Sie Ihr Kreuz nicht bei 0 % zufrieden gemacht haben. Offenbar hat Ihr Alkoholkonsum auch gute Seiten.«

Konkrete Hinweise zu diesem Vorgehen finden sich bei Lindenmeyer (2013, 2016c).

AB 21 Verbindlichkeitslineal

Das Verbindlichkeitslineal dient der Förderung von Commitment-Talk. Der Therapeut bittet den Patienten zunächst um die entsprechende Markierung auf dem Lineal von 0 % bis 100 %, zu wie viel Prozent er entschieden ist, seinen Alkoholkonsum aufzugeben und sich einer Behandlung zu unterziehen. Im Anschluss bittet der Therapeut um Erläuterung, warum der Patient sein Kreuz genau an dieser Stelle gemacht hat und nicht bei 100 % entschieden bzw. bei 0 % entschieden. Es geht dabei darum, dass die Ambivalenz des Patienten hinsichtlich einer Therapieteilnahme explizit besprechbar und damit einer kritischen Überprüfung zugänglich wird.

»Ich weiß, dass wir nicht in allen Punkten in unserer Einschätzung Ihres Alkoholkonsums übereinstimmen. Von daher möchte ich Sie an dieser Stelle sofort fragen, wie hoch denn die Wahrscheinlichkeit ist, dass Sie sich einer Suchtbehandlung unterziehen werden? Bitte markieren Sie auf diesem Blatt mit einem Kreuz Ihren Standpunkt zwischen den Extremen 0 % = ›Das werde ich auf keinen Fall tun‹ und 100 % = ›Das werde ich ganz sicher tun‹.«

»Mich würde interessieren, warum Sie Ihr Kreuz gerade an dieser Stelle gemacht haben und nicht bei 100 % wahrscheinlich? Offenbar gibt es gewichtige Hindernisse.«

»Und nun würde mich interessieren, warum Sie Ihr Kreuz nicht bei 0 % = vollkommen unwahrscheinlich gemacht haben. Offenbar gibt es wichtige Gründe.«

Weitere Hinweise zur Förderung von Commitment-Talk einschließlich konkreter Formulierungsvorschläge finden sich bei Lindenmeyer (2013, 2016c).

AB 22 Rückmeldebogen Entwöhnungsbehandlung

Eine gezielte und qualifizierte Rückmeldung der Diagnostikergebnisse stellt eine wichtige und effektive Intervention bei der Motivierung von Alkoholabhängigen dar. Die Nutzung des Rückmeldebogens soll dem Therapeuten anstelle langer und komplexer Ausführungen einfache Formulierungen und eine logische Stringenz der Erklärungen ermöglichen.

Rückmeldung der allgemeinen Diagnostikergebnisse. Es geht dabei darum, die z. T. sehr vielschichtige individuelle Problematik eines Patienten glaubhaft auf den Ansatz einer Abhängigkeitsbehandlung zu konzentrieren. Für die Bereiche psychische Beschwerden, körperliche Beschwerden und soziale Belastungen erfolgt die Rückmeldung über drei Schritten:

(1) Zunächst werden die Selbstangaben des Patienten aufgegriffen.
(2) Dann werden die Ergebnisse der Untersuchung dargestellt.
(3) Abschließend wird der Zusammenhang zur Alkoholabhängigkeit nach Einschätzung des Therapeuten beschrieben.

Beruhigung: »Alles normal«. »Ich kann Sie beruhigen, trotz gründlicher Überprüfung haben wir keinerlei zugrunde liegende Störung finden können. Alle Ihre Untersuchungsergebnisse sind vollkommen normal. Vielleicht hatte zwar die Entstehung Ihrer Abhängigkeit mit bestimmten Problemen zu tun, Ihr gegenwärtiges Trinkverhalten steht damit aber mit Sicherheit nicht mehr in Zusammenhang. Auch körperlich ist alles so weit in Ordnung und schließlich ist Ihre soziale Situation (Arbeitsplatz, Wohnung und Finanzen) stabil. Wir können uns also in der Behandlung auf Ihr Alkoholproblem konzentrieren.«

Probleme als Folge der Sucht. »Man kann anhand der Ergebnisse unserer Untersuchungen sehr deutlich sehen, wie stark Sie gegenwärtig unter ... leiden. Solche Schwierigkeiten sind bei Alkoholproblemen sehr häufig, auf die Dauer sogar fast unvermeidlich. Insofern sollten wir den Schwerpunkt der Behandlung auf Ihr Alkoholproblem legen, weil sich nur dadurch Chancen bieten, Ihre anderen Probleme zu lösen.«

Alkohol als Problemlöser für ... »Ein häufiger Anlass für Ihren Alkoholkonsum ist sicherlich Ihr ...-Problem. Die Ergebnisse unserer Untersuchungen zeigen sehr deutlich, wie stark Sie unter ... leiden. Ein Schwerpunkt der Behandlung müsste also darauf liegen, wie Sie mit genau dieser Situation künftig anders umgehen können, als immer wieder zum Alkohol zu greifen.«

Unabhängig von Alkohol bestehendes Problem. »Bei unserer Untersuchung ist deutlich geworden, dass Sie höchstwahrscheinlich unabhängig von Ihren Alkoholkonsum unter ... leiden. Wir müssten also in Ihrer weiteren Behandlung zweigleisig fahren.«

Rückmeldung zu den Suchtdiagnostik-Ergebnissen. In welcher Hinsicht unterscheidet sich der Alkoholkonsum des Patienten von einem harmlosen, sozial integrierten Alkoholkonsum? Welche negativen Auswirkungen gesundheitlicher oder sozialer Art sind durch den Alkoholkonsum bereits eingetreten? Welche Indizien sprechen für das Vorliegen einer Alkoholabhängigkeit?

»Es gibt bei jedem Abhängigen Situationen, in denen es ihm eher leicht fällt, nicht zu trinken, und Situationen, in denen dies sehr schwer ist. Die Frage war nun, welches sind Ihre typischen Trinksituationen? Nach meiner Einschätzung besteht eine große Trinkwahrscheinlichkeit bei Ihnen, wenn Sie zum Beispiel ... [*einzelne Auslösesituationen bzw. Trinkmotive benennen*]. Dagegen wird es Ihnen vermutlich leichter fallen, auf Alkohol zu verzichten in den Bereichen ... [*konkrete Situationen benennen*]. Wir sollten daher bei der Behandlung den Schwerpunkt gezielt auf die Bereiche ... legen.«

Eine ausführliche Beschreibung des Vorgehens mit konkreten Formulierungsvorschlägen findet sich bei Lindenmeyer (2016c).

INFO 1 Eisberg-Metapher

Nach dem Modell der Veränderungsphasen von Prochaska und DiClemente (1986) sehen Betroffene in der *Precontemplation-Phase* keinerlei Anlass, ihren Alkoholkonsum zu verändern, lediglich Angehörige oder Kollegen machen sich Sorgen. Oftmals haben sie in ihrem hohen Alkoholkonsum in Übereinstimmung mit ihrer Umwelt lange Zeit lediglich eine harmlose Angewohnheit gesehen und dabei nicht bemerkt, dass sich hieraus mit der Zeit eine Abhängigkeit entwickelt hat. Später sträuben sich viele Alkoholabhängige mit einer für Außenstehenden unbegreiflichen Hartnäckigkeit dagegen, sich ihr Suchtproblem einzugestehen. Sie fühlen sich in ihrem Selbstgefühl derart bedroht, dass sie solange wie möglich die Augen vor der Tatsache ihrer Abhängigkeit verschließen. Durch immer geschicktere Abwehrmechanismen versuchen sie stattdessen, sich selbst und ihre Umwelt weiter von der Harmlosigkeit ihres Alkoholkonsums zu überzeugen.

Es geht in diesem Fall darum, die Diskrepanz zwischen der Selbstwahrnehmung des Patienten und der Therapeuteneinschätzung zu markieren. Zur Vermeidung von Reaktanz bzw. interaktionellem Widerstand sollten bei Widerspruch des Patienten keine weiteren Überzeugungsversuche gemacht werden. Stattdessen sollte der Therapeut Verständnis für die Reaktion des Patienten zeigen und den Dissens mithilfe der Eisberg-Metapher (Lindenmeyer, 2016a) explizit entpathologisieren.

Es wird empfohlen, dass der Therapeut auf der Abbildung wichtige Aspekte der schleichenden Abhängigkeitsentwicklung des Patienten unterhalb des Wasserspiegels einzeichnet. Die Aushändigung des Arbeitsblattes kann dazu dienen, dass sich der Patient im Anschluss an die Therapiesitzung nochmals kritisch mit dem Gesagten auseinandersetzt.

»Ich kann Sie beruhigen: Solche Unterschiede zwischen Selbsteinschätzung auf der einen und Untersuchungsergebnissen bzw. Fremdeinschätzungen auf der anderen Seite sind bei Alkoholproblemen überhaupt nichts Ungewöhnliches. Sehr viele Betroffene haben das Gefühl, dass ihnen etwas aufgedrängt wird, ja sogar dass sie zur Behandlung durch ihre Umwelt erpresst wurden. Und dazu haben sie auch allen Grund. Wir leben nämlich in einer Gesellschaft mit einem sehr hohen Alkoholkonsum. Dazu kommt noch, dass es in unserem Land keine klaren Regeln gibt, wie viel Alkohol man trinken kann/soll bzw. wann es genug ist. Je nachdem, wen man fragt und in welcher Situation man sich gerade befindet, wird man zu diesem Punkt ganz unterschiedliche Meinungen hören. In unserem Bild bedeutet das, dass das Wasser trübe ist, hoher Wellengang und auch noch Nebel herrscht.

Wenn nun jemand im Verlauf der Zeit schleichend eine Alkoholabhängigkeit entwickelt, dann verläuft der größte Teil dieser Entwicklung von ihm und seiner Umwelt unbemerkt, sozusagen wie bei dem Eisberg unter der Wasseroberfläche. Im Gegenteil, lange Zeit wird er in seinem Trinkverhalten von anderen sogar bestärkt. Erst ganz am Ende wird er dann, für ihn vollkommen überraschend, von seiner Umwelt plötzlich als Alkoholiker bezeichnet, bei dem alles anders und unnormal sein soll und der jetzt eine Behandlung machen soll. Kein Wunder, dass Sie wie auch die meisten der Betroffenen da die Welt nicht mehr verstehen.

Ich schlage Ihnen vor, dass wir in der Behandlung zunächst einmal bildlich gesprochen das Wasser ablassen, sodass Sie selbst den ganzen Eisberg sehen können.«

Patienten in der Precontemplation-Phase benötigen v. a. Informationen, die es ihnen unter Wahrung ihres Selbstwertgefühls erlauben, ihre bisherige Einstellung zu ihrem Alkoholkonsum aufzugeben. Sie benötigen gleichzeitig interaktionellen Freiraum, um sich selbst entscheiden zu können.

Ausführliche Patienteninformationen finden sich bei Lindenmeyer (2016a). Außerdem können Patienten fünf animierte Vorträge unter www.lieberschlaualsblau.de anhören.

INFO 2 Bergsteiger-Metapher

Nach dem Modell der Veränderungsphasen von Prochaska und DiClemente (1986) beginnen Betroffene in der *Contemplation-Phase*, sich mit ihrem Alkoholkonsum kritisch auseinanderzusetzen. Allerdings bedeutet die wachsende Einsicht noch keine konkrete Veränderungsbereitschaft. Im Vordergrund stehen vielmehr zunächst Abwägungsprozesse, in deren Verlauf sich die Betroffenen entscheiden, wie sie sich in Zukunft verhalten möchten, welche Veränderungsschritte sie gegebenenfalls vornehmen wollen und schließlich welche Hilfestellungen sie hierfür in Anspruch nehmen werden. Hierbei geht es um vielfältige Kosten-Nutzen-Analysen. Die Betroffenen beschäftigen z. B. Fragen wie die Möglichkeit von kontrolliertem Trinken, die Notwendigkeit einer körperlichen Entgiftung, die Dauer und Art einer möglichen Entwöhnungsbehandlung sowie schließlich die Entwicklung persönlicher Therapieziele. Infolge aufkommender Schuld- und Versagensgefühle besteht immer wieder die Versuchung, sich der belastenden Selbstreflexion durch vorschnelle oder oberflächliche Lösungsversuche zu entziehen.

Hier geht es in erster Linie darum, Patienten in ihrer kritischen Selbstreflexion gegenüber ihrem Alkoholkonsum zu bestärken und mit emotional »eindrucksvollen« Informationen zu versorgen, die ihre Kosten-Nutzen-Analysen in Richtung künftige Abstinenz gehen lassen. Gleichzeitig ist aber auch ihre Ambivalenz bezüglich möglicher Therapieziele und Veränderungsschritte zu entpathologisieren und ernst zu nehmen, indem mit ihnen der Unterschied von Einsicht und stabiler Abstinenz- bzw. Veränderungsmotivation am Beispiel der Metapher eines »Bergsteigers« (Lindenmeyer, 2016c) herausgearbeitet wird.

»Ich bin beeindruckt davon, wie klar Sie Ihr Alkoholproblem sehen. Das Vertrackte ist nur, dass man heute weiß, dass die Einsicht zu einem bestimmten Zeitpunkt nicht garantiert, dass jemand es auch schafft, sein Alkoholproblem dauerhaft zu überwinden. Ob Sie künftig trinken oder nicht, entscheidet sich ja nicht einmal gewissermaßen am grünen Tisch, sondern jeweils immer wieder neu in jeder Versuchungssituation. Das ist so ähnlich wie bei einer Bergbesteigung: Die Schwierigkeiten, in denen man versucht sein wird, wieder umzukehren, kommen erst unterwegs. Immer wieder muss man unvorhergesehene Gefahren oder Unfälle meistern und Durststrecken überwinden.

Viele Expeditionen scheitern daran, dass sich die Teilnehmer aus lauter Idealismus nicht ausreichend vorbereitet haben und völlig unrealistische Vorstellungen von ihrem Unternehmen hatten. Der Erfolg einer Expedition hängt somit entscheidend von der Qualität der Vorbereitung ab. Man braucht zuverlässige Landkarten, die richtige Ausrüstung, Notfallpläne und vor allem ein gezieltes Training, um durchzuhalten.

Bei einer Alkoholabhängigkeit ist das ganz genauso. Viele Betroffene nehmen sich immer wieder vor, künftig auf Alkohol zu verzichten. Mangelnde Vorbereitung und zu oberflächliche Entscheidungsprozesse lassen sie aber schon bald wieder rückfällig werden. Wenn Ihr jetziger Änderungsvorsatz also realistische Chancen haben soll, müssen wir versuchen, Sie möglichst gut auf schwierige Versuchungsmomente vorzubereiten, damit Sie Ihre heutige Einsicht auch unter widrigen Umständen konsequent in die Tat umsetzen können.«

Patienten in der Contemplation-Phase benötigen insbesondere Informationen über die neurophysiologische Veränderungen im Verlauf einer Suchtentwicklung und die zunehmende Automatisierung ihres Trinkverhaltens, um konsequente Alkoholabstinenz als angemessenes Therapieziel und die hierfür geeigneten Therapiemethoden akzeptieren zu können.

Ausführliche Patienteninformationen finden sich bei Lindenmeyer (2016a). Außerdem können Patienten fünf animierte Vorträge unter www.lieberschlaualsblau.de anhören.

INFO 3 Eisenbahn-Metapher

Nach dem Modell der Veränderungsphasen von Prochaska und DiClemente (1986) haben Betroffenen in der sog. *Aktionsphase* einen ernsthaften Abstinenzvorsatz gefasst, streben konkrete Veränderungen ihres Alltagslebens an und versuchen nun, all dies auch in die Tat umzusetzen. Durch Versuch- und Irrtumslernen oder die Unterstützung von professionellen oder nicht-professionellen Helfern gilt es, persönlich geeignete Veränderungsstrategien zu entwickeln. Misserfolge oder Durstrecken stellen hierbei die Veränderungsabsichten der Betroffenen immer wieder auf eine harte Probe.

Die Betroffenen sind in ihrer Änderungsbereitschaft zu würdigen und gezielte Möglichkeiten der Veränderung, voraussehbare Schwierigkeiten sowie der therapeutischen Unterstützungsmöglichkeiten bei ihrer Überwindung aufzuzeigen. Anstelle internal stabiler Zielvariablen, wie Motivation, Charakter oder Willen, sollte die Steigerung von Bewältigungsfertigkeiten von persönlich relevanten Risikosituationen als Ansatzpunkt für eine Suchtbehandlung herausgestellt werden. Der Patient soll anhand des *Eisenbahnmodells* (Lindenmeyer, 2016a) begreifen, dass es bei der Entwicklung seiner Abhängigkeit um ganz spezifische Situationen in seinem Leben ging, die nun einer zielgerichteten Veränderung bedürfen.

»Ich möchte Ihnen Ihre Situation an folgendem Modell einer Eisenbahn erläutern: Immer wenn der Zug in den Tunnel fährt, bedeutet das, dass eine Person in einer bestimmten Situation Alkohol trinkt. Immer wenn der Zug das Alternativgleis benutzt, bedeutet es, dass die Person in dieser Situation keinen Alkohol trinkt. Nun nehmen wir einmal an, ein Zug fährt jahrelang immer nur durch den Tunnel, d. h., eine Person trinkt in einer bestimmten Situation immer Alkohol. Auf die Dauer wird das Alternativgleis dadurch allmählich immer mehr verrosten und zuwachsen. Irgendwann wird das Alternativgleis überhaupt nicht mehr sichtbar sein. Der Zug sieht keine Weiche mehr, sondern nur die blank gefahrenen Gleise, die in den Tunnel führen. Selbst wenn er gar nicht in den Tunnel fahren möchte, wird er es jetzt immer wieder tun, weil es für ihn keine Alternative mehr gibt. Das ist genauso bei einer Abhängigkeit. Selbst wenn Sie sich in der Vergangenheit fest vorgenommen hatten, diesmal in einer bestimmten Situation nichts oder nur wenig zu trinken, haben Sie eben doch wieder getrunken, ohne selbst wirklich sagen zu können warum.

Was kann man nun in einer Therapie tun? Nun zunächst muss man den Tunnel sperren, damit der Zug nicht weiter automatisch hineinfahren kann. Diesen Schritt haben Sie gemacht. Als nächstes geht es darum, den Zug zurückzuschieben und die verdeckte Weiche zu suchen. Wenn wir darüber Einigkeit erzielt haben, würde es im nächsten Schritt der Therapie darum gehen, das wiederentdeckte Alternativgleis zu reparieren. Im letzten Teil der Therapie gilt es schließlich, das Alternativgleis immer besser einzufahren, damit das alles wie Ihre zweite Haut wird und automatisch läuft, selbst wenn Sie mal unter starker Belastung stehen.

Als erstes gilt es zu entscheiden, in welche Richtung exakt das beste Alternativgleis geht. Denn prinzipiell gibt es immer zwei Möglichkeiten im Umgang mit Risikosituationen:

(1) Man verändert sein Leben derart, dass man mit bestimmten Risikosituationen nicht mehr konfrontiert wird. Zum Beispiel könnte jemand, der hauptsächlich trinkt, wenn er mit seinen Kumpels in der Kneipe hockt, sich andere Freunde suchen.
(2) Man lernt, wie man diese Situationen ohne Alkohol bewältigt. Zum Beispiel könnte diese Person lernen, auch beim Kneipenbesuch mit ihren Kumpels abstinent zu bleiben.«

Der Schwerpunkt der Behandlung von Patienten in der Aktionsphase liegt in der gemeinsamen Erarbeitung eines situativen Abhängigkeitsverständnisses, um konkrete Therapiemaßnahmen zur Behandlung möglicher psychischer Komorbidität, zur Steigerung sozialer Teilhabe und zur abstinenten Bewältigung persönlich relevanter Risikosituationen einzuleiten.

Weitere Hinweise für die konkrete Vorgehensweise finden sich im Behandlungsmanual von Lindenmeyer (2016c).

INFO 4 Klavierspieler-Metapher

Nach dem Modell der Veränderungsphasen von Prochaska und DiClemente (1986) haben Betroffene in der sog. *Maintenence-Phase* bereits konkrete Abstinenzversuche gestartet, sehen sich aber immer wieder mit Belastungen bzw. mit Situationen konfrontiert, in denen sie wie aus heiterem Himmel versucht sind, wieder zum Alkohol zu greifen. Selbst bei kleineren Rückfällen ist ihre Abstinenzzuversicht bedroht. Zusätzlich fühlen sie sich durch Misstrauen bzw. Resignation von Bezugspersonen belastet.

Anstelle von Alles-oder-Nichts-Denken (»Ich habe es geschafft« vs. »Ich bin wieder rückfällig«) sind Rückfälle mithilfe der »Klavierspieler-Methapher« (Lindenmeyer, 2016c) als normaler Bestandteil eines längeren Ausstiegsprozesses zu vermitteln. Hierzu sollten die Patienten in ihren trotz eines Rückfalls bereits bestehenden Ressourcen bestärkt und die noch fehlenden Fähigkeiten situativ eingegrenzt werden.

»Stellen Sie sich einen Konzertpianisten vor, der ein besonders schwieriges Stück einstudieren möchte. Er kann das Stück bereits ganz passabel spielen, aber es gibt eine bestimmte Stelle, da haut es ihn immer raus. Was wäre nun die effektivste Art zu üben? Sicherlich nicht, das Stück immer wieder von vorn zu üben. Da kann er bestenfalls den Anfang im Schlaf, aber er wird immer wieder an der kritischen Stelle scheitern. Es ergibt auch keinen Sinn, dass er jedes Mal wieder neu überlegt, ob er wirklich zum Klavierspielen taugt, nur weil er an einer bestimmten Stelle erneut gepatzt hat. Die sinnvollste Übungsweise wäre sicherlich, die kritische Stelle, erst langsam dann immer schneller, schließlich auswendig und mit geschlossenen Augen zu üben, bis sie endlich sitzt.

Genauso verhält es sich im Falle einer Suchtbehandlung nach einem Rückfall. Ihnen ist es gelungen, eine bestimmte Zeit abstinent zu bleiben. Nach einem Rückfall läuft man allerdings Gefahr, seine Abstinenzmotivation grundsätzlich infrage zu stellen, oder in seinen Abstinenzbemühungen in einer neuen Therapie wieder von vorn zu beginnen. Stattdessen sollten wir Ihren verständlichen Rückfallschock überwinden und uns auf die künftig abstinente Bewältigung der Rückfallsituation konzentrieren.«

Der Schwerpunkt der Behandlung von Patienten in der Maintenence-Phase liegt in dem (Wieder-)Aufbau von Abstinenzzuversicht und in der konkreten Einübung gezielter Rückfallpräventionsstrategien.

Weitere Hinweise für die konkrete Vorgehensweise finden sich im Behandlungsmanual von Lindenmeyer (2016c) bzw. bei Lindenmeyer (2018).

AB 23 Angehörigenbrief

Die Einbeziehung von Lebenspartnern oder Angehörigen in einer Suchtbehandlung ist häufig aufgrund ihrer ambivalenten Einstellung nicht einfach: Einerseits sind sie froh, dass endlich etwas geschieht, und fühlen sich bei einer stationären Behandlung erstmal durch die Abwesenheit des Betroffenen unmittelbar entlastet. Andererseits haben sie Zweifel, ob die Behandlung erfolgreich sein wird, und wissen insbesondere nicht, wie sie sich bei einem Rückfall verhalten sollen. Und schließlich wird die Einladung zur Therapie oftmals so verstanden, dass sie für die Entstehung der Abhängigkeit mitverantwortlich gemacht werden.

Ein routinemäßig an alle Angehörigen, bei denen der Patient sein Einverständnis gibt, verschickter Brief kann als erste Kontaktaufnahme hilfreich sein.

»Ich würde Ihrem Partner bzw. Ihren Angehörigen gern einen Brief schicken. Denn die meisten Angehörigen haben viele Fragen: Einerseits sind sie sicher sehr froh, dass Sie sich zu einer Behandlung entschlossen haben, wissen aber nicht so recht, wie sie Sie unterstützen können. Andererseits haben sie sicher Angst vor einem Rückfall und wissen erst recht nicht, was sie dann tun sollen.

Natürlich kann ich so einen Brief nur mit Ihrem Einverständnis versenden. Lassen Sie uns gemeinsam überlegen, wer diesen Brief bekommen sollte.«

Geeignete Informationen für Angehörige finden sich bei Lindenmeyer (2013, 2016a). Außerdem können Angehörige fünf animierte Vorträge unter www.lieberschlaualsblau.de anhören.

AB 20 Zufriedenheitslineal

P

Markieren Sie bitte mit einem Kreuz, wie zufrieden Sie mit Ihrem Alkoholkonsum sind.

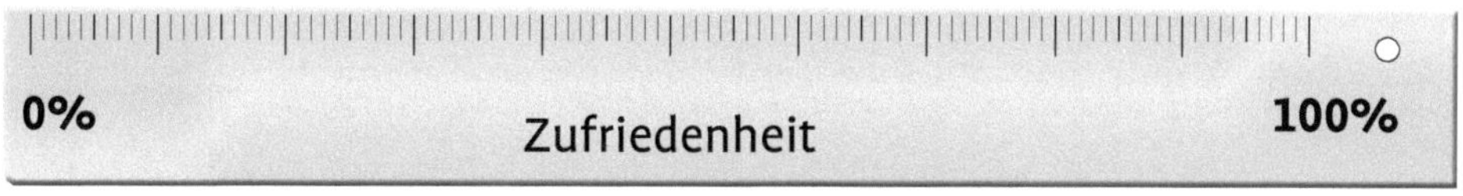

Was sind die Gründe, dass Sie nicht 100 % zufrieden angekreuzt haben?

Was sind die Gründe, dass Sie nicht 0 % zufrieden angekreuzt haben?

AB 21 Verbindlichkeitslineal

P

Markieren Sie bitte mit einem Kreuz, wie entschieden Sie sind, sich einer Behandlung wegen Ihrer Alkoholabhängigkeit zu unterziehen.

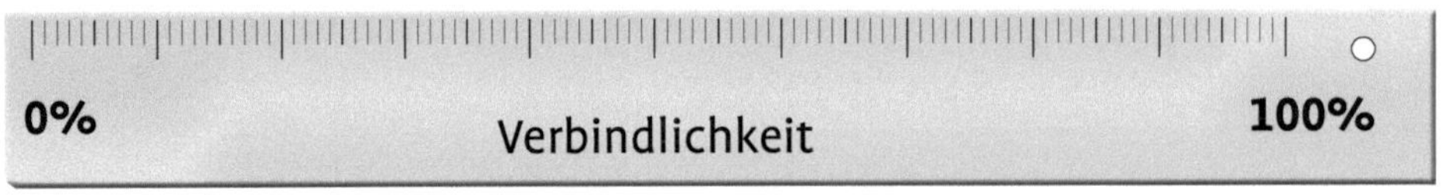

Was sind die Gründe, dass Sie nicht 100 % entschieden angekreuzt haben?

Was sind die Gründe, dass Sie nicht 0 % entschieden angekreuzt haben?

AB 22 Rückmeldebogen Entwöhnungsbehandlung T

(1) Bedanken für Mitarbeit

(2) Rückmeldung allgemeiner Diagnostikergebnisse

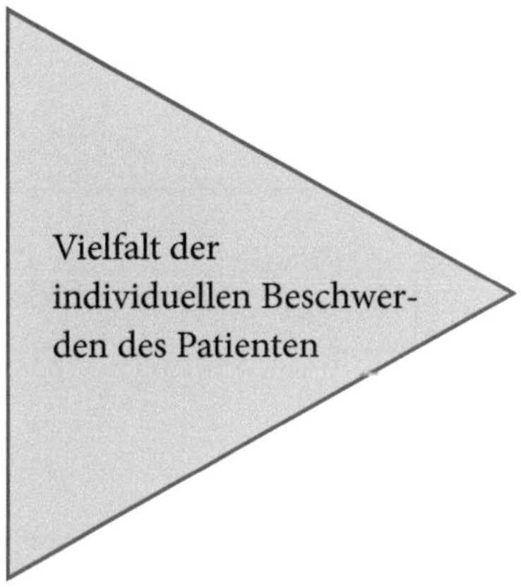

therapeutischer Ansatzpunkt Suchtbehandlung

- Beruhigung: »Alles normal«
- Probleme als Folge des Alkoholkonsums
- Alkohol als Problemlöser für …
- unabhängig von Alkoholkonsum bestehende Probleme

(3) Rückmeldung suchtspezifischer Diagnostikergebnisse

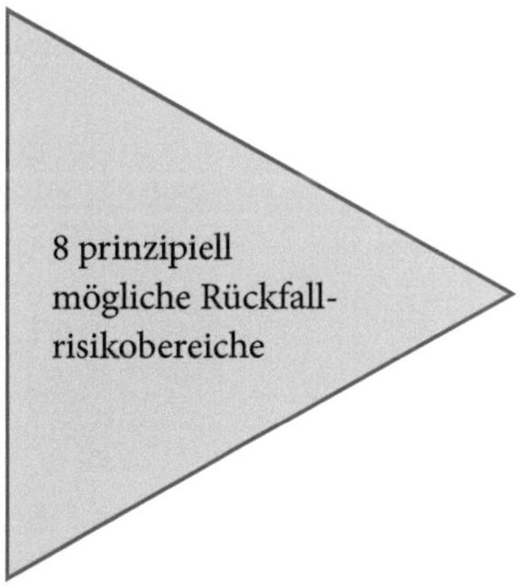

individuell behandlungsbedürftige Risikobereiche

(4) Vorstellung der individualisierten Therapieplanung

- Precontemplation (Eisberg-Metapher)
- Contemplation (Bergsteiger-Metapher)
- Action (Eisenbahnmodell)
- Maintenence (Klavierspieler-Metapher)

(entnommen aus: Lindenmeyer, 2016c)

INFO 1 **Eisberg-Metapher** P

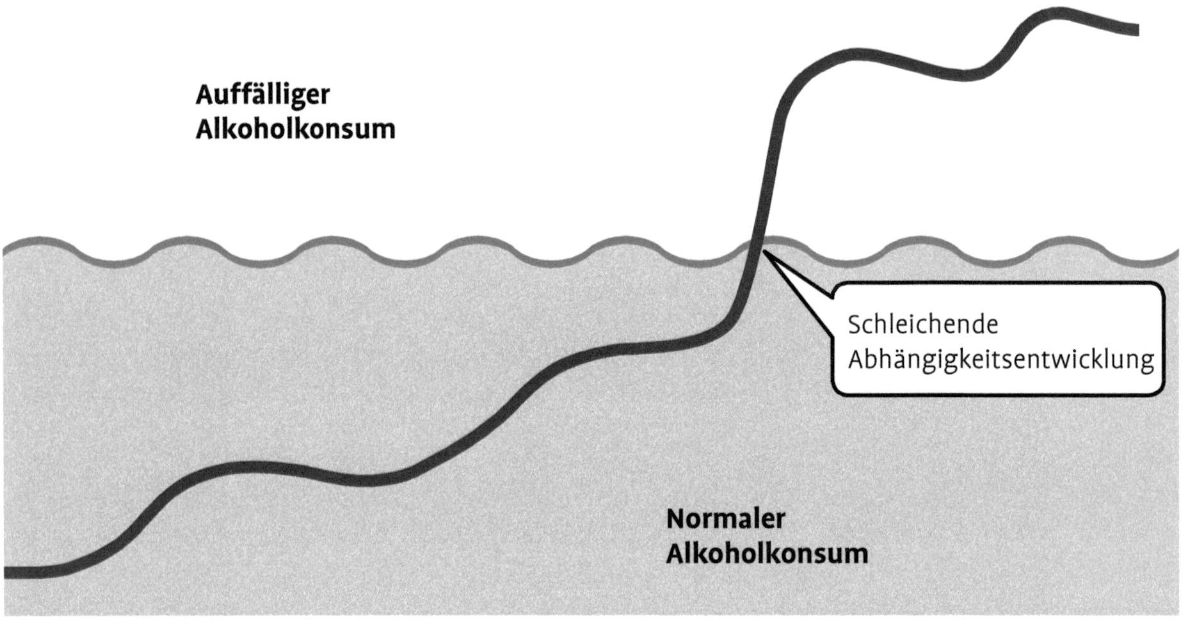

In unserer Gesellschaft herrschen keine klaren Normen, wie mit Alkohol umzugehen ist und wann es genug ist.

Hinter den allgemein üblichen und von jedermann akzeptierten Formen des Umgangs mit Alkohol kann sich bereits ein persönlich problematisches Suchtverhalten entwickeln, ohne dass das dem Betroffen oder seinem Umfeld bewusst ist.

Um die eigene Abhängigkeitsentwicklung, ihren Beginn und ihr Ausmaß verstehen zu können, ist es erforderlich, sich den ganzen Suchteisberg anzuschauen. Erst dann wird es möglich sein, die scheinbar harmlosen Veränderungen des eigenen Trinkverhaltens im Verlauf der persönlichen Abhängigkeitsentwicklung zu erkennen.

INFO 2 Bergsteiger-Metapher

P

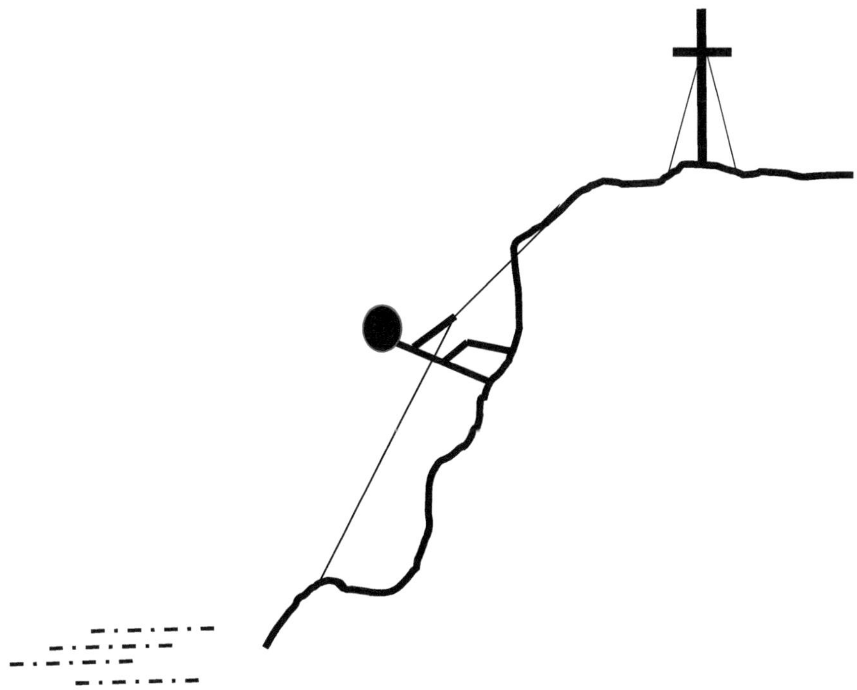

Wie bei einer Bergbesteigung hängt der Erfolg einer Suchtbehandlung davon ab, wie gründlich der Betroffene sich vorbereitet hat. Man benötigt:

- die richtige Ausrüstung
- genaue Landkarten
- ausreichendes Wissen über die zu meisternden Schwierigkeiten
- die notwendigen Fertigkeiten
- eine gute Kondition

All dies gilt es im Rahmen einer Suchtbehandlung zu erarbeiten.

INFO 3 Eisenbahn-Metapher

P

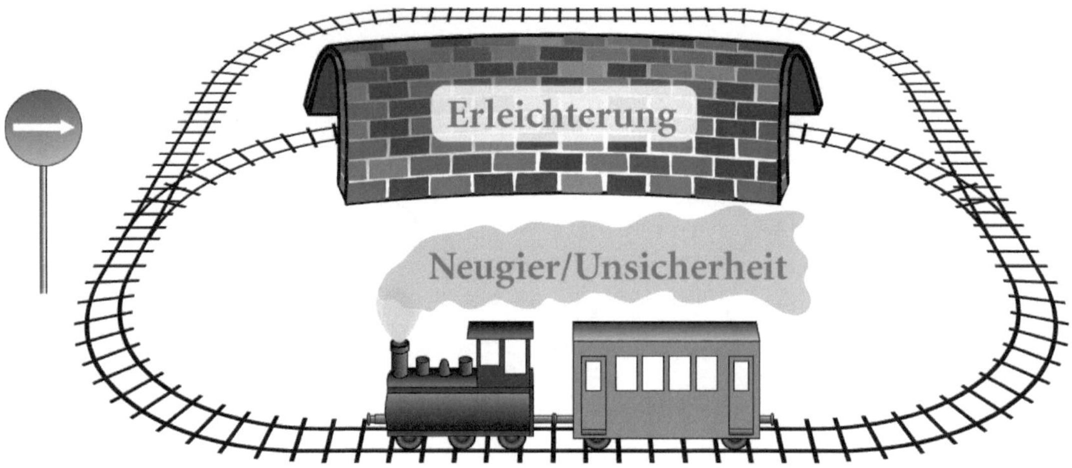

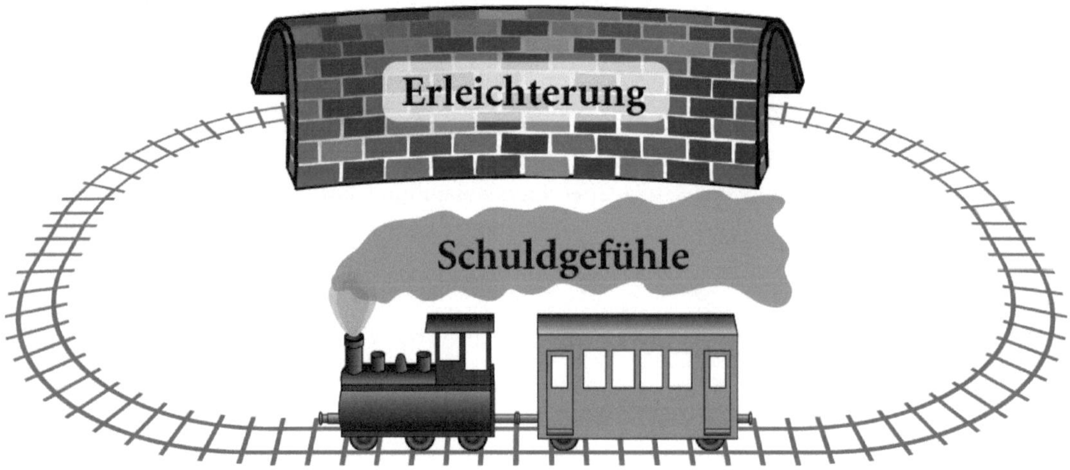

In einer Suchtbehandlung geht es darum:

(1) die Weiche zu suchen: Was muss ich an meinem Verhalten, Einstellungen und meinem Umfeld ändern, um zufrieden ohne Alkohol leben zu können?

(2) das Alternativgleis zu reparieren: Durchführung der erforderlichen Veränderungen im Verhalten, Einstellungen und Umfeld

(3) das Alternativgleis blankzufahren: Übertragung der erarbeiteten Veränderung in den Alltag und Absicherung auch in Rückfallrisikosituationen

INFO 4 Klavierspieler-Metapher

P

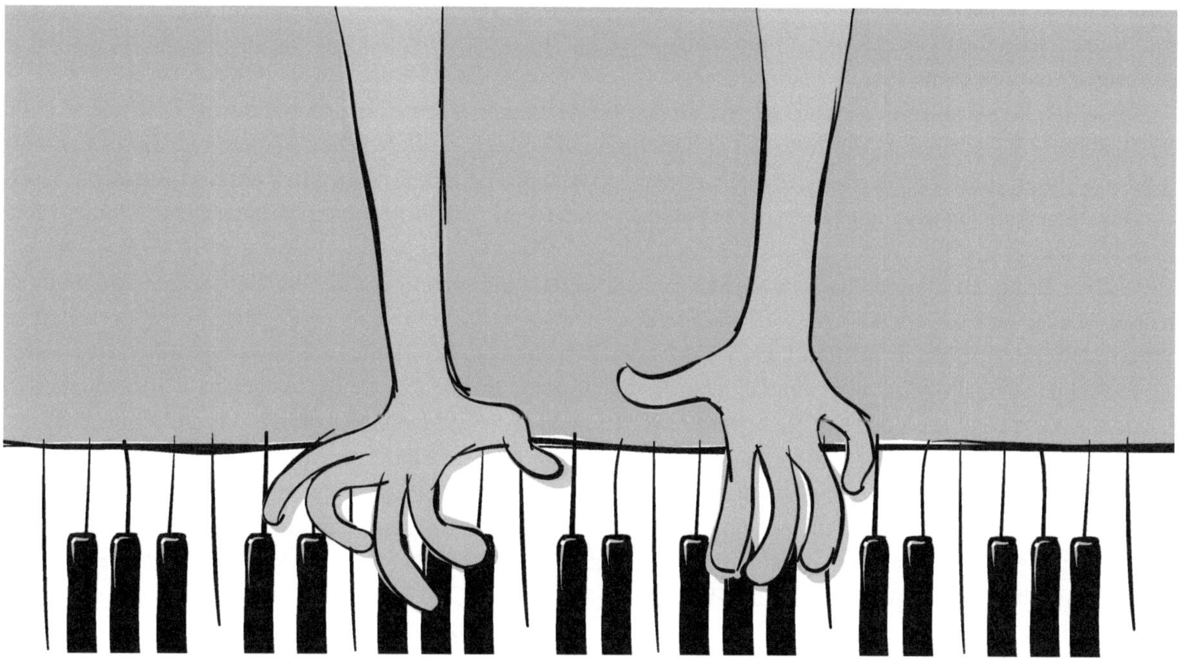

© Getty Images / Jobalou

Wie beim Klavierspiel geht es in der Suchtbehandlung darum, kritische Stellen (das sind persönlich relevante Rückfallrisikosituationen) gezielt zu üben. Das bedeutet:

(1) Herausfinden, welches die eigenen relevanten Rückfallrisikosituationen sind
(2) Üben, üben, üben der abstinenten Bewältigung von Rückfallrisikosituationen
(3) Aufstellung eines einfachen und mit den Angehörigen abgesprochenen Notfallplans für den Fall eines Rückfalls

Sehr geehrte/r Frau/Herr ....,
mit diesem Schreiben möchten wir Ihnen einige wichtige Informationen über die Suchtbehandlung Ihres Angehörigen zukommen lassen.

Patienten kommen mit den unterschiedlichsten Einstellungen in eine Suchtbehandlung: Einige sind froh, endlich etwas Wirksames gegen ihr Suchtverhalten tun zu können. Andere sehen sich eher zu dieser Behandlung von außen gedrängt. Wir sehen bereits in der Tatsache des Behandlungsbeginns ein hoffnungsvolles Zeichen für eine gute Entwicklung, denn die meisten Menschen mit Alkoholproblemen begeben sich leider nicht in Behandlung.

Unsere gesamten therapeutischen Maßnahmen sind darauf ausgerichtet, alkoholabhängigen Patienten zu helfen, wieder ein zufriedenes und vertrauensvolles Leben gemeinsam mit ihren engsten Bezugspersonen zu führen. Hierzu hat sich ein vollständiger Verzicht des Betroffenen auf Alkohol am wirkungsvollsten erwiesen.

Manche unserer Maßnahmen sind aber weder für unsere Patienten noch ihre Angehörige von vornherein einsichtig. Gerade dann bitten wir Sie unseren Erfahrungen zu vertrauen und folgende Punkte zu beachten:

- Es kommt vor, dass sich Patienten nach dem Abklingen der ersten Beschwerden schon geheilt fühlen und die Behandlung daher vorzeitig beenden möchten. Sie sollten sorgfältig bedenken, wie Sie sich dann verhalten. Erfahrungsgemäß haben unsere Patienten sehr viel bessere Erfolgsaussichten, wenn sie das vollständige Behandlungsprogramm durcharbeiten und abschließen. Unterstützen Sie deshalb Ihren Angehörigen darin, die Therapie bis zum regulären Ende durchzuführen.
- Rückfälle während der Behandlung stellen sicherlich für die Betroffenen selbst, aber auch für ihre Bezugspersonen Momente größter Belastung und Enttäuschung dar. Andererseits bedeuten Rückfälle in der Regel kein prinzipielles Scheitern der bisherigen Behandlungsbemühungen, sondern können bei entsprechender Hilfestellung oftmals rasch wieder überwunden werden. Von daher möchten wir Sie bitten, Ihren Angehörigen auch im Falle eines Rückfalls zu ermutigen, mit uns sofort Kontakt aufzunehmen. In der Mehrzahl der Fälle kann die Behandlung dann auch trotz eines Rückfalls fortgesetzt werden!
- Eine erfolgreiche Suchtbewältigung wird durch die Einbeziehung möglichst vieler Personen aus der Umgebung des Betroffenen erheblich erleichtert und unterstützt. Von daher kommt der Informiertheit und dem Verständnis der Bezugspersonen – insbesondere dem der Partner – ganz entscheidende Bedeutung zu. Ich möchte Sie ganz herzlich gemeinsam mit Ihrem Angehörigen einladen zu:

  ....
- Darüber hinaus kann es für Sie von großem Wert sein, sich schon jetzt einer Angehörigengruppe in der Nähe Ihres Heimatortes anzuschließen, in der Sie Verständnis finden und ebenfalls Betroffene um Rat fragen können. Auch Ihr Angehöriger wird später möglicherweise eine ähnliche Selbsthilfegruppe regelmäßig besuchen. Informationen, wo es in Ihrer Nähe eine solche Gruppe gibt, erhalten Sie in jeder psychosozialen Beratungsstelle.

Falls Sie mich persönlich sprechen wollen, erreichen Sie mich werktags zwischen .... Uhr und .... Uhr unter der Telefonnummer: ....
Sollten Sie mich nicht persönlich erreichen, so können Sie eine Nachricht hinterlassen. Ich rufe dann zurück.

Manchmal werden wir gefragt, ob wir angesichts der Enttäuschungen, die wir ja im Laufe der Jahre auch miterleben, nicht sehr pessimistisch bezüglich des Behandlungserfolges seien. Das ist nicht der Fall! Wir sind sogar eher optimistisch, denn wir wissen, dass mehr als die Hälfte unserer Patienten von der Therapie profitieren und ihr Alkoholproblem überwinden wird. Oft sind gerade solche darunter, die man vorher für »hoffnungslose« Fälle hielt.

Ich wünsche Ihnen und uns, dass dies auch in Ihrem Fall gelingt und dass durch die Behandlung Ihres Angehörigen auf lange Sicht auch Ihr Leben bereichert wird.

Mit freundlichen Grüßen

2.2 Akzeptanz der Abhängigkeit

Sicherlich ist es einer der schmerzvollsten, aber auch wichtigsten Prozesse im Rahmen einer Suchtbehandlung, dass Patienten anstelle früherer Verharmlosungstendenzen und Ausreden das wahre Ausmaß ihrer Abhängigkeit erkennen und vor sich selbst bzw. anderen eingestehen können. Dies ist auch deshalb nicht einfach, weil den Betroffenen ihre jahrelang benutzten Ausreden und Verharmlosungstendenzen irgendwann als objektive Wahrheit erscheinen.

Arbeitsmaterialien

AB 24 Woran erkenne ich meine Abhängigkeit 1?
AB 25 Woran erkenne ich meine Abhängigkeit 2?
AB 26 Abwehrmechanismen
AB 27 Mein Suchteisberg
AB 28 Lebenslinie

AB 24 Woran erkenne ich meine Abhängigkeit 1?

Das Arbeitsblatt bietet Patienten die Möglichkeit, die ICD-10-Kriterien für eine Alkoholabhängigkeit kritisch auf sich anzuwenden. Es eignet sich sowohl als Nachbearbeitung einer Einzeltherapiesitzung, in der über die Diagnose der Abhängigkeit gesprochen wurde, als auch als Vorbereitung für eine Gruppentherapiestunde, in der der Patient seine Einstellung zur Diagnose einer Alkoholabhängigkeit zur Diskussion stellt.

»Wir haben viel über die Details Ihres Alkoholproblems gesprochen. Nunmehr möchte ich Sie bitten, mithilfe dieses Arbeitsbogens für sich zu klären, welche Kriterien einer Abhängigkeit in Ihrem Fall aus Ihrer Sicht erfüllt waren. Es handelt sich hierbei um die sechs möglichen Kriterien für eine Abhängigkeit, auf die sich die Experten der Weltgesundheitsorganisation WHO international geeinigt haben.«

Zu beachten ist, dass es sich bei den sechs ICD-10-Kriterien um sehr heterogene Kriterien handelt, die lediglich dadurch zustande gekommen sind, dass man sich in einem langwierigen Konsensusverfahren geeinigt hat. Da festgelegt wurde, dass für die Diagnose mindesten drei Kriterien erfüllt sein müssen, kann es sein, dass zwei Patienten die Diagnose Alkoholabhängigkeit bekommen, obwohl sie kein einziges Kriterium teilen.

Dilling, H. et al. (2015). Internationale Klassifikation psychischer Störungen: ICD-10 Kapitel V (F) – Klinisch-diagnostische Leitlinien. Göttingen: Hogrefe.

AB 25 Woran erkenne ich meine Abhängigkeit 2?

Um der Heterogenität von alkoholabhängigen Patienten insbesondere innerhalb von Gruppentherapie besser gerecht werden zu können, empfiehlt es sich, anstelle der tatsächlich bei der Diagnosestellung verwendeten ICD-10-Kriterien einem Patienten alltagsnäher zu veranschaulichen, ab wann man von einer Alkoholabhängigkeit spricht. Hierbei wird zunächst das unterschiedliche Trinkverhalten von Patienten herausgearbeitet und schließlich die Diagnose der Alkoholabhängigkeit an lediglich zwei Kriterien erläutert.

»Wir haben viel über die Details Ihres Alkoholproblems gesprochen. Nunmehr möchte ich Sie bitten, mithilfe dieses Arbeitsbogens für sich zu klären, inwieweit Sie die Diagnose der Alkoholabhängigkeit für sich selbst annehmen können.«

Hier ist zu beachten, dass es sich bei den vier Formen der Abhängigkeit lediglich um eine pragmatische Unterteilung handelt, um Patienten die Vielfalt der Trinkstile von Alkoholpatienten alltagsnah zu verdeutlichen.

Außerdem sollten die beiden Kriterien nicht zur Diagnosestellung genutzt werden. Sie können lediglich therapeutisch hilfreich sein, um eine nach ICD-10 gestellte Diagnose im Nachhinein für einen Patienten (und seine Angehörigen) besser nachvollziehbar zu machen.

Patientengerechte Ausführungen zu den vier Formen der Alkoholabhängigkeit und den zwei klinischen Kriterien finden sich bei Lindenmeyer (2016a) und auf www.lieberschlaualsblau.de.

AB 26 Abwehrmechanismen

Ganz allgemein lassen sich zwei verschiedene Arten von Abwehrmechanismen unterscheiden:

(1) Verheimlichungsstrategien: Der Betroffene versucht auf immer raffiniertere Art und Weise, das Ausmaß seines Alkoholkonsums und der Folgen vor seiner Umwelt zu verbergen, um negativen Konsequenzen zu entgehen.

(2) Ausreden: Der Betroffene versucht, negative Auswirkungen seines Alkoholkonsums vor sich selbst und seiner Umwelt herunterzuspielen oder auf andere Ursachen abzuwälzen.

Das Arbeitsblatt bietet Patienten Gelegenheit, sich über die eigenen Abwehrmechanismen in der Vergangenheit klarer zu werden.

»Als Abhängiger hat man sich häufig im Laufe der Zeit so an seine Abwehrmechanismen gewöhnt, dass sie einem selbst gar nicht mehr richtig bewusst sind. Ich möchte, dass Sie sich über Ihre eigenen Verheimlichungsstrategien und Ausreden in der Vergangenheit Gedanken machen.«

Patientengerechte Ausführungen zur Bedeutung von Abwehrmechanismen im Rahmen einer Suchtentwicklung und die Schwierigkeiten ihrer Überwindung finden sich bei Lindenmeyer (2016a).

AB 27 Mein Suchteisberg

In der Regel ist die Entwicklung einer Alkoholabhängigkeit ein schleichender Prozess, der lange Zeit »unter der Oberfläche« so langsam und unauffällig verläuft, dass er von Betroffenen und seiner Umwelt nicht bemerkt wird, obwohl bereits entscheidende Weichen in Richtung Sucht gestellt werden. Das Arbeitsblatt gibt Patienten Gelegenheit, im Nachhinein zu erkennen, welche Veränderungen ihres Trinkverhaltens sich im Laufe ihres Lebens in Richtung Abhängigkeit ereignet haben, die allerdings damals unbeachtet blieben.

»Wir haben ja schon besprochen, dass die Entwicklung einer Alkoholabhängigkeit ein schleichender Prozess ist, der einem über lange Zeit selbst nicht bewusst ist. Ich möchte, dass Sie sich nunmehr damit auseinandersetzen, welche entscheidenden Veränderungen im Verlauf Ihres Lebens in Ihrem Trinkverhalten aufgetreten sind, die damals nicht bemerkt wurden, im Nachhinein aber alle in Richtung Abhängigkeit geführt haben.«

Die Aufgabe ist für den Patienten besonders einleuchtend, wenn ihm zuvor seine Situation mithilfe der *Eisberg-Metapher* (INFO 1) vom Therapeuten erläutert worden war.

Patientengerechte Ausführungen zum Suchteisberg finden sich bei Lindenmeyer (2016a) und auf www.lieberschlaualsblau.de.

AB 28 Lebenslinie

Die Lebenslinie dient der Entwicklung eines individuellen Erklärungsmodells für den eigenen Alkoholkonsum in verschiedenen Lebensphasen. Von besonderem Interesse sind hierbei v. a. die sog. »Wendepunkte«, d. h. Abstinenzphasen und Rückfälle bzw. Lebensabschnitte, die mit einem Anstieg oder einer Abnahme des Alkoholkonsums verbunden sind. Hierzu sollte der Therapeut vertiefend nachfragen. Wenn die Darstellung der eigenen Lebenslinie vor anderen Mitpatienten im Gruppentherapiesetting durchgeführt wird, dann kann dies ein zentraler Schritt bei der Überwindung von Schamgefühlen und Verleugnungstendenzen sein.

»Wir alle haben Vermutungen darüber, warum etwas in unserem Leben auf eine bestimmte Art und Weise gelaufen ist. Aber häufig machen wir uns nicht mehr die Mühe, diese Vermutungen genauer zu prüfen. Sie erscheinen uns einfach plausibel und damit hat es sich. Dann gibt es wiederum andere Dinge in unserem Leben, die belasten uns besonderes deshalb, weil wir sie uns eben nicht erklären können. Ich würde gern mit Ihnen genauer untersuchen, wie sich bestimmte Wendepunkte in Ihrem Leben in Hinsicht Alkohol zugetragen haben. Vielleicht finden wir etwas, was Ihnen in der Therapie weiterhilft.«

Der Therapeut sollte mit Interpretationen während der Erhebung sehr zurückhaltend sein. Entscheidend ist, dass dem Patienten immer transparent ist, wozu einzelne Aspekte seiner Lebenslinie genauer unter die Lupe genommen werden. Nur so kann er aktiv an der Analyse mitwirken. In den meisten Fällen ist es nicht erforderlich, die Lebenslinie gemeinsam mit dem Patienten aufzuzeichnen. Vielmehr kann dies dem Patienten als Aufgabe für die nächste Therapiesitzung aufgetragen werden. Der Therapeut sollte dann die Kurve des Patienten zunächst allein studieren und entscheiden, unter welchem Gesichtspunkt er welche Lebensabschnitte ausführlicher erläutert haben möchte.

AB 24 Woran erkenne ich meine Abhängigkeit 1?

P

Es ist nicht immer einfach, für sich selbst die Diagnose einer Alkoholabhängigkeit zu akzeptieren. Kreuzen Sie im Folgenden bitte an, welche der Kriterien einer Alkoholabhängigkeit auf Sie zutreffen, und erläutern Sie dies anhand konkreter Beispiele jeweils ausführlich, woran Sie das erkennen können.

☐ Starker Wunsch oder eine Art Zwang, Alkohol zu konsumieren:

....

....

☐ Verminderte Kontrollfähigkeit bezüglich des Beginns, der Beendigung oder der Menge des Alkoholkonsums:

....

....

☐ Körperliche Entzugssymptome bei Beendigung oder Reduzierung des Alkoholkonsums:

....

....

☐ Erhöhte Toleranz (brauchte mehr Alkohol für bestimmte Wirkung):

....

....

☐ Vernachlässigung anderer Vergnügungen oder Interessen zugunsten des Alkoholkonsums:

....

....

☐ Anhaltender Alkoholkonsum trotz negativer Folgen:

....

....

Gibt es weitere persönliche Aspekte, woran Sie Ihre Alkoholabhängigkeit erkennen können?

....

Woran erkenne ich meine Abhängigkeit 2?

(1) Es gibt mindestens vier Formen der Alkoholabhängigkeit sowie alle Mischformen. Kreuzen Sie bitte zunächst an, welche Form der Alkoholabhängigkeit auf Sie zutrifft, und erläutern Sie jeweils ausführlich, woran Sie das erkennen können.

☐ Spiegeltrinken:

....

....

....

....

☐ Rauschtrinken:

....

....

....

....

☐ Konflikttrinken:

....

....

....

....

☐ Periodisches Trinken:

....

....

....

....

(2) Als alkoholabhängig gilt,
- wer entweder nicht aufhören kann, ohne dass unangenehme körperliche oder psychische Zustände eintreten,
- oder wer immer wieder so viel trinkt, dass er sich oder anderen schadet.

Kreuzen Sie bitte zunächst an, welches Kriterium für eine Alkoholabhängigkeit auf Sie zutrifft, und erläutern Sie jeweils ausführlich, woran Sie das erkennen können.

☐ Unangenehme körperliche oder psychische Zustände bei Aufhören:

....

....

....

....

....

....

....

....

....

☐ Trinken trotz Schaden:

....

....

....

....

....

....

....

Abwehrmechanismen

P

Kreuzen Sie bitte an, welche der hier aufgeführten Folgeerscheinungen bei Ihnen selbst aufgetreten sind	Durch welche Verheimlichungsstrategien haben Sie zu erreichen versucht, dass diese Folgeerscheinungen niemandem auffallen?	Welche Ausreden haben Sie hierfür gegenüber anderen oder sich selbst gehabt?
Suchtverhalten ☐ morgendliches Trinken ☐ heimliches Trinken ☐ Räusche ☐ Entgiftungsbehandlung ☐ Rückfälle		
Körperliche Folgen ☐ Zittern/Schwitzen/Brechreiz ☐ Gedächtnislücken ☐ Leberschaden ☐ Magen-/Bauchspeicheldrüsenentzündung ☐ Krampfanfälle/Delir ☐ Arzt warnt vor Alkohol		
Soziale Folgen ☐ Schlägerei/aggressive Entgleisung ☐ Gesetzesübertretung/Strafen ☐ Schulden/finanzielle Probleme ☐ Fehlzeiten am Arbeitsplatz ☐ Arbeitsunfälle ☐ Kündigung		
Psychische Folgen ☐ Schuldgefühle ☐ Verlust von Interessen/Hobbys ☐ Vermehrte Unruhe/Gereiztheit		
Familie/Partnerschaft ☐ Vorwürfe des Partners ☐ nachlassendes Interesse an gemeinsamen Unternehmungen ☐ Scheidung/Trennung		

AB 27 Mein Suchteisberg

P

Tragen Sie bitte unter der Wasserlinie alle Veränderungen ein, die im Verlauf Ihres Lebens in Ihrem Trinkverhalten aufgetreten sind, die vielleicht damals nicht bemerkt wurden, im Nachhinein aber alle in Richtung Abhängigkeit geführt haben. Links finden Sie einige Beispiele als Anregung.

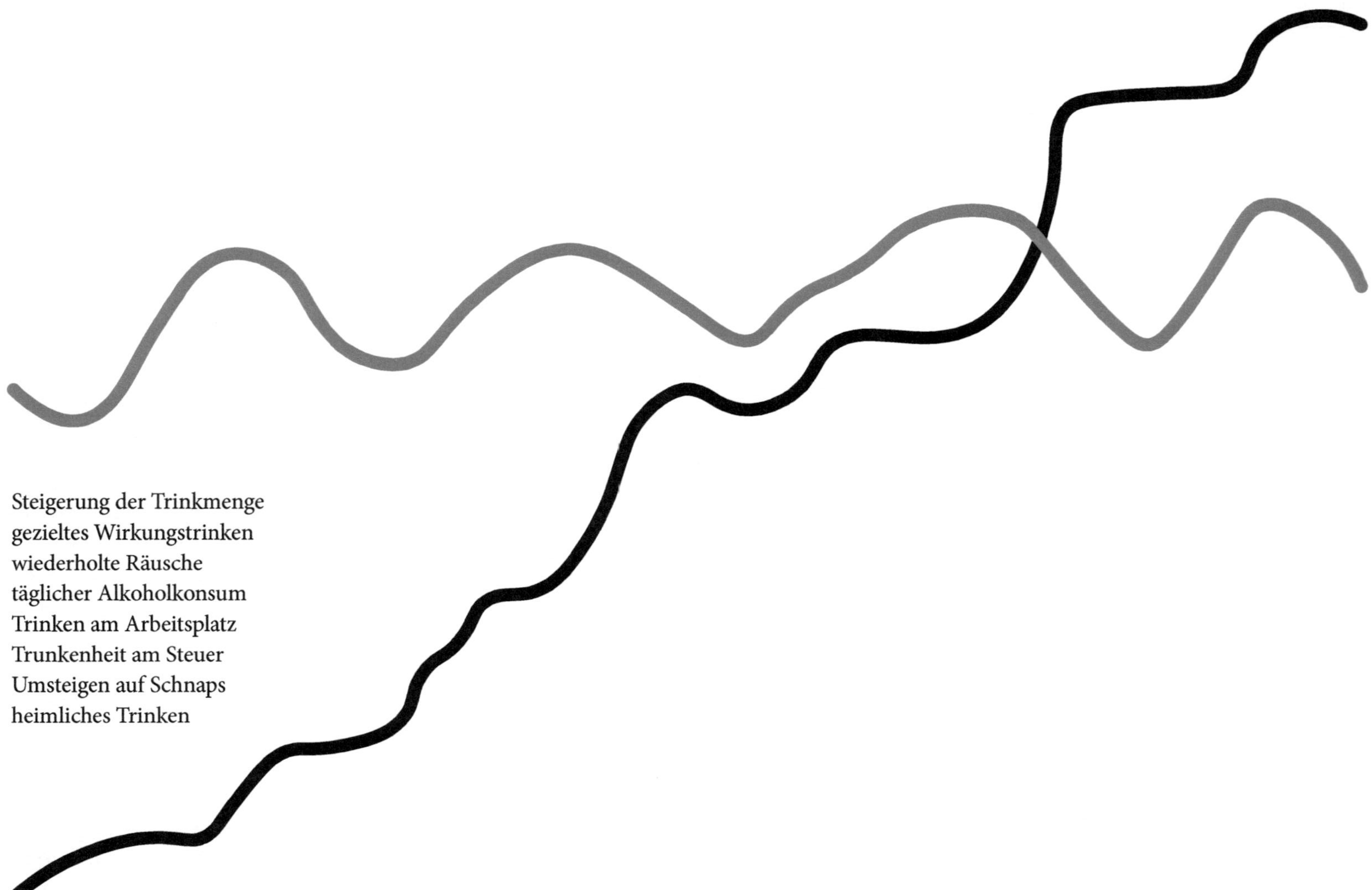

Steigerung der Trinkmenge
gezieltes Wirkungstrinken
wiederholte Räusche
täglicher Alkoholkonsum
Trinken am Arbeitsplatz
Trunkenheit am Steuer
Umsteigen auf Schnaps
heimliches Trinken

Hier ein paar Hilfestellungen zur Bearbeitung dieser Therapieaufgabe.

Bitte prüfen Sie bei der Erstellung der Lebenslinie, ob folgende Lebensereignisse mit einer Veränderung Ihres Alkoholkonsums einhergingen:

- Schulabschnitte
- Ausbildung/Lehre
- Bundeswehr/Armee
- eigene Wohnung/Umzüge
- Berufsabschnitte
- Arbeitslosigkeit
- Auslandsaufenthalt
- Strafvollzug
- Konfirmation/Jugendweihe
- Feiern (Hochzeiten, andere wichtige Feiern)
- eigene Heirat
- Scheidung
- Geburt eigener Kinder
- Todesfälle
- Entgiftungen
- Entwöhnungsbehandlungen
- Abstinenzphasen

Tragen Sie alle weiteren wichtigen Lebensereignisse ein, die Einfluss auf die Höhe des Alkoholkonsums hatten.

Beispiel:

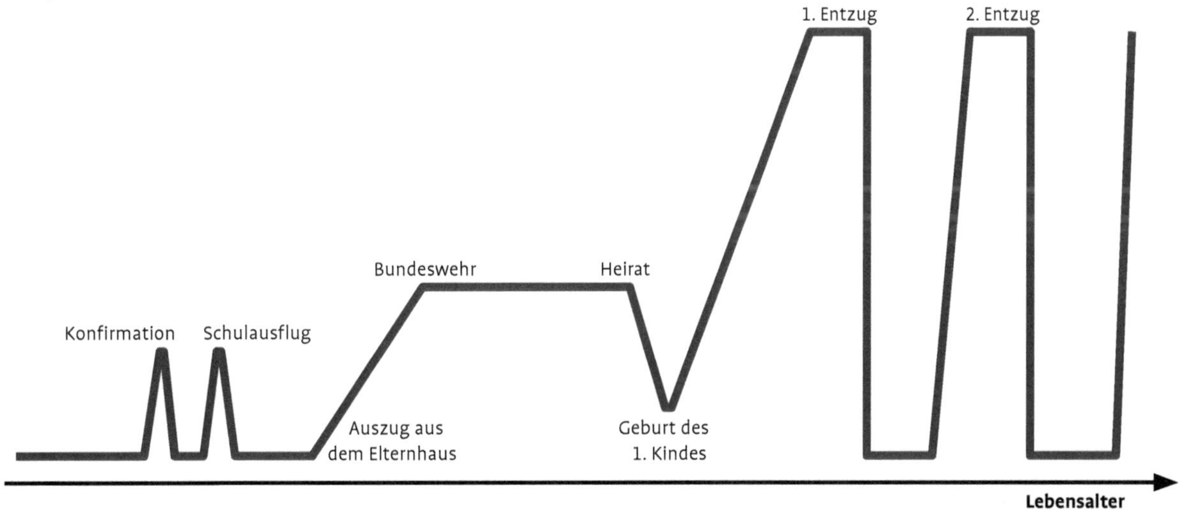

Beachten Sie, dass möglicherweise nicht alle Lebensabschnitte für die Analyse Ihrer Alkoholabhängigkeit gleich wichtig sind. Besprechen Sie daher mit Ihrem Therapeuten, auf welchen Zeitraum Sie sich bei dieser Aufgabe konzentrieren sollen.

(entnommen aus: Lindenmeyer, 2016c)

Alter
Alkoholkonsum

2.3 Motivierung zu Abstinenz

Es stellt eine erhebliche Überwindung für einen Alkoholpatienten dar, Totalabstinenz als eigenes Therapieziel zu akzeptieren. Auch Behandler schrecken vor dieser Haltung oft zurück, obwohl die aktuellen Leitlinien der Fachgesellschaft (AWMF, 2015) Alkoholabstinenz als Therapieziel der ersten Wahl eindeutig empfehlen. Von daher bedarf es für die Betroffenen (manchmal aber auch für ihre Behandler) nachvollziehbarer Gründe.

Arbeits- und Infomaterialien

INFO 5	Situatives Abhängigkeitsmodell
AB 29	Persönliche Anliegen
AB 30	Alles hat zwei Seiten
INFO 6	Die Zwei-Phasen-Wirkung von Alkohol
AB 31	Meine Risikoentscheidung
AB 32	Das Suchtgedächtnis

INFO 5 Situatives Abhängigkeitsmodell

Anstelle von traitorientierten Begriffen wie »Kontrollverlust«, »Willen«, »Abstinenzmotivation« oder »Suchtcharakter« lässt sich mithilfe der zwei folgenden Suchtmechanismen ein Suchtmodell mit dem Patienten erarbeiten, das die situative Einbettung seines Suchtverhaltens unter Zuhilfenahme der jeweils im Einzelfall vorrangig wirksamen psychischen, physiologischen bzw. sozialen Teufelskreise betont:

- **Die zunehmende Automatisierung des Trinkverhaltens.** Der Alkoholkonsum wird zu einer situativ automatisch ausgelösten und ritualisierten Handlung, die einer rationalen Kontrolle immer schwerer zugänglich ist. Über neuropsychologische Prozesse entsteht schließlich ein sog. »Suchtgedächtnis« in Form einer immer engeren Koppelung von neuronaler Aktivität an alkoholbezogene Stimuli, die selbst dann weiterbesteht, wenn gar keine subjektiv angenehme Alkoholwirkung mehr erlebt wird. Entsprechend haben Alkoholabhängige mitunter wenig Bewusstheit darüber, warum sie immer wieder zu ihrem Suchtmittel greifen. Hierdurch können auch plötzlich auftretendes Verlangen und scheinbar unerklärliche Rückfälle selbst nach längeren Abstinenzphasen erklärt werden.
- **Die veränderte Zwei-Phasen-Wirkung von Alkohol.** Während die angenehme Hauptwirkung des Alkohols aufgrund der Toleranzentwicklung im Verlauf einer Suchtentwicklung geringer wird, wird die unangenehme Nachwirkung des Alkohols stärker und länger andauernd. Der dadurch immer stärker werdende Drang nach fortgesetztem Alkoholkonsum verdeutlicht die Sinnhaftigkeit von Alkoholabstinenz anstelle von kontrolliertem Trinken als Therapieziel.

Beide Suchtmechanismen können gemeinsam mit dem Patienten in ein einfaches Kurvenmodell übertragen werden, in dem auf der Vertikalen die Wahrscheinlichkeit des Alkoholkonsums und auf der Horizontalen drei Zeitabschnitte einer Trinksituation (zunehmende Automatisierung durch situative Trigger, abnehmende/verkürzte positive Alkoholwirkung und zunehmende negative Alkoholnachwirkung) abgetragen werden.

»Die meisten Patienten interessiert besonders die Frage ›Warum wurde ich abhängig?‹. Häufig bekommt man zu hören, das sei eine Frage von mangelnder Abstinenzmotivation, mangelndem Willen oder Charakterschwäche. Andere wiederum glauben, dass eine Abhängigkeit die Folge von ungelösten Problemen darstelle. Nun, heute weiß man einfach mehr darüber. Es sind vor allem zwei Prozesse, die hier eine Rolle spielen: die zunehmende Automatisierung des Trinkverhaltens durch situative Trigger und die veränderte Zwei-Phasen-Wirkung des Alkohols bei Süchtigen. Ich würde Ihnen das gern anhand einer Graphik erläutern.«

Dieses Modell sollte für zentrale Trinksituationen des Patienten gemeinsam überprüft werden. Hält das Modell wirklich für jede Trinksituation, findet der Patient das wirklich einleuchtend? Dabei sollte der Therapeut selbst eher eine skeptische Haltung einnehmen und den Patienten möglichst viel selbst interpretieren und schlussfolgern lassen, damit es »sein« Modell werden kann.

Er sollte dem Patienten ausreichend Raum für Fragen oder Einwände geben und erst in der Behandlung fortfahren, wenn der Patient dieses Modell wirklich verstanden hat. Wenn möglich sollte der Patient in einer Gruppentherapiesitzung das bisher Verstandene anderen Patienten verständlich machen. Schließlich kann der Patient aufgefordert werden, ein persönliches Erklärungsmodell schriftlich niederzulegen oder eine Audioaufnahme zu machen bzw. seinen Angehörigen vorzutragen.

AB 29 Persönliche Anliegen

Die Bearbeitung des Arbeitsblattes soll die Abstinenzmotivation des Patienten dadurch erhöhen, dass er erkennt, dass sein Alkoholkonsum für ihn persönlich wichtige Anliegen oder Lebensziele behindert. In der Regel bedarf es einer ausführlicheren Anleitung des Patienten, damit er den Sinn dieser Aufgabe versteht.

»Alkoholabstinenz bedeutet durchaus einen Verzicht auf kurzfristigen Genuss, viele Annehmlichkeiten sowie liebgewonnene Rituale gemeinsam mit anderen. Da braucht es schon gute Gründe, die einen motivieren. Ich schlage daher vor, dass Sie eine ehrliche Bilanz vornehmen, inwieweit Ihr Alkoholkonsum wichtige persönliche Anliegen oder Ziele in Ihrem Leben befördert oder eben empfindlich beeinträchtigt hat.«

Eine Besprechung der Bearbeitung des Arbeitsblattes durch den Patienten ist sowohl in der Einzel- als auch innerhalb der Gruppentherapie möglich. In letzterem Fall erhält der Patienten Rückmeldung bzw. Vergleichsmöglichkeiten durch Mitpatienten, außerdem erhöht die Vorstellung des eigenen Arbeitsblattes vor anderen automatisch die eigene Selbstverpflichtung.

AB 30 Alles hat zwei Seiten

Dieses Arbeitsblatt ermöglicht Patienten, sich ihrer Ambivalenz hinsichtlich eines künftigen Verzichts auf Alkohol bewusster zu werden und eine möglichst explizite Abstinenzentscheidung zu fällen. Hierbei ist insbesondere die Gegenüberstellung von kurz- und langfristigen Auswirkungen wichtig. Steht der mit Alkoholabstinenz verbundene Verzicht auf liebgewonnene Gewohnheiten in einem angemessenen Verhältnis zum möglichen Nutzen (kurzfristig und langfristig)? Wichtig ist, dass der Patient begreift, dass ein grundsätzlicher Verzicht auf Alkohol nicht alle seine Probleme auf einen Schlag lösen wird, sondern dass im Gegenteil neue Unannehmlichkeiten auf ihn zukommen können, mit denen er jetzt nicht rechnet.

»Wir haben nunmehr viel über Ihren Alkoholkonsum, seine Auswirkungen auf Ihr Leben und mögliche Veränderungsschritte gesprochen. Sie haben dabei die guten und die schlechten Seiten des Alkohols beleuchtet, wir haben über die Sinnhaftigkeit eines grundsätzlichen Verzichts auf Alkohol gesprochen. Nun geht es darum, all dies gegeneinander abzuwägen. Unterscheiden Sie dabei immer zwischen den kurzfristigen und langfristigen Auswirkungen Ihrer Entscheidung.«

Die Bearbeitung des Arbeitsblattes kann sowohl als Vorbereitung für eine Einzeltherapiesitzung als auch als Vorbereitung auf eine Gruppentherapiesitzung dienen, in der der Patient seine Überlegungen zur Diskussion stellt. Letzteres bietet die Möglichkeit, die eigene Einschätzung durch andere Teilnehmer einer kritischen Überprüfung zu unterziehen. Hier entwickelt sich häufig eine lebhafte Diskussion.

INFO 6 Die Zwei-Phasen-Wirkung von Alkohol

Hier geht es darum, Patienten zu erläutern, dass mithilfe von Alkohol zwar kurzfristig eine angenehme Enthemmung bzw. Dämpfung unangenehmer Gefühle sowie körperlicher und psychischer Beschwerden erzielt werden kann (angenehme Hauptwirkung), dass darauf aber immer eine Phase mit entgegengesetzter unangenehmer Nachwirkung folgt, in der es einem schlechter geht als zuvor. Patienten wird erläutert, dass hierdurch ein Teufelskreis der Sucht durch Auftürmen der unangenehmen Nachwirkungen entstehen kann, indem man schließlich nur noch trinkt, um die selbsterzeugten unangenehmen Nachwirkungen durch die erneute Einnahme von Alkohol kurzfristig zu beseitigen.

»Natürlich bedeutet Alkoholabstinenz einen empfindlichen Verzicht auf die angenehme Wirkung von Alkohol. Ich will Ihnen aber im Folgenden erläutern, dass man die angenehme Hauptwirkung von Alkohol, übrigens wie bei jedem anderen Suchtmittel auch, immer mit einer unangenehmen Nachwirkung im Belohnungszentrum bezahlt, die sich bei Ihnen mit der Zeit zu einer Abhängigkeit aufgetürmt hat.«

Die Zwei-Phasen-Wirkung von Alkohol ist für Patienten besonders glaubhaft, wenn der Therapeut dies anhand konkreter Erfahrungen im Zusammenhang mit persönlich relevanten Trinksituationen des Patienten belegen kann.

Patientengerechte Ausführungen zur Zwei-Phasen-Wirkung von Alkohol finden sich bei Lindenmeyer (2016a) und auf www.lieberschlaualsblau.de.

AB 31 Meine Risikoentscheidung

Für Alkoholpatienten stellt sich die Frage, welchen persönlichen Risikosituationen sie künftig besser aus dem Weg gehen und welche Risikosituationen sie aber nicht gänzlich vermeiden können bzw. wollen. Die Bearbeitung dieses Arbeitsblattes kann dabei helfen, diesbezüglich eine bewusste und umsichtige Entscheidung zu treffen. Dies kann in Vorbereitung einer Einzeltherapiestunde, aber auch einer Gruppentherapiesitzung geschehen, in der der Patient seine Überlegungen vor seinen Mitpatienten zur Diskussion stellt.

»In einer Welt, in der die überwiegende Mehrheit der Menschen regelmäßig Alkohol trinkt, können Sie beim besten Willen nicht allen Risikosituationen für einen Rückfall aus dem Weg gehen. Sonst müssten Sie auswandern. Andererseits ist es nicht sinnvoll, sich künftig naiv allen Risikosituationen auszusetzen. Ist zum Beispiel ein früherer Trinkkumpan weiterhin ein wichtiger Freund? Ist eine bestimmte Kneipe weiterhin ein geeigneter Treffpunkt? Das sind alles schwierige Entscheidungen, die nur Sie allein fällen können. Ich bin gespannt auf Ihre Überlegungen.«

Hier ist zu bedenken, dass es bei dieser Entscheidung kein absolutes Richtig und Falsch gibt. Der Therapeut kann lediglich Einwände liefern und so den Patienten anregen, seine Entscheidung kritisch zu hinterfragen.

AB 32 Das Suchtgedächtnis

Hier geht es darum, dass ein Patient eine Vorstellung davon bekommt, wie sich im Verlauf seiner Abhängigkeitsentwicklung das Verhältnis von rationaler Selbstkontrolle bzw. bewusster Entscheidung (Großhirn) und automatisiertem Verhalten (Zwischenhirn) im Moment von Risikosituationen dauerhaft verschoben hat.

»In unserem Gehirn gibt es zwei Steuerungsmöglichkeiten: In vielen Situationen verhalten wir uns rational, überlegt und vernünftig. Dafür haben wir unser Großhirn. In Gefahren- oder Überraschungsmomenten müssen wir dagegen blitzschnell und intuitiv reagieren. Da ist unser Großhirn viel zu langsam und unser Zwischenhirn übernimmt für einen begrenzten Zeitraum das Kommando. Ich will Ihnen im Folgenden aufzeigen, wie sich die Machtverhältnisse im Verlauf einer Suchtentwicklung immer mehr dahingehend dauerhaft verschieben, dass im Moment von Risikosituationen das sogenannte Suchtgedächtnis aktiviert wird.«

Natürlich handelt es sich bei diesem Modell um eine sehr grobe Vereinfachung von tatsächlich sehr viel komplexeren Prozessen. Entscheidend ist aber, dass der Patient das Prinzip erkennt, dass in Risikosituationen automatisierte Prozesse seines Zwischenhirns wachgerufen werden können, die mit reiner Willenskraft über das Großhirn nicht bewältigt werden können, sondern ein konsequentes Einüben von alternativen Automatismen im Sinne von Rückfallprävention erfordert.

Patientengerechte Ausführungen zum Suchtgedächtnis finden sich bei Lindenmeyer (2016a).

INFO 5 Situatives Abhängigkeitsmodell

P

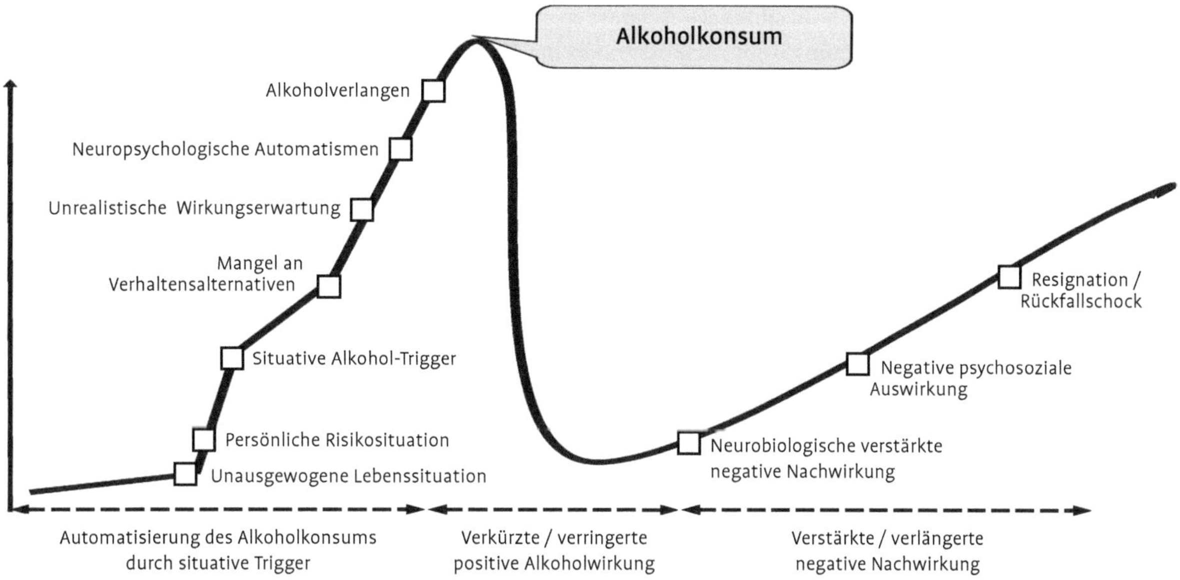

Automatisierung des Alkoholkonsums. Wir alle trinken Alkohol nicht nur, weil er uns schmeckt, sondern weil er unser Belohnungssystem im Gehirn stimuliert. Je nach Situation und Menge kann uns Alkohol enthemmen/euphorisieren oder eher dämpfen/beruhigen. Anfangs ist einem das noch bewusst, aber auf die Dauer trinken wir immer automatischer. Unwillkürlich bekommen wir in allen Situationen, in denen wir gute Erfahrungen mit Alkohol gemacht haben, Lust zu trinken, wir trinken dort zunehmend automatisch, ohne uns viel dabei zu denken.

Nun hat man herausgefunden, dass genau diese Koppelung von Alkoholkonsum an sogenannte *situative Trigger* in unserem Belohnungssystem im Verlauf einer Suchtentwicklung so dauerhaft gespeichert wird, dass sie selbst nach langer Abstinenz nicht mehr gelöscht wird. Man spricht daher auch von der Entstehung eines sogenannten *Suchtgedächtnisses*. Das alles passiert allerdings nicht im rationalen Teil unseres Gehirns, weshalb auch nicht alle Patienten von Alkoholverlangen berichten. Entscheidend ist, dass die Wahrscheinlichkeit zu trinken automatisch ansteigt, je mehr situative Trigger in einer Situation zusammenkommen.

Veränderte Zwei-Phasen-Wirkung. Wenn wir Alkohol trinken, erleben wie zunächst in unserem Belohnungssystem eine angenehme Wirkung. Kurzfristig ist Ihr Bedürfnis nach Alkohol somit gestillt. Allerdings hat Alkohol immer eine Zwei-Phasen-Wirkung, das heißt, sobald der Alkoholspiegel im Blut wieder zu sinken beginnt, kommt es zu einer unangenehmen Einwirkung auf unser Belohnungszentrum. Dadurch sind wir versucht, diesen Zustand durch die erneute Einnahme von Alkohol zu beenden.

Im Verlauf einer Suchtentwicklung steigt die Wahrscheinlichkeit weiterzutrinken immer stärker an: Durch die gesteigerte Abbaukapazität der Leber ist die angenehme Hauptwirkung durch Alkohol geringer und verkürzt, dagegen ist die unangenehme Nachwirkung stärker und länger anhaltend. Das heißt, wir haben nicht mehr so viel vom Trinken, wir bezahlen aber mit einer stärkeren und länger anhaltenden Nachwirkung, die die Wahrscheinlichkeit erneuten Trinkens erhöht. Dies ist einer der Gründe, warum kontrolliertes Trinken bei Alkoholabhängigen oftmals nicht mehr funktioniert.

Noch ungünstiger sieht es bei einem Rückfall aus. Angehörige oder Therapeuten machen Vorwürfe oder reagieren mit Sanktionen, die Betroffenen selbst sind frustriert und enttäuscht über sich. All dies erhöht die Wahrscheinlichkeit weiterzutrinken noch mehr.

AB 29 Persönliche Anliegen

P

Hier geht es darum, dass Sie für verschiedene Lebensbereiche überlegen, inwieweit Ihr Alkoholkonsum von Nutzen war oder aber die Erreichung Ihrer Ziele behindert hat. Schreiben Sie außerdem für jeden Lebensbereich auf, welche Pläne Sie für die Zukunft haben.

Bereiche	**Persönliche Anliegen** (Was möchte ich erreichen, was ist mir wichtig?)	**Hindernisse** (Was steht meinen Anliegen entgegen?)	**Wie hilft oder verhindert mein Alkoholkonsum meine Ziele?**	**Pläne** (Was nehme ich mir für die nächste Zeit vor?)	**Rang**
Wohnsituation					
Beruf/Tätigkeit					
Familie					
Freunde und Bekannte					
Partnerschaft und Sexualität					
Persönliche Veränderung					
Gesundheit					
Freizeit/Hobbys					
Andere Bereiche					

AB 30 Alles hat zwei Seiten

P

So eindeutig eine Notwendigkeit für den Verzicht auf Alkohol auch bestehen mag, der Verzicht fällt nicht immer leicht, da Alkohol auch immer seine angenehmen Seiten hat.

Schreiben Sie daher zunächst die für Sie wichtigen Vorteile Ihres Alkoholkonsums auf und beschreiben Sie danach die Vorteile künftiger Abstinenz. Unterscheiden Sie dabei jeweils die kurzfristigen und die langfristigen Vorteile.

	Vorteile von Alkoholkonsum	**Vorteile von Abstinenz**
Kurzfristig		
Langfristig		

INFO 6 **Die Zwei-Phasen-Wirkung von Alkohol** T P

Die allgemeine Zwei-Phasen-Wirkung aller Suchtmittel

Die deutliche, aber nur relativ kurz anhaltende angenehme Hauptwirkung wird gefolgt von einer geringfügigeren, dafür aber sehr viel länger anhaltenden unangenehmen Nachwirkung.

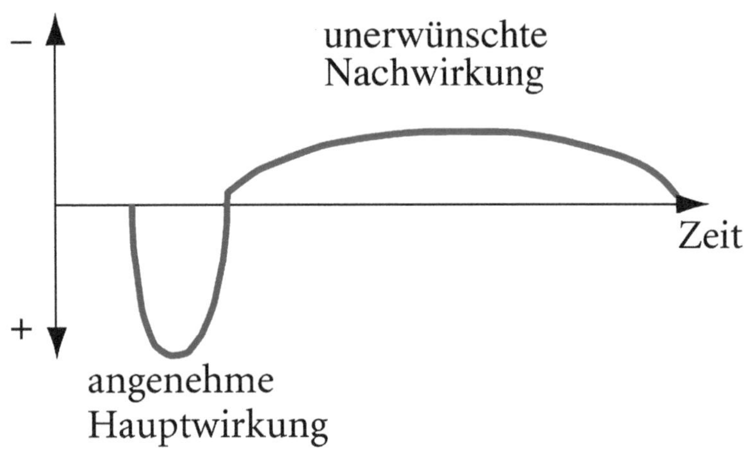

Die Entstehung einer Alkoholabhängigkeit

Bei erneutem Alkoholkonsum kommt es zu einem Auftürmen der unangenehmen Nachwirkungen, die dadurch irgendwann im Rahmen einer Suchtentwicklung die Form von Entzugserscheinungen annehmen können. Jetzt braucht man den Alkohol, um sich überhaupt noch normal zu fühlen.

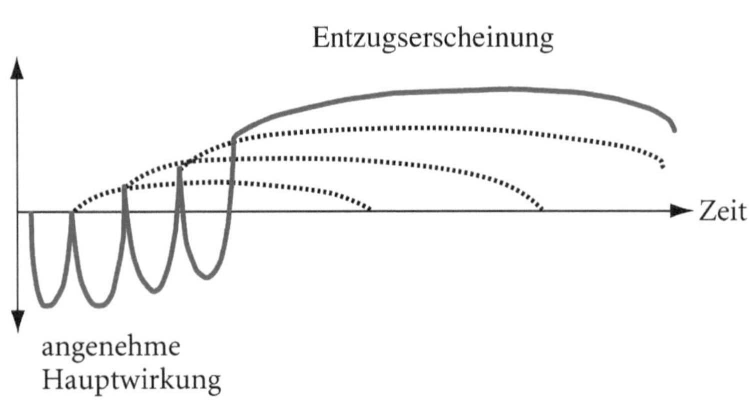

AB 31 Meine Risikoentscheidung

P

Nachdem Sie Ihre Risikosituationen herausgefunden haben, gilt es eine sehr wichtige Entscheidung zu treffen: Welche Risikosituation wollen Sie klugerweise künftig gänzlich vermeiden und welchen Risikosituation wollen/müssen Sie sich auch künftig stellen?

Folgende Risikosituationen werde ich künftig nach Möglichkeit vermeiden:

....

....

....

....

....

....

....

....

Folgenden Risikosituationen will/muss ich mich künftig stellen:

....

....

....

....

....

....

....

....

....

....

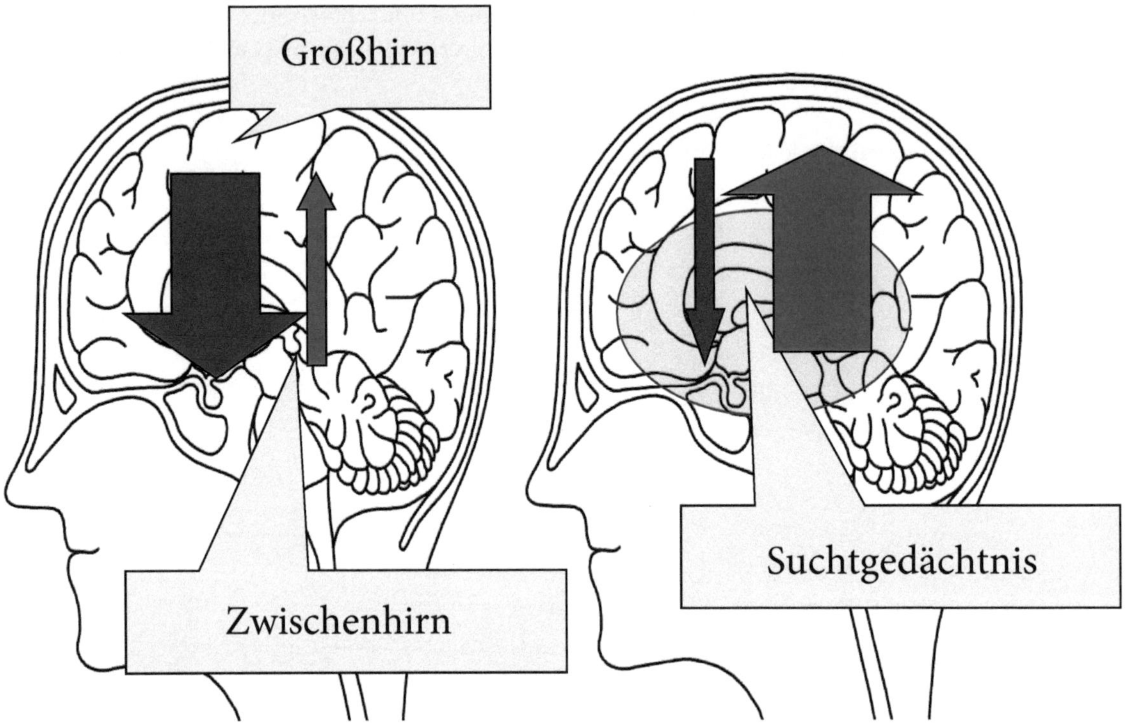

nicht abhängig

- rationaler Alkoholkonsum durch Großhirnsteuerung

abhängig

- automatisierte Neigung zu Alkoholkonsum in persönlich relevanten Rückfallrisikosituationen

Woran kann ich erkennen, dass mein Alkoholkonsum nicht mehr rational gesteuert war, sondern zunehmend automatisiert erfolgte?

....

....

....

....

....

....

....

3 Entwicklung persönlicher Therapieziele

3.1 Überwindung von Alles-oder-nichts-Denken

Gerade angesichts des dichotomen Therapieziels Abstinenz ist es in der Behandlung der Alkoholabhängigkeit von besonderer Bedeutung, dass die einzelnen Veränderungsziele des Patienten quantitativ abgestuft operationalisiert werden, sodass Patient und Therapeut eine schrittweise Zielerreichung vornehmen und einzelne Therapiefortschritte protokollieren können. Außerdem sollte das Hauptziel der Abstinenz in mehrere konkrete Unterziele aufgesplittet und zusätzlich weitere persönlich relevante Veränderungsziele des Patienten formuliert werden.

Arbeitsblätter

AB 33 Zielerreichungsskala
AB 34 Meine Therapieziele
AB 35 Mein Behandlungsplan

AB 33 Zielerreichungsskala

Im Sinne des Goal Attainment Scalings dient die Zielerreichungsskala dazu, einzelne Ziele des Klienten in quantitativ abgestufter Form zu operationalisieren, um dadurch

- die Verbindlichkeit und Transparenz zwischen Patient und Therapeut zu steigern,
- den Patienten zu einer konkreten positiven Zielformulierung zu bewegen anstelle »weniger von ...«,
- Therapiefortschritte protokollieren und würdigen zu können, selbst wenn der erwünschte Zustand noch nicht vollkommen erreicht ist.

»Lassen Sie uns nun konkrete Ziele vereinbaren, die Sie im Rahmen Ihrer Therapie zur Ermöglichung stabiler und zufriedener Alkoholabstinenz konkret erreichen wollen. Da man die meisten Ziele nur schrittweise erreicht, ist es sinnvoll, für jedes Ziel verschiedene Etappen von ›–2 = etwas besser als jetzt, aber noch nicht ausreichend‹ über ›0 = erwartetes Ziel erreicht‹ bis ›+2 = viel besser als erwartet‹ auszuformulieren.«

Das Arbeitsblatt sollte für max. fünf Ziele innerhalb der Therapie ausgefüllt werden. Während das erste Ziel noch gemeinsam mit dem Patienten erarbeitet wird, kann die Bearbeitung der weiteren Ziele durchaus als eigenständige Aufgabe übertragen werden, die dann erst im Nachhinein mit dem Therapeuten besprochen wird. Die Vorstellung und Diskussion der eigenen Therapieziele im Rahmen der Gruppentherapie stärkt zusätzlich die Verbindlichkeit, an der Zielerreichung zu arbeiten.

AB 34 Meine Therapieziele

Anstelle früherer Standardisierung handelt es sich bei der Behandlung von Alkoholabhängigen heutzutage um eine sog. interdisziplinäre Komplexbehandlung, die sich aus einer Vielzahl von Therapieangeboten zusammensetzt, deren Zusammensetzung auf den Einzelfall abgestimmt werden kann. Damit dies nicht zur Beliebigkeit analog einem Wunschkonzert ausartet, ist es wichtig, dass Patient und Therapeut gemeinsam Schwerpunkte in der Behandlung definieren.

»Dieses Arbeitsblatt soll dabei helfen, die Behandlung auf Ihre Bedürfnisse anzupassen. Wo sollen die Schwerpunkte liegen?«

Bei der gemeinsamen Festlegung der Therapieschwerpunkte handelt es sich oftmals um einen schwierigen Verhandlungsprozess. Einerseits spielen die Vorstellungen des Patienten eine große Rolle, weil es nur wenig Sinn ergibt, den Patienten gegen seinen erklärten Willen auf ein bestimmtes Therapieziel zu verpflichten. Andererseits ist es oftmals Teil des Problems, dass der Betroffene seine Alkoholabhängigkeit nicht realistisch sieht. Es obliegt somit dem Therapeuten, den Patienten für geeignete Therapieziele zu gewinnen.

Patientengerechte Ausführungen dazu, was man sich unter einer Therapie vorstellen kann, finden sich bei Lindenmeyer (2016a) und auf der Website www.lieberschlaualsblau.de.

AB 35 Mein Behandlungsplan

Hinsichtlich der Zielerreichung ist außerdem eine zeitliche Differenzierung erforderlich. Die Leitlinien für die Behandlung von alkoholbezogenen Störungen (AWMF, 2015) sehen in der Regel einen Gesamtbehandlungsplan von einem Jahr vor, da sich innerhalb dieses Zeitraums die meisten Rückfälle ereignen. Dieses Arbeitsblatt soll daher dem Betroffenen verdeutlichen, dass es sich bei seiner Abstinenzentwicklung um einen längerfristigen Veränderungsprozess handelt, weswegen sich Patient und Therapeut gemeinsam darauf verständigen sollten, was bis wann mit welcher Unterstützung erreicht werden soll.

»Dieses Arbeitsblatt soll verdeutlichen, dass es sich bei der Erreichung stabiler und zufriedener Alkoholabstinenz um eine längere Reise handelt, die in der Regel ein ganzes Jahr umfasst. Wir sollten daher gemeinsam festlegen, was Sie zur Festigung Ihrer Abstinenz bis wann erreicht haben wollen und welche weitere Unterstützung Sie dabei in Anspruch nehmen wollen.«

Bei der Bearbeitung des Arbeitsblattes ist es wichtig, dass Patient und Therapeut nicht nur bis zum Ende ihrer gemeinsamen Therapiezeit planen. Circa 90 % aller Rückfälle ereignen sich innerhalb des ersten Jahres, für diese kritische Phase im Veränderungsprozess gilt es somit vorsorglich zu planen.

Es ist hierbei dem Patienten insbesondere zu verdeutlichen, dass es in der Regel nicht mit Einsicht und einem einmal gefassten Änderungsvorsatz getan ist, sondern das ein langwieriger Veränderungsprozess ansteht, um diese auch in der Alltagsrealität stabil umzusetzen.

Patientengerechte Ausführungen dazu, dass es sich bei der Abstinenzentwicklung um einen 1-Jahres-Prozess handelt, finden sich bei Lindenmeyer (2016a) und auf der Website www.lieberschlaualsblau.de.

AB 33 Zielerreichungsskala

P

Benennen Sie zunächst Ihr angestrebtes Ziel und versuchen Sie, unter »angestrebter Endzustand« möglichst konkret zu beschreiben, was Sie erreichen wollen.

Danach beschreiben Sie unter +1 und +2 in zwei Stufen, was noch besser wäre. Schließlich beschreiben Sie unter –1 und –2 zwei Stufen, die zwar einen Fortschritt gegenüber dem jetzigen Zustand, aber noch nicht den angestrebten Endzustand bedeuten würden.

Ziel:

+2

deutlich mehr als erwartet:

....

+1

mehr als erwartet:

....

0

angestrebter Endzustand:

....

–1

etwas weniger als erwartet:

....

–2

deutlich weniger als erwartet, aber besser als jetzt:

....

AB 34 Meine Therapieziele P

Meine Problembereiche

Im Folgenden finden Sie eine Liste möglicher Problembereiche. Entscheiden Sie bei jedem der aufgeführten Themen, ob Sie es in Ihrer eigenen Therapie für wichtig halten oder nicht. Kreuzen Sie bitte alle für Ihre eigene Therapie wichtigen Themen an.

- ☐ Klärung der Frage: »Bin ich abhängig oder nicht?«
- ☐ Klärung der Frage: »Abstinenz oder kontrolliertes Trinken?«
- ☐ die Entwicklung meiner Abhängigkeit verstehen
- ☐ meinen Rückfall verstehen
- ☐ Erkennen von künftigen Rückfallrisiken
- ☐ Anschluss an eine Selbsthilfegruppe
- ☐ Umgang mit Verlangen
- ☐ abstinente Bewältigung von Risikosituationen
- ☐ vor anderen Menschen zu meiner Abhängigkeit stehen können
- ☐ mangelndes Abhängigkeitsverständnis meiner Umwelt
- ☐ Angst meines Partners vor einem Rückfall
- ☐ Umgang mit Medikamenten
- ☐ Spielleidenschaft
- ☐ Rauchen
- ☐ Wohnungssuche
- ☐ Arbeitssuche
- ☐ Langzeitarbeitslosigkeit
- ☐ Konflikte am Arbeitsplatz
- ☐ Arbeitsplatzwechsel
- ☐ Zukunftsplanung
- ☐ finanzielle Probleme/Schulden
- ☐ ausstehende Gerichtsverfahren
- ☐ körperliche Beschwerden
- ☐ Schlafstörungen
- ☐ Schmerzen
- ☐ Körpergewicht/Essverhalten
- ☐ Tod einer nahestehenden Person
- ☐ Familienkonflikte
- ☐ Partnerprobleme
- ☐ drohende Scheidung/Trennung
- ☐ Sexualität
- ☐ Eifersucht
- ☐ Misstrauen des Partners
- ☐ Kindererziehung
- ☐ Haushaltsführung
- ☐ Ablösung von den Eltern
- ☐ Einsamkeit
- ☐ Freizeitgestaltung
- ☐ allgemeine Lebensfreude
- ☐ Umgang mit Aggressionen
- ☐ Selbstsicherheit
- ☐ Selbstwertgefühl
- ☐ Stimmungsschwankungen
- ☐ Ängste
- ☐ Konfliktbewältigung
- ☐ Umgang mit Ärger und Kritik
- ☐ Depression und Verzweiflung
- ☐ Umgang mit Stress und Belastungen
- ☐ Schuldgefühle
- ☐ Schüchternheit
- ☐ Konflikte mit Mitpatienten
- ☐ Abbruchgedanken
- ☐ Unzufriedenheit mit Therapie/Therapeuten

Falls es Themen und Problembereiche gibt, die Sie für Ihre Therapie als wichtig erachten, die aber nicht auf der Liste stehen, tragen Sie diese bitte hier ein:

....

....

....

AB 35 Mein Behandlungsplan

P

Die Chancen, Ihr Alkoholproblem erfolgreich zu überwinden, sind umso größer, je systematischer aufeinander abgestimmt die einzelnen Schritte Ihres Behandlungsplans sind. Tragen Sie daher auf der in 12 Monate unterteilten Zeitachse von jetzt bis in einem Jahr jeweils ein, welche Ziele Sie bis wann erreicht haben wollen und welche therapeutische/medizinische Unterstützung Sie für jedes Ziel in Anspruch nehmen wollen.

Meine Ziele	in 1 Jahr	Therapeutische/medizinische Unterstützung
12		
11		
10		
9		
8		
7		
6		
5		
4		
3		
2		
1		
	Heute	

3.2 Teilhabebezogene Perspektive

Es ist nicht immer leicht, Patienten für eine teilhabebezogene Behandlungsperspektive und insbesondere die Teilnahme an der dafür besonders geeigneten Arbeitstherapie zu gewinnen:

- Oftmals sind Patienten aufgrund ihrer langjährigen Arbeitslosigkeit oder ihrer prekären sozialen Situation resigniert und glauben nicht, hieran jemals irgendetwas ändern zu können.
- Viele Patienten sehen die Ursache ihrer Abhängigkeitsentwicklung in erhöhtem beruflichem oder sozialem Stress und Belastung und verstehen daher die Behandlung als eine notwendige Erholung und Urlaub.
- Viele Patienten haben eine unrealistische Vorstellungen von ihrer Zukunft, nach dem Motto: Wenn ich nicht mehr trinke, wird alles gut.

Entsprechend bedarf es oftmals gezielter therapeutischer Initiative, um Patienten bereits im Rahmen einer Suchtbehandlung dafür zu gewinnen, sich systematisch mit der Erreichung möglichst großer Teilhabe zu beschäftigen. Es ergibt dabei wenig Sinn, diesen Aspekt im Rahmen eines multiprofessionellen Behandlungsteams ausschließlich auf den Sozialdienst zu übertragen, sondern eine teilhabebezogene Perspektive sollte das zentrale Anliegen aller Suchtbehandlungsmaßnahmen sein.

Arbeits- und Infoblätter

AB 36	BORA Selbsteinschätzung
INFO 7	Verhaltensökonomische Teilhabeperspektive
AB 37	Mein Arbeitsverhalten
AB 38	Meine Schwerpunkte in der Arbeitstherapie
AB 39	Arbeitsprotokoll
AB 40	Meine Rückkehr an den Arbeitsplatz
AB 41	Mein Bewerbungsgespräch
AB 42	Meine Bewerbungsinitiative
AB 43	Meine Tätigkeiten

AB 36 BORA Selbsteinschätzung

Viele Patienten verstehen eine Suchtbehandlung dahingehend, dass es im Wesentlichen um eine Verbesserung ihrer emotionalen Befindlichkeit geht. Sie neigen daher oftmals (gemeinsam mit ihren Therapeuten) dazu, berufliche Aspekte auf die Zeit nach der Behandlung zu verlagern. Dieses Arbeitsblatt soll Patienten dazu anhalten, sich im Rahmen einer Suchtbehandlung frühzeitig und realistisch mit ihrer beruflichen Situation auseinanderzusetzen.

»Dieses Arbeitsblatt ermöglicht es Ihnen, darüber nachzudenken, wie Sie Ihre berufliche Situation sehen. Ich kann verstehen, dass Sie vielleicht denken: Das hat doch Zeit bis zum Ende der Behandlung. Studien zeigen aber eindeutig, dass der Erfolg einer Suchtbehandlung entscheidend davon abhängt, was sich beruflich im Anschluss an die Behandlung tut. Insofern ist es wichtig, dass wir uns gemeinsam ein realistisches Bild von Ihrer beruflichen Situation machen.«

Bei der Rückkehr an den Arbeitsplatz ist zu beachten, dass im Verlauf einer Abhängigkeitsentwicklung das Verhältnis zu Arbeitskollegen und Vorgesetzten fast immer erheblich belastet wurde. Arbeitslose Alkoholabhängige sollten sich frühzeitig darauf vorbereiten, wie sie ihren Bewerbungsprozess aktiv gestalten und wie sie im Bewerbungsgespräch über ihre Abhängigkeit sprechen wollen. Für Langzeitarbeitslose kommt es darauf an, nicht zu resignieren, sondern zur Not auch ohne Bezahlung sinnvoll beschäftigt zu sein.

Patientengerechte Ausführungen zu einer teilhabeorientierten Behandlungsperspektive finden sich bei Lindenmeyer (2016a).

INFO 7 Verhaltensökonomische Teilhabeperspektive

Um den Einfluss des sozialen Kontextes auf die Rückfallwahrscheinlichkeit von Suchtkranken zu berücksichtigen, hat Vuchinich (1999) Modellannahmen der Verhaltensökonomie auf den Konsum von Suchtmitteln übertragen. Danach wird der Suchtmittelkonsum einer Person von dem Verhältnis der Verfügbarkeit über das Suchtmittel im Vergleich zur Verfügbarkeit über andere Ressourcen (z. B. Partnerschaft, Familienbeziehungen, soziale Kontakte, beruflicher Erfolg) zur Befriedigung seiner Grundbedürfnisse bestimmt. Der Arbeitsbogen kann dazu genutzt werden, um Patienten zu verdeutlichen, dass es sich bei der Erreichung dauerhafter Abstinenz um einen Prozess handelt, der weniger durch die Trinkvergangenheit als vielmehr durch die Lebensumstände des Betroffenen im Anschluss an seine Suchtbehandlung bestimmt wird.

»Ich möchte Ihnen verdeutlichen, warum es für Ihre Alkoholabstinenz so entscheidend ist, dass wir uns mit Ihren konkreten Lebensumständen im Anschluss an Ihre Behandlung beschäftigen. Während Alkohol in der Regel mit seiner angenehmen Wirkung sofort zu Verfügung steht, sind alternative Ressourcen oder Vorteile oft nur mit erheblicher zeitlicher Verzögerung und geringerer Gewissheit verfügbar. Wie auf der linken Seite abgebildet, würde das bedeuten, dass die Anreizkurve für erneuten Alkoholkonsum permanent über der Anreizkurve für Abstinenz liegt. Wir sollten daher gemeinsam überlegen, wie wir die Anreizkurve für Abstinenz gezielt erhöhen, indem wir die Gewissheit von sozialen, familiären und beruflichen Vorteilen erhöhen und ihr Eintreten durch Einbeziehung in die Therapie zumindest teilweise vorverlegen.«

Das verhaltensökonomische Rückfallmodell verdeutlicht, dass es sich bei der Erreichung dauerhafter Abstinenz um einen Prozess handelt, der weniger durch die Suchtvergangenheit als vielmehr durch die Lebensumstände der Betroffenen im Anschluss an eine Suchtbehandlung bestimmt wird. Entscheidend ist neben dem Umstand, in welchem Umfang eine Person über alternative soziale Ressourcen anstelle von Alkohol verfügt, auch die zeitliche Nähe und Gewissheit ihrer Verfügbarkeit. Es besteht eine permanente Rückfallgefahr, wenn entweder die Vorteile von Abstinenz gering bzw. unsicher sind oder ausschließlich langfristig sind.

Patientengerechte Ausführungen zu einer teilhabeorientierten Behandlungsperspektive finden sich bei Lindenmeyer (2016a).

AB 37 Mein Arbeitsverhalten

Oftmals haben Patienten eine vollkommen unrealistische Einschätzung ihres Arbeitsverhaltens. Es ist ihnen nicht bewusst, in welcher Hinsicht sie Stärken und Schwächen haben, die das eigene Stresserleben und die Zusammenarbeit an ihrem Arbeitsplatz wesentlich beeinflussen. Dieses Arbeitsblatt bietet die Gelegenheit zu einer Überprüfung des eigenen Arbeitsverhaltens im Rahmen einer Suchtbehandlung. Außerdem können mithilfe dieses Arbeitsblatts Fortschritte hinsichtlich des Arbeitsverhaltens im Verlauf der Behandlung abgebildet werden.

»Wir sind nicht immer in der Lage, unser Arbeitsverhalten objektiv einzuschätzen: Manchmal überschätzen wir uns, manchmal unterschätzen wir uns. Beides kann zu erheblichen Belastungen in unserem Arbeitsleben führen. Mithilfe dieses Arbeitsblatts können Sie Ihre Selbsteinschätzung mit einer Fremdbeurteilung von außen vergleichen.«

Es kommt vor, dass ein Patient die Arbeitstherapie abbrechen will, weil seine Selbsteinschätzung von der Fremdeinschätzung durch den Arbeitstherapeuten abweicht. In diesem Fall sind alle Beteiligten gefordert, den Patienten zu einer konstruktiven Auseinandersetzung anstelle von Vermeidungsverhalten zu motivieren.

AB 38 Meine Schwerpunkte in der Arbeitstherapie

Um zu verhindern, dass in der Arbeitstherapie einfach nur anstehende Arbeiten durch Patienten verrichtet werden, ist es wichtig, dass vorab auf transparente Weise konkrete Therapieziele des Patienten mit allen Beteiligten vereinbart werden. Diese werden in diesem Arbeitsbogen festgehalten. Außerdem können hier durch den Arzt alle medizinischen Besonderheiten bzw. Einschränkungen aufgeführt werden, die innerhalb der Arbeitstherapie zu beachten sind.

»Lassen Sie uns nunmehr gemeinsam festlegen, welche Ziele innerhalb der Arbeitstherapie angestrebt werden sollen. Auf dieser Grundlage können Sie dann mit dem Arbeitstherapeuten Ihre konkreten Arbeitsaufgaben festlegen.«

Es ist entscheidend, dass die vielen möglichen arbeitsbezogenen Therapieziele gemeinsam mit dem Patienten auf drei zentrale operationalisierte Veränderungsziele konzentriert werden. Nur dadurch ist gewährleistet, dass diese auch im tatsächlichen Verlauf der Arbeitstherapie beachtet werden.

AB 39 Arbeitsprotokoll

Das Arbeitsprotokoll soll einen kontinuierlichen Selbstbeobachtungs- und Selbstbewertungsprozess des Patienten im Rahmen der Arbeitstherapie begünstigen. Nur so kann eine gezielte Optimierung des Arbeitsverhaltens entsprechend der drei vereinbarten individuellen Therapieziele erreicht werden. Es wird verhindert, dass einseitig die Arbeitshinhalte fokussiert werden, sondern immer das Arbeitsverhalten des Patienten beachtet wird.

»Wir werden jeweils am Ende jeder Arbeitstherapieeinheit einige Minuten Zeit einplanen, damit Sie schriftlich notieren können, was Sie heute gemacht haben und wie Sie dabei Ihr Arbeitsverhalten bewerten. Nehmen Sie dabei immer Bezug auf Ihre drei Hauptziele in der Arbeitstherapie. Ich werde Ihre Aufzeichnungen manchmal mit einem Kommentar versehen, um Sie zum Nachdenken anzuregen.«

AB 40 Meine Rückkehr an den Arbeitsplatz

Oftmals machen sich Patienten Illusionen über ihre Rückkehr an den Arbeitsplatz. Sie übersehen dabei, dass durch die Suchterkrankung das Vertrauensverhältnis zwischen ihnen und ihren Arbeitskollegen und Vorgesetzten oftmals empfindlich beschädigt wurde. Es bedarf daher einer gezielten Vorbereitung der Rückkehr an den Arbeitsplatz, um durch eine offene Aussprache das Vertrauen am Arbeitsplatz wieder zurückzugewinnen.

»Dieses Arbeitsblatt soll dabei helfen, die erfolgreiche Rückkehr an Ihren Arbeitsplatz aktiv zu gestalten. Möglicherweise herrscht dort Angst vor einem Rückfall, möglicherweise ist nicht klar, wer von Ihrer Abhängigkeit weiß, möglicherweise war die Vergangenheit auch nicht ganz konfliktfrei verlaufen. Je früher Sie diese Dinge von sich aus ansprechen, umso befreiter werden Sie und Ihre Kollegen bzw. Vorgesetzen sich fühlen.«

Patienten haben oftmals aufgrund ihrer Behandlung noch längeren Urlaubsanspruch. Im Sinne der Rückfallprävention wäre es aber sinnvoll, sofort nach Beendigung der Behandlung nahtlos wieder in die Arbeit einzusteigen, weil dies eine stabile Tagesstruktur bedeutet. Unter Umständen ist es daher besser, auf Urlaubsansprüche zu verzichten oder sich diese nach Möglichkeit ausbezahlen zu lassen.

Eine konkrete Beschreibung der möglichen Schwierigkeiten bei der Rückkehr von Alkoholabhängigen an ihren Arbeitsplatz findet sich bei Lindenmeyer (2016a).

AB 41 Mein Bewerbungsgespräch

Es stellt eine schwierige Entscheidung dar, ob und wenn ja wann man als Alkoholabhängiger bei einer Bewerbung offen über die eigene Problematik sprechen sollte. Sicher ist es in der Regel nicht sinnvoll, bereits im Bewerbungsschreiben auf die Suchtmittelabhängigkeit hinzuweisen. Die folgenden Überlegungen sprechen aber dagegen, dies gar nie anzusprechen:

- Durch die Sucht ist es oftmals zu Lücken im Lebenslauf gekommen, die immer dann eine Einstellung verhindern, wenn sie nicht plausibel erklärt werden können.
- Wenn der Bewerber hier unaufrichtige Angaben gemacht hat, die später auffliegen, dann ist der Arbeitsplatz massiv gefährdet.
- Und schließlich würde dadurch das frühere Versteckspiel fortgesetzt, das in der Vergangenheit eine Hauptquelle für Selbstunsicherheit dargestellt hat.

Allerdings sollte man dies unbedingt in Rollenspielen üben, damit die Erwähnung der eigenen Abhängigkeit auch tatsächlich das Vertrauen des künftigen Arbeitgebers erhöht und nicht zu ausführlich oder langatmig gerät.

»Ich möchte, dass Sie sich mit diesen Arbeitsblatt auf ein mögliches Bewerbungsgespräch vorbereiten. Insbesondere sollten Sie sich dabei darüber Gedanken machen, ob und wie Sie Ihre Alkoholabhängigkeit erwähnen möchten. Ein geschicktes Ansprechen der eigenen Abhängigkeit kann für einen potenziellen Arbeitgeber einen eindrücklichen Beweis für Glaubwürdigkeit und Stärke des Bewerbers im Umgang mit eigenen Fehlern darstellen. Die Aussicht besteht auf einen besonders engagierten Mitarbeiter, der jetzt zeigen will, was ohne Suchtmittel alles in ihm steckt.«

Bei den Ausführungen zur eigenen Abhängigkeit kommt es sehr auf die konkrete Formulierung an. Ein übertriebener Optimismus nach dem Motto »Auf Alkohol zu verzichten stellt für mich kein Problem dar« wirkt ebenso wenig überzeugend wie die Formulierung, dass man sich bezüglich eines Rückfalls nie sicher sein könne und sich daher immer nur 24 Stunden Abstinenz vornehmen möchte.

Weitere patientengerechte Ausführungen zur Bewerbungssituation im Anschluss an eine Suchtbehandlung finden sich bei Lindenmeyer (2016a).

AB 42 Meine Bewerbungsinitiative

Ein Großteil aller offenen Stellen wird heutzutage nie ausgeschrieben, sondern unter der Hand aufgrund von Empfehlungen oder Initiativbewerbungen vergeben. Von daher sollte man sich als Arbeitssuchender nicht auf Stellenausschreibungen beschränken, sondern aktiv werden und sogenannte Initiativbewerbungen starten. Die allerwichtigste Grundregel lautet hierbei, so viele Menschen wie möglich wissen zu lassen, dass man auf Arbeitssuche ist. Nur dadurch besteht die Chance, dass man von offenen Stellen erfährt. Gleichzeitig sollte sich ein Betroffener gezielt jene Betriebe aussuchen, in denen er gern arbeiten würde, und ihnen eine Bewerbung schicken. In dieser Bewerbung kommt es dann vor allem darauf an, deutlich zu machen, warum man gerade in diesem Betrieb arbeiten möchte.

»Es mag hart klingen, aber bloß weil man sich dazu durchgerungen hat, sich vom Alkohol zu lösen, wird man noch keinen Arbeitsplatz bekommen. Heutzutage wird einem auch kein Arbeitsplatz mehr vom Arbeitsamt vermittelt, sondern die Agentur für Arbeit bzw. die Jobcenter erwarten eine Menge an Eigeninitiative und Flexibilität von Arbeitslosen, will man nicht seinen Anspruch auf Arbeitslosengeld verlieren. Das sind manchmal sehr harte und demütigende Erfahrungen, die ein hohes Rückfallrisiko bergen. Gerade darum empfiehlt es sich dringend, die Arbeitsplatzsuche nicht auf die Zeit nach der Behandlung zu verschieben, sondern mithilfe dieses Arbeitsblattes gleich damit anzufangen.«

Viele Betroffene haben das Gefühl, dass sie mit der Teilnahme an einer Therapie und der Aufgabe ihres Suchtverhaltens sozusagen in Vorleistung gegangen sind, und erwarten gewissermaßen eine Art Belohnung vonseiten ihrer Umwelt. Andere haben das Gefühl, dass ungünstige Arbeitsbedingungen ihre Sucht ausgelöst haben oder zumindest eine hohe Rückfallgefahr darstellen. Entsprechend wählerisch sind sie bei der Suche nach einer künftigen Arbeitsstelle und entsprechend enttäuscht sind sie dann, wenn sich ihre Vorstellungen nicht verwirklichen lassen. Tatsächlich ist es am allerwichtigsten, dass man in den ersten drei Monaten im Anschluss an eine Suchtbehandlung einer geregelten Beschäftigung nachgeht. Dies sollte bei den Bemühungen im Vordergrund stehen.

Weitere patientengerechte Ausführungen zu einer aktiven Bewerbungsinitiative finden sich bei Lindenmeyer (2016a).

AB 43 Meine Tätigkeiten

Es wird heutzutage im Rahmen von Suchtbehandlungen alles unternommen, um Arbeitslose wieder in Arbeit zu bringen. Aber viele Alkoholabhängige sind schon sehr lange arbeitslos oder wohnen in Regionen mit extrem hoher Arbeitslosigkeit, sodass die Chancen auf einen Arbeitsplatz auch bei erfolgreicher Abstinenz gering sind. In diesem Fall, kommt es darauf an, dass sich die Betroffenen mit therapeutischer Unterstützung innerlich von der unrealistischen Aussicht auf baldige bezahlte Arbeit verabschieden und aktiv für die voraussichtlich länger anhaltende Arbeitslosigkeit nach Alternativen in Form von unbezahlten Aktivitäten zu suchen, um wieder Sinn, Struktur und eine Aufgabe im Leben zu finden.

»Natürlich wünsche ich Ihnen, dass Sie möglichst schnell wieder Arbeit finden. Aber wir müssen realistisch sein, dass das in Ihrem Fall länger dauern kann. Damit Sie dadurch nicht in ein Loch fallen, möchte ich, dass Sie sich mithilfe dieses Arbeitsblatts damit auseinandersetzen, womit Sie sich in dieser Zeit beschäftigen möchten. Es geht darum, dass Sie sich – anstatt zu resignieren und passiv zu sein – auf Ihre Stärken und Fähigkeiten besinnen, die Sie im Zusammenleben mit anderen in Form von nicht bezahlten Tätigkeiten oder sozialem Engagement einbringen können.«

Bei den nichtbezahlten Tätigkeiten kann es sich um sportliche Aktivitäten, Vereinstätigkeiten, politisches oder soziales Engagement, Nachbarschaftshilfe, Ehrenämter, Reinigungstätigkeiten, Reparaturen, Gartenpflege, Kinderbetreuung, Tierpflege, Selbsthilfegruppenarbeit oder Hobbys handeln. Entscheidend ist, dass dadurch eine Tagesstruktur und soziale Kontakte bzw. Verpflichtungen entstehen, die den Betroffenen Sinn, Halt und Bestätigung in ihrem Leben geben.

Weitere patientengerechte Ausführungen zum Thema Arbeit ohne Bezahlung finden sich bei Lindenmeyer (2016a).

AB 36 BORA Selbsteinschätzung

P

Bitte kreuzen Sie die auf Sie zutreffende Situation an und begründen Sie im Anschluss ausführlich Ihre Einschätzung.

☐ Ich bin erwerbstätig und sehe trotz meiner Alkoholabhängigkeit keinerlei Schwierigkeiten bei der Rückkehr an meinen Arbeitsplatz.

☐ Ich bin erwerbstätig und sehe folgende Schwierigkeiten bei der Rückkehr an meinen Arbeitsplatz:

....

☐ Ich bin arbeitslos und sehe gute Chancen auf eine Wiedereinstellung.

☐ Ich bin arbeitslos und sehe geringe bzw. keine Chance auf Wiederbeschäftigung.

Begründung:

....

....

....

....

....

....

....

....

....

....

....

....

....

Hohe Rückfallgefahr: Die Vorteile von Alkoholkonsum übersteigen zu jedem Zeitpunkt die Vorteile von Alkoholabstinenz.

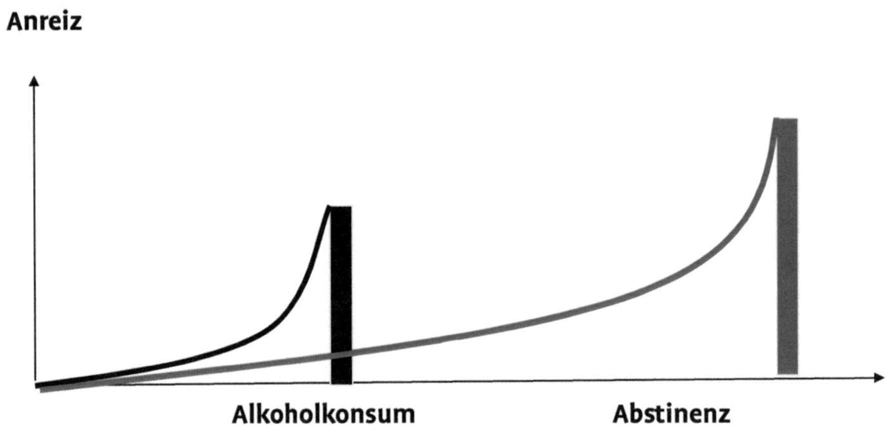

Geringe Rückfallgefahr: Die Vorteile von Abstinenz übersteigen zu jedem Zeitpunkt die Vorteile von erneutem Alkoholkonsum.

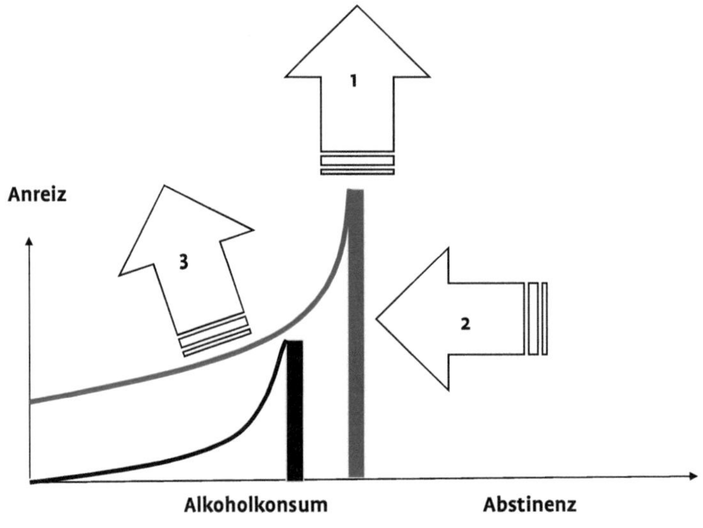

(1) Alle teilhabebezogene Therapiemaßnahmen zur Erhöhung der alternativen sozialen Ressourcen und Anreize für Alkoholabstinenz
(2) Alle teilhabebezogene Therapiemaßnahmen zur Verringerung der zeitlichen Verzögerung der Vorteile von Alkoholabstinenz
(3) Alle teilhabebezogenen Therapiemaßnahmen zur Erhöhung der Gewissheit der Vorteile von Alkoholabstinenz

Mein Arbeitsverhalten

Wir alle glauben, dass wir unser Arbeitsverhalten exakt beurteilen können. Durch die Teilnahme an der Arbeitstherapie haben Sie die Möglichkeit, für sich zu überprüfen, inwieweit Ihre Selbsteinschätzung mit der Beurteilung von außen übereinstimmt. Außerdem lassen sich so die möglichen Fortschritte in der Therapie feststellen.

Bitte füllen Sie dieses Arbeitsblatt zunächst gemeinsam mit Ihrem Therapeuten aus (Selbstbild) und bringen es zum ersten Termin in der Arbeitstherapie mit.

Gegebenenfalls werden Sie dann eine Arbeitstestung durchlaufen und eine Einschätzung durch den Arbeitstherapeuten erfahren (Test 1). Am Ende Ihrer Teilnahme an der Arbeitstherapie erhalten Sie dann eine erneute Einschätzung (Test 2).

1 = stark eingeschränkte Fähigkeit, 2 = eingeschränkte Fähigkeit, 3 = durchschnittliche Fähigkeit, 4 = ausgeprägte Fähigkeit, 5 = weit überdurchschnittliche Fähigkeit

Bringen Sie diesen Bogen unbedingt ausgefüllt zum ersten Termin in der Arbeitstherapie mit!

	Selbstbild (1–5)	**Test 1 (1–5)**	**Test 2 (1–5)**
Antrieb			
Arbeitsplanung			
Auffassung			
Aufmerksamkeit			
Ausdauer			
Durchsetzung			
Feinmotorik			
Führungsfähigkeit			
Kontaktfähigkeit			
Konzentration			
Kritikfähigkeit			
Selbstkontrolle			
Kritisierbarkeit			
Lernen/Merken			
Lesen			
Misserfolgstoleranz			
Ordnungsbereitschaft			
Problemlösen			
Pünktlichkeit			
Reaktionsgeschwindigkeit			

erlernte Tätigkeit:

....

letzte berufliche Tätigkeit:

....

arbeitslos seit:

....

	Selbstbild (1–5)	Test 1 (1–5)	Test 2 (1–5)
Rechnen			
Schreiben			
Selbstständigkeit			
Sorgfalt			
Sprechen			
Teamarbeit			
Umstellung			
Verantwortung			
Vorstellungsvermögen			

AB 38 Meine Schwerpunkte in der Arbeitstherapie

P

Für einen Erfolg in der Arbeitstherapie ist es wichtig, dass Sie selbst und die Arbeitstherapeuten eine klare Vorstellung davon haben, welche Schwerpunkte in Ihrem Fall gesetzt werden sollen. Bitte kreuzen Sie daher gemeinsam mit Ihrem Therapeuten maximal drei Schwerpunkte an und konkretisieren Sie, welche drei Ziele Sie in der Arbeitstherapie verfolgen.

Bringen Sie diesen Bogen unbedingt ausgefüllt zum ersten Termin in der Arbeitstherapie mit.

Therapieschwerpunkte	↓	**Konkretisierung**
Steigerung der Konzentrationsfähigkeit		1
Verbesserung der Aufmerksamkeit		
Steigerung der Sorgfalt und Genauigkeit		
realistische Einschätzung des eigenen Leistungsvermögens		
Verbesserung der Feinmotorik		2
Erweiterung berufsspezifischer Fertigkeiten		
Steigerung der Ausdauer		
Klärung beruflicher Neigungen		
Überprüfung des Leistungsvermögens am Arbeitsplatz		
Steigerung der Leistungsbereitschaft		3
Verbesserung der Teamarbeit/Kooperation		
Steigerung handwerklicher Fähigkeiten		
Sonstige		

Besonderheiten

....

....

....

AB 39 Arbeitsprotokoll

P

Woche vom .... bis ....

	Ausgeführte Arbeiten	Stunden	Selbsteinschätzung	1–6	Kommentar Arbeitstherapeut
Montag					
			Arbeitsleistung		
			Zufriedenheit		
			Zusammenarbeit		
Dienstag					
			Arbeitsleistung		
			Zufriedenheit		
			Zusammenarbeit		
Mittwoch					
			Arbeitsleistung		
			Zufriedenheit		
			Zusammenarbeit		
Donnerstag					
			Arbeitsleistung		
			Zufriedenheit		
			Zusammenarbeit		
Freitag					
			Arbeitsleistung		
			Zufriedenheit		
			Zusammenarbeit		

Meine Rückkehr an den Arbeitsplatz

Wir empfehlen Ihnen, sich bereits aus der Behandlung heraus mit Ihrem Arbeitsplatz in Verbindung zu setzen. Das schafft Klarheit für beide Seiten: Denn häufig weiß man dort nicht, wie belastbar Sie hinsichtlich Ihrer Abstinenz sind, und Sie wissen nicht, mit welcher Einstellung Sie an Ihrem Arbeitsplatz empfangen werden.

Allerdings will eine entsprechende Aussprache gut vorbereitet sein. Bitte wählen Sie zunächst aus, welche Themen angesprochen werden sollen, und machen Sie dann einen konkreten Plan für den Gesprächsablauf.

Meine Themen:

☐ Terminabsprachen
☐ Resturlaub
☐ Versetzung
☐ Entlastung
☐ Konflikte
☐ Bedankung/Entschuldigung
☐ Alkohol am Arbeitsplatz
☐ Arbeitszeit

Weitere Themen: ....

(1) **Wo, wann** und mit **wem** führe ich das Gespräch?

....

....

....

....

(2) **Handlung**

(a) Um **was** geht es?

....

....

....

....

(b) Auf **welches** Verhalten muss ich bei mir besonders achten?

....

....

....

....

(3) **Ergebnis**

....

....

....

....

Formulieren Sie für jede der unten stehenden Arbeitgeberfragen zunächst eine auf Ihre Situation passende Antwort.

Schätzen Sie dann für jede Frage ein, wie schwer Ihnen eine passende Antwort fallen würde (**S** = schwer, **M** = mittel, **L** = leicht).

Frage des Arbeitgebers	Meine Antwort	Schwierigkeitsgrad
Wie ist es zu Ihrer Bewerbung bei uns gekommen?		
Stellen Sie sich vor/Sagen Sie etwas über sich selbst.		
Welche Tätigkeiten gehörten zu Ihren Arbeitsaufgaben?		

Frage des Arbeitgebers	**Meine Antwort**	**Schwierigkeitsgrad**
Wodurch wurden Sie arbeitslos?		
Wieso waren Sie so lange arbeitslos? Was haben Sie während Ihrer Arbeitslosigkeit gemacht?		
Sind Sie förderungsberechtigt?		
Welche Gehaltsvorstellung haben Sie?		

AB 42 Meine Bewerbungsinitiative

P

Es reicht heutzutage nicht mehr aus, sich auf Stellenangebote zu bewerben. Denn oft werden Stellen unmittelbar per Mundpropaganda besetzt, ohne je ausgeschrieben worden zu sein.

Eine wichtige Strategie bei der Arbeitssuche ist es daher, möglichst schon aus einer Suchtbehandlung heraus vielen Menschen in Ihrem Freundes- und Bekanntenkreis kundzutun, dass Sie auf Arbeitssuche sind, und sich bei geeigneten Firmen in Ihrer Umgebung »blind« zu bewerben. Beginnen sollten Sie bei früheren Arbeitgebern.

Machen Sie daher eine Liste, wen Sie alles wegen Ihrer Arbeitssuche kontaktieren können, und setzen Sie sich ein Datum, bis wann Sie das erledigt haben wollen. Codieren Sie dabei bitte: **G** = Gespräch, **B** = Brief, **SW** = schriftliche Bewerbung, **T** = Telefonat, **E** = E-Mail.

	Code	**Datum**
Frühere Arbeitgeber		
Geeignete Firmen		
Angehörige		
Freunde/Bekannte		
Nachbarn		

Meine Tätigkeiten

Überlegen Sie jetzt, in welchen Tätigkeitsfeldern Sie aktiv werden könnten, falls Sie im Anschluss an die Suchtbehandlung längere Zeit arbeitslos sein sollten. Konkretisieren Sie bitte, was Ihre Aktivität genau darstellen könnte und welchen Umfang Ihr Engagement haben könnte.

☐ Gartenarbeit .... Stunden pro Woche

....

....

....

....

☐ Reparaturen/Instandhaltung .... Stunden pro Woche

....

....

....

....

☐ Bekannten/Nachbarn helfen .... Stunden pro Woche

....

....

....

....

☐ Reinigungsarbeiten .... Stunden pro Woche

....

....

....

....

☐ Autoreparatur/-pflege .... Stunden pro Woche

....

....

....

....

☐ Kinderbetreuung .... Stunden pro Woche

....

....

....

....

☐ Soziales Engagement .... Stunden pro Woche

....

....

....

....

☐ Politisches/soziales Engagement .... Stunden pro Woche

....

....

....

....

☐ Sport .... Stunden pro Woche

....

....

....

....

☐ Tierpflege .... Stunden pro Woche

....

....

....

....

☐ Ehrenamt .... Stunden pro Woche

....

....

....

....

☐ Hobby .... Stunden pro Woche

....

....

....

....

☐ Sonstiges .... Stunden pro Woche

3.3 Einbeziehung von psychischer Komorbidität

Repräsentative Bevölkerungsstudien zeigen, dass Alkoholabhängige eine Lebenszeit-Prävalenz zusätzlicher psychiatrischer Störungen in Höhe von 33 bis 50 % und eine aktuelle Prävalenz von ca. 20 bis 25 % aufweisen. Bei in Behandlung befindlichen Alkoholabhängigen ist die Komorbiditätsrate nochmals deutlich höher, sie variiert aber in den verschiedenen Studien aufgrund von Stichprobeneffekten erheblich. Die Behandlungsleitlinie für alkoholbezogene Störungen (AWMF, 2015) fordert eine integrierte Behandlung der komorbiden und der alkoholbezogenen Störung. Dies bedarf allerdings eines sorgfältigen Fallkonzepts hinsichtlich des möglichen Zusammenhangs zwischen den gleichzeitig vorhandenen Störungsbereichen sowie einer ständigen, bedarfsgerechten, inhaltlichen Schwerpunktanpassung im Behandlungsverlauf.

Arbeitsblätter

AB 44 Die Bestimmung des Zusammenhangs zwischen alkoholbezogener Störung und Komorbidität
AB 45 Inhaltliche Schwerpunktsetzung im Verlauf
AB 46 Meine Situation erklären

AB 44 Die Bestimmung des Zusammenhangs zwischen alkoholbezogener Störung und Komorbidität

Die meisten Betroffenen betonen, dass ihre komorbide Störung bereits vor der Alkoholabhängigkeit bestanden habe. Entsprechend legen viele Therapeuten dann den inhaltlichen Schwerpunkt der Behandlung auf die komorbide Störung, deren Linderung bzw. Beseitigung sie als wichtige Voraussetzung zur Erlangung zufriedener Alkoholabstinenz verstehen.

An dieser Stelle sei ausdrücklich vor einfachen und allgemeingültigen Kausalmodellen gewarnt, die eine starke Verführung für Betroffene und ihre Behandler darstellen.

Das Arbeitsblatt soll vielmehr den Therapeuten dabei unterstützen, sich bei der Erarbeitung eines Fallkonzepts als Grundlage für die Behandlungsplanung im konkreten Einzelfall explizit zwischen einer Vielzahl von prinzipiell möglichen Zusammenhängen zwischen Alkoholabhängigkeit und komorbider Störung zu entscheiden.

Um auszuschließen, dass es sich bei einer psychopathologischen Symptomatik nicht nur um Folgen des Alkoholentzugs handelt, sollte die Diagnose einer komorbiden psychiatrischen Störung bei Alkoholabhängigen nur gestellt werden, wenn die Symptomatik auch bei mehrwöchiger Abstinenz fortbesteht.

Für folgende komorbiden Störungen sind spezifische Manuale zur integrierten Behandlung im Rahmen einer Suchtbehandlung entwickelt worden:

- Borderline und Sucht (Kienast & Bermpohl, 2013)
- Persönlichkeitsstörung und Sucht (Schmitz et al., 2001)
- Essstörung und Sucht (Beisel et al., 2015)
- Pathologisches Glücksspiel und Sucht (Petry, 2006)
- Posttraumatische Belastungsstörung und Sucht (Najavits & Schäfer, 2008)
- Psychose und Sucht (Gouzoulis-Mayfrank, 2007)
- Doppeldiagnosen (Walter & Gouzoulis-Mayfrank, 2013)

AB 45 Inhaltliche Schwerpunktsetzung im Verlauf

Weil die Behandlung der komorbiden Störung auf der einen und die Behandlung der Alkoholabhängigkeit auf der anderen Seite unterschiedliche Entwicklungsverläufe haben können, wird es im Verlauf der Behandlung erforderlich sein, den inhaltlichen Schwerpunkt jeweils unterschiedlich zu setzen: Da eine Behandlung unter Alkoholwirkung wenig sinnvoll ist, wird der Behandlungsschwerpunkt in den ersten Tagen der Behandlung, aber auch bei jedem Rückfall auf der Erreichung ausreichend stabiler Abstinenz liegen müssen. Dagegen wird der Schwerpunkt im Moment von psychischen Krisen im Wesentlichen auf deren Bewältigung liegen. Dieses Arbeitsblatt dient hierbei sowohl für Patient als auch Therapeut als transparente Orientierung.

»Wir hatten ja schon besprochen, dass wir in Ihrer Behandlung zweigleisig fahren müssen, da Sie neben Ihrer Alkoholabhängigkeit auch noch unter [*Name der komorbiden Störung*] leiden. Dabei wird der inhaltliche Schwerpunkt der Behandlung mal mehr auf dem einen Thema und mal mehr auf dem anderen Thema liegen müssen. Eine Behandlung ergibt nur Sinn, wenn Sie alkoholabstinent sind. Von daher bedeutet jeder Rückfall, dass das Thema Alkohol im Vordergrund steht. Je mehr Stabilität wir bezüglich des Alkohols erreicht haben, umso stärker werden wir uns Ihrem anderen Problem widmen können. Ich habe das hier einmal für Sie aufgezeichnet.«

Bei der Therapieplanung ist darauf zu achten, dass eine ausreichende Dichte an Gesprächsterminen unabhängig vom Verlauf gegeben ist, damit nicht auf psychische Symptomkrisen mit mehr therapeutischer Aufmerksamkeit reagiert werden muss, da dies eine ungewollte Verstärkung der Symptome bedeuten könnte. Im Falle eines Alkoholrückfalls lässt sich das dagegen nicht vermeiden. Hier muss aus Sicherheitsgründen immer sofort therapeutisch interveniert werden.

AB 46 Meine Situation erklären

Einem Patienten den Zusammenhang zwischen seiner Alkoholabhängigkeit und seinen psychischen Problemen therapeutisch zu erklären ist das eine, was ein Patient hiervon verstanden und für sich akzeptiert hat, etwas anderes, und dies einer anderen Person wiederum verständlich mitzuteilen nochmal etwas ganz anderes. Dieses Arbeitsblatt dient dazu, dass ein Patient den in der Therapie herausgearbeiteten Zusammenhang zwischen seinen psychischen Problemen und seiner Alkoholabhängigkeit in eigenen Worten ausdrückt, um dies auch anderen Personen verständlich machen zu können.

»Wir haben ja schon sehr ausführlich über den Zusammenhang zwischen Ihrer Alkoholabhängigkeit und Ihrer [*Name der komorbiden Störung*] gesprochen. Dieses Arbeitsblatt soll Ihnen dazu dienen, dies nun in eigene Worte zu fassen, sodass Sie es bei Bedarf auch einer anderen Person verständlich machen können. Ich glaube, dass dies sehr wichtig ist, damit Sie sich selbst und andere Sie verstehen können.«

Es ist wichtig, dass der Patient den Zusammenhang zwischen seinen Problembereichen tatsächlich in wörtlicher Rede formuliert, so wie er es einer Person aus seinem Umfeld sagen würde.

Gegebenenfalls kann sich auch eine Übung anschließen, in der der Patient den Zusammenhang in der Gruppentherapie anderen Patienten erläutert und von seinem Mitpatienten Rückmeldung darüber erhält, wie verständlich und plausibel seine Darstellung war.

AB 44

Die Bestimmung des Zusammenhangs zwischen alkoholbezogener Störung und Komorbidität

T

Dieses Arbeitsblatt soll Ihnen als Therapeut ermöglichen, explizit den Zusammenhang zwischen Alkoholabhängigkeit und komorbider Störung zu bestimmen.

Kreuzen Sie zunächst an, welchen Zusammenhang zwischen psychischer Komorbidität und Alkoholabhängigkeit Sie annehmen. Begründen Sie daraufhin Ihre Entscheidung und kreuzen Sie hierbei an, auf welche Informationsquelle Sie sich hierbei beziehen.

<table>
<tr><td colspan="3">Komorbide psychische Störung:</td></tr>
<tr><th>Möglicher Zusammenhang</th><th>Begründung</th><th>Quelle</th></tr>
<tr><td>☐ Die psychische Störung hat die Entwicklung der Alkoholabhängigkeit (im Sinne einer Selbstmedikation) verursacht/begünstigt:
☐ Alkohol als spezifische Bewältigung der Störung
☐ Alkohol wegen allgemeiner Dysphorie
☐ Übersensibilisierung für Alkoholwirkung
☐ Alkohol zur Bewältigung sekundärer psychosozialer Folgen der Störung</td><td rowspan="4"></td><td rowspan="4">☐ Angabe des Patienten
☐ Angabe von Angehörigen
☐ Einschätzung durch Vorbehandler
☐ unmittelbare Beobachtung</td></tr>
<tr><td>☐ Beide Störungen sind vollkommen unabhängig,
☐ beeinträchtigen aber ihre jeweilige Behandlung
☐ beeinträchtigen nicht ihre jeweilige Behandlung</td></tr>
<tr><td>☐ Die Alkoholabhängigkeit hat die Entstehung einer weiteren psychischen Störung verursacht/begünstigt:
☐ direkte Verursachung durch Alkohol
☐ Scham und Demoralisierung
☐ psychosoziale Auswirkungen der Sucht</td></tr>
<tr><td>☐ Beide Störungen haben eine gemeinsame dritte Ursache (z. B. Impulskontrollstörung oder Aufmerksamkeitsdefizitsyndrom).</td></tr>
</table>

Inhaltliche Schwerpunktsetzung im Verlauf

T P

Im Behandlungsverlauf können die inhaltlichen Behandlungsschwerpunkte zwischen Alkoholabhängigkeit und weiterer psychischer Problematik jeweils etwas unterschiedlich sein.

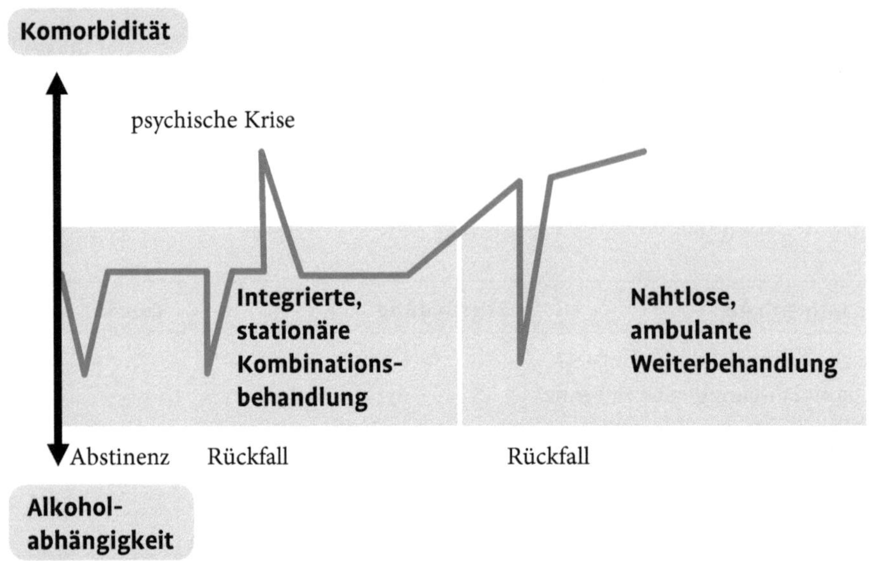

Behandlungsübersicht

Behandlungsmaßnahme	Inhaltlicher Schwerpunkt

AB 46 Meine Situation erklären

P

Bitte schreiben Sie in wörtlicher Rede auf, wie Sie einem anderen Menschen den Zusammenhang zwischen Ihrer Alkoholabhängigkeit und Ihrer .... erklären können.

....

....

....

....

....

....

....

....

....

....

....

....

....

....

....

....

Welcher Person werde ich diesen Zusammenhang erklären?

....

Wann werde ich das tun?

....

4 Therapiedurchführung

4.1 Strukturierung der Therapiesitzungen

Es stellt ein häufiges Phänomen dar, dass Alkoholpatienten sich, solange sie abstinent sind, nicht weiter mit ihrer Abhängigkeit, sondern mit allen möglichen Befindlichkeiten oder Alltagsproblemen beschäftigen, um dann plötzlich von einem Rückfall überrascht zu werden. Ein wesentliches Ziel der Behandlung besteht daher darin, Patienten zu permanenter Wachsamkeit, kritischer Selbstbeobachtung und Priorisierung ihrer Suchtproblematik anzuhalten. Dies geschieht am besten durch eine immer gleiche Eingangsstruktur zu Beginn jeder Einzel- und Gruppentherapiestunde.

Arbeitsmaterialien

AB 47	Protokoll Einzeltherapiesitzung
AB 48	Protokoll Gruppentherapiesitzung
AB 49	Was will ich? – die erste Gruppenstunde
AB 50	Gruppenregeln zum Umgang mit Rückfällen

AB 47 Protokoll Einzeltherapiesitzung

Der Protokollbogen beinhaltet eine hierarchische Reihenfolge der Inhalte, um Rückfälle und Versuchungssituationen sowie Störungen der Therapie nicht zu übersehen. Das heißt, nur wenn die drei Eingangsfragen vom Patienten mit Nein beantwortet wurden, können andere Themen in der Therapie behandelt werden. Der Therapeut zeigt dadurch, dass er Rückfällen, Versuchungssituationen und Störungen in der Therapie Vorrang einräumt und dass diese immer explizit und offen besprochen werden können und sollen. Zwar gibt es natürlich keine Garantie dafür, dass ein Patient ehrlich über Rückfälle berichtet, aber zumindest hat er selbst zu Beginn jeder Stunde entschieden, ob er hierüber sprechen will oder nicht. Die Verantwortung liegt dadurch auf der Seite des Patienten. Gleichzeitig zeigt der Therapeut dadurch, dass er Rückfälle und Krisen in der Therapie prinzipiell für möglich hält und keine Furcht hat, diese mit dem Patienten offen zu besprechen. Dadurch ist seine Glaubwürdigkeit im Falle von Misserfolgen auch nicht so stark beschädigt.

»Ich werde Ihnen zu Beginn jeder Therapiestunde immer dieselben drei Fragen stellen: Seit wir uns das letzte Mal gesehen haben, gab es einen Rückfall? Gab es eine Situation, in der Sie versucht waren zu trinken oder Verlangen hatten? Sind irgendwelche Schwierigkeiten oder Störungen in Ihrer Behandlung aufgetreten? Ich will dadurch erreichen, dass wir uns immer auf das Wesentliche konzentrieren und immer ehrlich miteinander sind.«

Zur Erhöhung der Transparenz, aber auch der Mitverantwortung des Patienten erfolgt die Dokumentation idealerweise gemeinsam mit dem Patienten innerhalb der Therapiesitzung: »Lassen Sie uns bitte zum Ende der Stunde noch gemeinsam festhalten, was wir heute besprochen haben. Was war Ihnen besonders wichtig?«

AB 48 Protokoll Gruppentherapiesitzung

Rückfälle bzw. Streitigkeiten einzelner Teilnehmer einer Gruppentherapie stellen eine enorme Belastung für alle Beteiligten dar:

- Rückfälle und Streitigkeiten stellen das Vertrauen der Teilnehmer untereinander und in die Wirksamkeit der Therapie infrage.

- Insbesondere wenn der Therapeut einen Rückfall, der den Gruppenmitgliedern bekannt ist, nicht bemerkt oder er nicht in der Lage ist, einen Konflikt zwischen Gruppenmitgliedern offen anzusprechen, entstehen Zweifel an seiner Kompetenz und der Sinnhaftigkeit der Therapie.

Insofern ist es von besonderer Bedeutung, dass der Therapeut zu Beginn jeder Sitzung immer zuerst mögliche Rückfälle, Versuchungssituationen und Konflikte abklärt. Nur wenn hier von den Teilnehmern nichts genannt wird, sollte mit anderen Themen begonnen werden. Der Therapeut zeigt dadurch, dass er Rückfällen, Versuchungssituationen und Konflikten in der Therapiegruppe Vorrang einräumt und diese immer explizit und offen besprochen werden können und sollten. Zwar gibt es keine Garantie dafür, dass die Gruppentherapieteilnehmer ehrlich über Rückfälle berichten, aber zumindest hat jeder selbst zu Beginn jeder Stunde entschieden, ob er hierüber sprechen will oder nicht. Die Verantwortung liegt dadurch auf der Seite der Patienten. Gleichzeitig zeigt der Therapeut dadurch, dass er Rückfälle und Konflikte in der Therapie prinzipiell für möglich hält und keine Furcht hat, diese in der Gruppensitzung offen zu besprechen. Dadurch ist seine Glaubwürdigkeit im Falle von Misserfolgen nicht so stark beschädigt.

Um die Dokumentation von Gruppentherapiesitzungen zu erleichtern, wird empfohlen, dass der Therapeut für jede Sitzung einen Protokollbogen mitnimmt, in dem er auf einem Klemmbrett während der Sitzung seine Kurznotizen macht. Dies sollte er explizit und offen tun: »Ich notiere mir das eben schnell.«

»Ich werde Ihnen zu Beginn jeder Gruppenstunden dieselben drei Fragen stellen: Seit wir uns das letzte Mal gesehen haben, gab es einen Rückfall? Gab es eine Situation, in der jemand versucht war zu trinken oder Verlangen hatte? Ist es zu Konflikten zwischen Ihnen gekommen, die uns daran hindern weiterzuarbeiten? Ich will dadurch sicherstellen, dass wir nichts Wesentliches übersehen und immer offen miteinander umgehen.«

Es empfiehlt sich, dass der Therapeut vor jeder Gruppensitzung bereits in dem Protokollbogen notiert, welcher Patienten zu welchen Themen oder welche Aufgaben Gegenstand der Gruppensitzung sein sollen. Durch das Festhalten von allen Absprachen und Therapieaufgaben für einzelne Patienten im Protokollbogen wird den Patienten außerdem verdeutlicht, dass Therapie sich nicht auf eine aktive Teilnahme innerhalb der Gruppentherapiestunden beschränkt, sondern dass es darauf ankommt, dass die Patienten die Therapieinhalte in ihrem Alltag erproben und anwenden. Diese Dokumentation ist insbesondere dann hilfreich, wenn eine Gruppensitzung kurzfristig durch einen anderen Therapeuten vertreten werden muss. Dieser kann sich für die Patienten transparent kurz orientieren: »Wenn ich das hier richtig lese, dann haben Sie und Sie in der letzten Gruppensitzung folgende Aufgabe bekommen. Was ist denn daraus geworden?«

AB 49 Was will ich? – die erste Gruppenstunde

Für die meisten Patienten ist die Teilnahme an einer Gruppentherapie nicht selbstverständlich: Scham und Furcht vor Ablehnung lassen sie automatisch davor zurückschrecken, sich gegenüber anderen Personen zu öffnen. Sie befürchten ihre Bloßstellung oder die Wiederholung anderer negativer Erfahrungen mit ihrer Umwelt. Außerdem wissen sie oftmals nicht, wie sie sich in diesem für sie ungewohnten Setting verhalten sollen.

Das gemeinsame Ausfüllen dieses Arbeitsblattes durch Patient und Therapeut ermöglicht eine konkretere Vorbereitung auf die erste Gruppensitzung, indem die Anliegen des Patienten bezüglich der Gruppentherapie konkretisiert werden. Im vertrauten und diskreten Setting der Einzeltherapie wird somit ein relativ konkreter Auftrag für die demgegenüber öffentliche Gruppentherapie erarbeitet. All dies schafft für den Patienten einerseits Sicherheit und erhöht gleichzeitig die Verbindlichkeit einer aktiven Teilnahme.

»Viele Patienten stehen der Teilnahme an einer Gruppentherapie etwas skeptisch gegenüber. Ich möchte daher mit Ihnen Ihre erste Gruppentherapiesitzung etwas vorbereiten, indem wir gemeinsam dieses Arbeitsblatt bearbeiten. Möglicherweise erleichtert es Ihnen Ihre persönliche Vorstellung in der ersten Gruppentherapiestunde. Denn ich bin sicher, dort werden Sie nach Ihren persönlichen Zielen für die Teilnahme gefragt.«

Falls der Gruppentherapeut nicht dieselbe Person wie der Einzeltherapeut des Patienten ist, wird durch die Bearbeitung gleichzeitig die Rollenverteilung zwischen beiden geklärt: Der Einzeltherapeut stellt im Sinne des fallführenden Therapeuten gemeinsam mit dem Patienten die Indikation für die Gruppentherapieteilnahme und bestimmt die dadurch zu erreichenden Ziele. Der Gruppentherapeut verantwortet dagegen die Inhalte der Gruppentherapie und damit das »Wie« der Zielerreichung.

AB 50 Gruppenregeln zum Umgang mit Rückfällen

Die konstruktive Besprechung von Rückfällen innerhalb einer Therapiegruppe ist von besonderer Bedeutung. Nur so kann die Verunsicherung der anderen Gruppenmitglieder in die Therapie und die Beziehung untereinander überwunden werden. Dabei können die einzelnen Gruppenmitglieder mit ganz unterschiedlichen Gefühlen reagieren: Wut, Mitleid, Impuls zu helfen bis hin zum Wunsch nach Ausschluss oder Bestrafung. Die sechs Gruppenregeln sollen erleichtern, dass alle gemeinsam aus dem Rückfall etwas über sich selbst lernen können.

»Rückfälle stellen eine erhebliche Belastung dar, irgendwie stellen sie die Behandlung und das Vertrauen in sich selbst und untereinander infrage. Bevor wir daher gleich über den Rückfall von … sprechen, lassen Sie uns kurz folgende Regeln beachten. Sie sollen uns helfen, konstruktiv mit dem Rückfall umzugehen, um daraus für uns lernen zu können.«

Die Schwierigkeit bei einem Rückfall innerhalb der Therapie besteht darin, dass Mitpatienten, aber auch Therapeuten und Angehörige weiterhin Vertrauen in die Therapie und in einander benötigen, obwohl sie doch gerade einen Misserfolg bzw. Enttäuschung erlebt haben. Dabei wird es nicht immer möglich sein, die Entstehung eines Rückfalls lückenlos aufzuklären, sondern es bleibt nur damit zu leben, dass Rückfälle bei Suchtkranken häufig sind, mit der Zeit aber unwahrscheinlicher werden und durch einen geeigneten Notfallplan gestoppt werden können.

Patientengerechte Ausführungen zur Entstehung und Prävention von Rückfällen finden sich bei Lindenmeyer (2016a) und auf der Website www.lieberschlaualsblau.de. Weitere Hinweise für den Therapeuten zum konstruktiven Umgang mit Rückfällen finden sich bei Lindenmeyer (2016c, 2018).

AB 47 Protokoll Einzeltherapiesitzung

T P

Einzelsitzung vom .... Name: ....

(1) Rückfall/Alkoholverlangen bzw. Gedanken an Alkohol?
Problemlose Abstinenz in früheren Trinksituationen?

....

....

....

(2) Therapieschädigendes Verhalten/Konflikte?

....

....

....

(3) Inhalte der Stunde

....

....

....

....

....

....

(4) Therapieaufgabe

....

....

....

(entnommen aus: Lindenmeyer, 2016c)

AB 48 Protokoll Gruppentherapiesitzung

T

Datum: ....

Rückfälle/Versuchungssituationen? ....

....

Schwerwiegende Konflikte in der Gruppe? ....

....

Patient	**Inhalt der Sitzung**	**Therapieaufgabe**

AB 49 Was will ich? – die erste Gruppenstunde

P

Zu Beginn einer Alkoholentwöhnungsbehandlung können sich die Betroffenen in einer ganz unterschiedlichen Lage befinden. Zur Vorbereitung der ersten Gruppenstunde kreuzen Sie bitte an, welche der folgenden vier Ausgangssituationen am besten auf Sie zutrifft, und erläutern Sie Ihren Standpunkt so konkret wie möglich.

☐ Ich fühle mich zu dieser Entwöhnungsbehandlung gedrängt und bin mir nicht sicher, ob die Behandlung für mich wirklich erforderlich ist:

....

....

....

....

☐ Ich bin mir unschlüssig, ob ich künftig vollkommen auf Alkohol verzichten soll oder lieber versuchen möchte, weniger/kontrolliert zu trinken:

....

....

....

....

☐ Ich will künftig auf Alkohol verzichten, ich weiß aber nicht so genau, wie ich das am besten anstelle:

....

....

....

☐ Ich bin nach erfolgreicher Abstinenz wieder rückfällig geworden. Mir ist unklar, was ich diesmal besser machen kann:

....

....

....

AB 50 Gruppenregeln zum Umgang mit Rückfällen **P**

Rückfälle einzelner Gruppenmitglieder stellen erfahrungsgemäß eine erhebliche Belastung und Verunsicherung für alle anderen dar: Es entstehen Zweifel an der Sinnhaftigkeit und Erfolgsaussicht der Therapie, außerdem ist häufig das Vertrauensverhältnis untereinander erheblich gestört.

Die folgenden sechs Regeln sollen helfen, diese schwierige Situation gemeinsam zu meistern. Denn Rückfälle stellen bei allen Risiken und negativen Folgen auch immer eine Chance dar, für sich etwas daraus zu lernen.

(1) **Rückfälle und Krisen haben immer Vorrang!**

(2) **Derjenige, der einen Rückfall hatte, ist die wichtigste Person.**

(3) **Bevor Sie einen Rückfall bewerten, hören Sie gut zu, was passiert ist.**

(4) **Haben Sie alles verstanden? Falls nicht: Fragen Sie nach.**

(5) **Die rückfällige Person darf auch Grenzen setzen und sagen, wenn ihr etwas zu viel ist.**

(6) **Es geht darum, aus einem Rückfall zu lernen: Das heißt, keine Vorwürfe, keine Ratschläge, sondern darauf achten lernen, an welcher Stelle die Person in ZUKUNFT etwas anders machen kann.**

Manchmal kann man etwas für sich selbst aus dem Rückfall von anderen Personen lernen.

Was konnte ich aus dem Rückfall eines Gruppenmitglieds für mich lernen?

....

....

....

....

....

....

....

4.2 Therapieaufgaben

Sinn und Zweck einer Suchtbehandlung ist die zunehmende Selbstständigkeit und Eigenverantwortung des Patienten hinsichtlich der Umsetzung von vereinbarten Veränderungszielen im Alltag und die Aufrechterhaltung seiner Alkoholabstinenz auch in schwierigen Versuchungssituationen. Der Einsatz der Arbeitsblätter ermöglicht die gezielte Übertragung der Therapieinhalte auf Alltagssituationen und eine Dokumentation der dabei gemachten persönlichen Erfahrungen. Hierdurch wird automatisch verdeutlicht, dass die eigentliche Veränderungsarbeit durch den Patienten selbst zwischen den Therapiestunden geschieht und ein passives »Konsumieren« von Therapiestunden wenig hilfreich sein würde.

Arbeitsmaterialien

AB 51 Therapietagebuch
AB 52 Jemandem meine Abhängigkeit erklären
AB 53 Welche Selbsthilfegruppe passt zu mir?
AB 54 Belohnungstagebuch »Meinem Partner/meiner Partnerin etwas Gutes tun«
AB 55 Belohnungstagebuch »Meinen Partner/meine Partnerin erwischen, wenn er/sie mir etwas Gutes tut«
AB 56 Promillegrenze
AB 57 Heimfahrtplan

AB 51 Therapietagebuch

Eine Besonderheit der Behandlung von Alkoholabhängigen besteht in der Abwesenheit des Hauptsymptoms als Voraussetzung für eine Behandlung. Die Gefahr besteht, dass Patienten, solange sie abstinent sind, nur wenig Bereitschaft zur Selbstreflexion zeigen (»Mir geht es doch jetzt prima«), um dann von einem Rückfall vollkommen überrascht zu werden. Das Therapietagebuch kann daher besonders wichtig für die Prävention von Rückfällen sein, indem es Patienten proaktiv auf Risikosituationen, Stimmungsschwankungen oder auf das Erleben von Alkoholverlangen aufmerksam macht.

Entscheidend für die Qualität des Therapietagebuchs ist die zeitnahe Eingabe aller Ereignisse. Von daher sollten Patienten das Therapietagebuch möglichst ständig bei sich tragen. Damit die Protokollierung vom Patienten auch realistischerweise in der Situation vorgenommen werden kann, wird für das Therapietagebuch eine einfache Codierung vorgeschlagen.

»Es ist nicht selten, dass Patienten im Verlauf einer Therapie zunächst scheinbar mühelos abstinent leben und dann ganz plötzlich von einem Rückfall überrascht werden. Damit Ihnen das nicht passiert, möchte ich, dass Sie lernen, sich ohne Alkohol möglichst gut zu beobachten, und sensibler für mögliche Risikosituationen, aber auch für Ihre Fortschritte werden.

Hierzu ist es wichtig, dass Sie ein möglichst exaktes Therapietagebuch führen und hier alle relevanten Ereignisse zum Thema Alkohol festhalten. Verwenden Sie dabei bitte die auf dem Arbeitsblatt vorgeschlagenen Kürzel.

Am besten, Sie reservieren sich jeden Abend etwa 15 Minuten, um Ihr Therapietagebuch auf den neuesten Stand zu bringen. Wir werden dann in jeder Therapiesitzung Ihr Therapietagebuch gemeinsam durchgehen.«

Zur Vorbereitung stellt der Therapeut genügend Kopien der Therapietagebuchseiten für den Patienten zusammen. Alternativ kann auch das elektronische Therapietagebuch www.therapietagebuchalkohol.de genutzt werden. Logins können über www.salus-materialien.de bezogen werden.

Mangelhafte Eintragungen im Therapietagebuch durch den Patienten sollten in jedem Fall vorrangig angesprochen werden. Hierbei sollte der Therapeut einerseits Verständnis für die unzureichende Compliance des Patienten zeigen und andererseits die Wichtigkeit einer zeitnahen Dokumentation nochmals verdeutlichen.

Es wird davon abgeraten, das Therapietagebuch durch weitere Eintragungen (z. B. Gedanken etc.) zu verkomplizieren. Die Gefahr ist groß, dass es dann lediglich retrospektiv kurz vor der nächsten Therapiestunde ausgefüllt wird.

AB 52 Jemandem meine Abhängigkeit erklären

Vielen Alkoholpatienten fällt es schwer, offen und ehrlich mit ihren Bezugspersonen über ihre Abhängigkeit zu sprechen, insbesondere dann, wenn sie in der Vergangenheit ihren Alkoholkonsum gegenüber ihrer Umwelt heruntergespielt oder verheimlicht haben. Das Arbeitsblatt hilft ihnen, sich auf ein solches Gespräch inhaltlich vorzubereiten. Im ersten Schritt können Patient und Therapeut die schriftlichen Ausführungen des Patienten optimieren. Im zweiten Schritt kann der Patient die Aussprache über seine Alkoholabhängigkeit in einem Rollenspiel in der Einzeltherapie bzw. Gruppentherapie ausprobieren.

»Das folgende Arbeitsblatt soll Ihnen helfen, die Aussprache mit einer Ihnen persönlich wichtigen Person über Ihre Alkoholabhängigkeit vorzubereiten. Gibt es etwas aus der Vergangenheit, wofür Sie sich entschuldigen bzw. bedanken wollen? Wie wollen Sie Ihre Abhängigkeit verständlich machen? Wie wollen Sie für verloren gegangenes Vertrauen in der Zukunft werben?«

Zu beachten ist, dass der Patient seine Ausführungen tatsächlich in wörtlicher Rede formuliert, da es hier nicht nur um das *Was*, sondern vor allem um das *Wie* der einzelnen Erklärungen geht.

Patientengerechte Ausführungen dazu, was man unter einer Alkoholabhängigkeit versteht und wie sie entstehen kann, finden sich bei Lindenmeyer (2016a) und auf der Website www.lieberschlaualsblau.de.

AB 53 Welche Selbsthilfegruppe passt zu mir?

Als Abstinenzler lebt man hierzulande in der Minderheit. Von daher ist es für die Betroffenen ratsam, von anderen Minderheiten zu lernen und sich mit Gleichgesinnten zusammenzutun und regelmäßig zu treffen. Katamnesestudien zeigen, dass nur der *regelmäßige* Besuch einer Selbsthilfegruppe die Abstinenzchancen von Alkoholabhängigen wirksam erhöht. Erfahrungsgemäß erfordert es allerdings mehrere Anläufe, bis ein Betroffener die für ihn passende Selbsthilfegruppe gefunden hat. Dieses Arbeitsblatt soll diesen Sondierungsprozess transparent machen, damit er zum Gegenstand der Therapie werden kann.

»Dieses Arbeitsblatt soll dabei helfen, Ihre Erfahrungen bei der Suche nach einer geeigneten Selbsthilfegruppe zu dokumentieren, damit wir im Anschluss gemeinsam darüber sprechen können.«

In Behandlung befindliche Alkoholpatienten reagieren nicht selten mit Reaktanz auf den therapeutischen Rat, sich einer Selbsthilfegruppe anzuschließen. Zum einen stören sie sich daran, dass hier nicht mehr so einfühlsam auf ihre Bedürfnisse eingegangen wird wie in einer Therapiegruppe. Zum anderen haben sie das Bedürfnis, endlich mit ihren Abstinenzbemühungen abschließen zu können.

AB 54 Belohnungstagebuch »Meinem Partner/meiner Partnerin etwas Gutes tun«

AB 55 Belohnungstagebuch »Meinen Partner/meine Partnerin erwischen, wenn er/sie mir etwas Gutes tut«

Etwa 48 % aller Alkoholabhängigen, die sich an das Suchthilfesystem wenden, leben in einer festen Partnerschaft. Empirische Studien deuten auf eine reziproke Wechselwirkung zwischen Partnerschaftsqualität und Behandlungserfolg hin: Einerseits begünstigt eine stabile Partnerschaft eine erfolgreiche Behandlung von Alkoholkranken, andererseits wirkt sich eine erfolgreiche Suchtbehandlung günstig auf die Partnerschaft der Betroffenen aus.

Paartherapeutische Behandlungsmaßnahmen bei Alkoholabhängigen streben u. a. eine unmittelbare Steigerung der Partnerschaftsqualität durch vermehrte positive Partnerinteraktion an. Denn die Partnerschaftsqualität und -stabilität hängt entscheidend von der Rate gegenseitiger positiver Verstärkung ab. Die Arbeitsblätter dienen daher sowohl der Erhöhung der Häufigkeit von gegenseitiger Verstärkung (Komplimente, kleine Aufmerksamkeiten, kleine Gefälligkeiten gegenüber der Partnerin/dem Partner) als auch dem Bemerken und Ansprechen von positivem Partnerverhalten.

»Im Verlauf Ihrer Suchtentwicklung mussten Sie und Ihre Partnerin/Ihr Partner miteinander viel mitmachen. Das führt häufig dazu, dass die positiven und schönen Aspekte der Partnerschaft etwas in den Hintergrund gerückt sind. Die beiden Arbeitsblätter sollen Ihnen und Ihrer Partnerin/Ihrem Partner helfen, hieran wieder anzuknüpfen.«

Entscheidend ist, dass die Partner die ausgefüllten Fragebogen zur nächsten gemeinsamen Therapiesitzung mitbringen, um sich in Gegenwart des Therapeuten gegenseitig über die jeweils gegebenen und erfahrenen Nettigkeiten auszutauschen.

Patientengerechte Ausführungen zu den Auswirkungen einer Alkoholabhängigkeit auf die Partnerschaft und Möglichkeiten der gegenseitigen Unterstützung bei der Abstinenzentwicklung finden sich bei Lindenmeyer (2016a). Hinweise zum konkreten therapeutischen Vorgehen finden sich bei Lindenmeyer (2016c bzw. 2018a).

AB 56 Promillegrenze

Aufgrund ihrer Toleranzsteigerung haben Alkoholpatienten sehr oft keine genaue Vorstellung davon, wie stark alkoholisiert sie in einer bestimmten Trinksituation tatsächlich waren und wie langsam es gedauert hat, bis sie wieder ganz nüchtern waren. Mithilfe des Arbeitsblattes können Patienten für persönlich relevante Situationen ihren Promillewert berechnen, um eine klarere Vorstellung davon bekommen, welches Risiko sie hierbei tatsächlich eingegangen sind.

»Häufig sind wir nicht in der Lage einzuschätzen, wie stark alkoholisiert wir eigentlich sind. Außerdem spielt uns in diesen Sachen oftmals unserer Erinnerung einen Streich. Mithilfe dieses Arbeitsblattes können Sie Ihren Promillewert für persönlich relevante Situationen ausrechnen.«

Zu beachten ist, dass die geistige und motorische Einschränkung aufgrund der möglichen Toleranzentwicklung bei identischem Promillewert sehr unterschiedlich sein kann. Trotzdem stellt der Promillewert immer noch ein gutes Maß für das objektive Risiko dar, in das sich eine Person je nach getrunkener Alkoholmenge begibt.

Es existieren im Internet viele sogenannte Promillerechner, die die Ermittlung noch viel exakterer Werte in Abhängigkeit von Körpergröße, Gewicht und Trinkgeschwindigkeit ermöglichen.

AB 57 Heimfahrtplan

Im Rahmen einer stationären Suchtbehandlung stellen Heimfahrten wichtige Gelegenheiten dar, um das bisher in der Therapie Erarbeitete auf den Alltag zu Hause zu übertragen. Dies setzt allerdings eine gezielte Planung, Selbstbeobachtung und gemeinsame Auswertung der gemachten Erfahrung voraus.

»Mit Ihrer Heimfahrt haben Sie eine wichtige Gelegenheit, bisherige Ergebnisse der Behandlung in der Realität zu erproben. Dieses Arbeitsblatt soll dabei helfen, dass wir gemeinsam die Vorhaben konkretisieren und insbesondere eine exakte Auswertung der auf der Heimfahrt gemachten Erfahrungen vornehmen können.«

Häufig beantragen Patienten Heimfahrten ausschließlich aus persönlichen Gründen (z. B. Familienfeier). Versuchen Sie, dies mit einer therapeutischen Aufgabe zu verbinden, damit die Heimfahrt genehmigt werden kann.

AB 51 Therapietagebuch

P

Zur Sicherung Ihrer Alkoholabstinenz ist es wichtig, dass Sie sich ohne Alkohol möglichst gut beobachten und sensibel für mögliche Risikosituationen, aber auch für Ihre Fortschritte werden. Führen Sie daher ein möglichst exaktes Therapietagebuch und halten alle relevanten Ereignisse zum Thema Alkohol nach folgenden Codierungen fest:

Ereignis	Code	Ereignis	Code
Rückfall	**R**	gute Stimmung	**+**
Verlangen/Problemdruck	**V**	negative Stimmung	**–**
frühere Trinksituation	**TS**	Konflikt/Auseinandersetzung	**K**
Ausweichen einer Risikosituation	**A**		

Am besten, Sie reservieren sich jeden Abend etwa 15 Minuten, um Ihr Therapietagebuch auf den neuesten Stand zu bringen. Wir werden dann in jeder Therapiesitzung Ihr Therapietagebuch gemeinsam durchgehen.

	Vormittag	**Nachmittag**	**Abend**
Montag			
Dienstag			
Mittwoch			
Donnerstag			
Freitag			
Samstag			
Sonntag			

AB 52 Jemandem meine Abhängigkeit erklären **P**

Überlegen Sie zunächst, wem Sie ausführlicher Ihre Alkoholabhängigkeit erklären wollen. Schreiben Sie dann in direkter Rede auf, was Sie dieser Person erläutern wollen. Gibt es etwas, wofür Sie sich entschuldigen wollen? Gibt es etwas, wofür Sie sich bedanken wollen? Wie können Sie verloren gegangenes Vertrauen und Unterstützung für die Zukunft (wieder-)gewinnen?

Name der Person: ....

Meine Erklärung

....

....

....

....

....

....

....

....

....

....

....

....

....

....

....

....

Wann werde ich die Person ansprechen? ....

Welche Selbsthilfegruppe passt zu mir?

Im ersten Jahr nach einer Behandlung lassen sich die Abstinenzchancen durch den regelmäßigen Besuch einer Selbsthilfegruppe fast verdoppeln! Es ist aber oftmals gar nicht so leicht, die passende Selbsthilfegruppe zu finden.

Bitte planen Sie daher einen Probebesuch einer Selbsthilfegruppe und werten Sie Ihre Erfahrungen aus.

Besuch der Selbsthilfegruppe: ....

Datum: .... Uhrzeit: .... Ort: ....

Meine Auswertung

(1) Welche Ziele hat die Gruppe?

....

....

....

....

(2) Welche gemeinsamen Gruppenaktivitäten gibt es?

....

....

....

....

(3) Wie geht die Gruppe mit Rückfällen um?

....

....

....

....

(4) Was hat mir besonders gut gefallen?

....

....

....

....

(5) Woran müsste ich mich erst gewöhnen?

....

....

....

....

Schlussfolgerung

Wie ist mein weiteres Vorgehen?

....

....

....

....

....

....

AB 54 Belohnungstagebuch »Meinem Partner/meiner Partnerin etwas Gutes tun« P

Sie können die positiven Seiten Ihrer Beziehung dadurch steigern, dass Sie Ihre Partnerin/Ihren Partner durch kleine Gesten, Worte oder Handlungen »verwöhnen«.

Bitte kreuzen Sie zunächst an, was Sie sich an Verwöhnung Ihrer Partnerin/Ihres Partners vornehmen. Achten Sie darauf, dass Sie nur solche Dinge wählen, die Ihre Partnerin/Ihr Partner auch wirklich mag. Bedenken Sie, dass gerade die kleinen Dinge die Atmosphäre in einer Partnerschaft bestimmen.

Notieren Sie hinter jedem Vorhaben das Datum, an dem Sie es in die Tat umgesetzt haben. Mal sehen, ob Ihre Partnerin/Ihr Partner Ihre Anstrengungen auch wirklich mitbekommen hat.

	Datum		Datum
☐ übernehme lästige Erledigung	....	☐ mache eine Reparatur im Haus	....
☐ erledige eine Arbeit im Haushalt	....	☐ bereite ein besonderes Essen zu	....
☐ mache das Frühstück	....	☐ erledige den Einkauf	....
☐ plane einen Ausflug	....	☐ lade Freunde ein	....
☐ lade sie/ihn zum Essen ein	....	☐ besuche mit ihr/ihm Verwandte	....
☐ kümmere mich um die Kinder	....	☐ mache mich schön für sie/ihn	....
☐ beachte ihr/sein Aussehen	....	☐ bin zärtlich zu ihr/ihm	....
☐ verführe sie/ihn	....	☐ zeige, dass ich sie/ihn mag	....
☐ mache ein Geschenk	....	☐ rufe an, um etwas Nettes zu sagen	....
☐ begrüße sie/ihn zu Hause	....	☐ nehme sie/ihn in den Arm	....
☐ drücke Bewunderung aus	....	☐ erzähle von mir	....
☐ mache ein Kompliment	....	☐ sage, was ich an ihr/ihm schätze	....
☐ unterhalte mich mit ihr/ihm	....	☐ spiele mit ihr/ihm	....
☐ schmiede Pläne mit ihr/ihm	....	☐ frage sie/ihn nach ihrer/seiner Meinung	....
☐ bin nett zu ihren/seinen Freunden	....	☐ zeige Zusammengehörigkeit vor anderen	....
☐	....	☐	....
☐	....	☐	....
☐	....	☐	....
☐	....	☐	....
☐	....	☐	....
☐	....	☐	....

AB 55 Belohnungstagebuch »Meinen Partner/meine Partnerin erwischen, wenn er/sie mir etwas Gutes tut« P

Manchmal neigen wir dazu, die Dinge, die unser Partner/unsere Partnerin uns zuliebe tut, als selbstverständlich anzusehen.

Bitte versuchen Sie, Ihren Partner/Ihre Partnerin intensiv zu beobachten, und notieren Sie dabei mit Datum alle Verhaltensweisen Ihres Partners/Ihrer Partnerin, die Ihnen gut tun, gefallen, die Sie schön, nett oder angenehm finden. Dabei kommt es nicht auf das Außergewöhnliche an, vielmehr sind es die kleinen Gesten und Verhaltensweisen, die die Atmosphäre in einer Partnerschaft bestimmen.

Vielleicht stellen Sie fest, dass Ihr Partner/Ihre Partnerin eine ganze Menge von Dingen macht, über die Sie sich freuen.

Ich habe mich gefreut über	Datum
....	....
....	....
....	....
....	....
....	....
....	....
....	....
....	....
....	....
....	....
....	....
....	....
....	....
....	....
....	....
....	....
....	....
....	....
....	....
....	....
....	....

AB 56 Promillegrenze

P

Ermitteln Sie zunächst für jene fünf Trinksituationen innerhalb der letzten drei Monate, in denen Sie am meisten Alkohol getrunken haben, den jeweils entstandenen Promillewert.

Berechnen Sie dann, wie lange es gedauert hat, bis Sie wieder ganz nüchtern waren.

Datum	Situation/Alkoholmenge	Promille	Ausnüchterungszeit

Zur Berechnung Ihres Promillewertes gehen Sie bitte wie folgt vor:

(1) Zunächst müssen Sie die getrunkene Alkoholmenge in Gramm reinen Alkohols umrechnen. Für die Umrechnung gilt:

- 1 l Bier = 40 g Alkohol
- 1 Pils (0,3) = 13 g Alkohol
- 1 l Wein/Sekt = 90 g Alkohol
- 1 Glas Wein/Sekt (0,125 l) = 11 g Alkohol
- 1 l Spirituosen = 270 g Alkohol
- 1 einfacher Schnaps (2cl) = 5,5 g Alkohol

(2) Dann können Sie Ihren Promillewert nach folgender Formel berechnen:

$$\text{Promille} = \frac{\text{Alkoholmenge in g}}{\text{Körpergewicht in kg x r = 0,7 bei Männern bzw. 0,6 bei Frauen}}$$

(entnommen aus: Lindenmeyer, 2013)

Geplante Abreise: .... Geplante Rückkehr: ....

Datum Uhrzeit Datum Uhrzeit

Therapieaufgaben	Erledigt?	Ergebnis/Erkenntnis	Verlangen?	Rückfall?
	☐ ja ☐ nein		☐ ja ☐ nein	☐ ja ☐ nein
	☐ ja ☐ nein		☐ ja ☐ nein	☐ ja ☐ nein
	☐ ja ☐ nein		☐ ja ☐ nein	☐ ja ☐ nein
	☐ ja ☐ nein		☐ ja ☐ nein	☐ ja ☐ nein

Auswertung

Die Erprobungsheimfahrt hat mir in meiner Therapie in folgender Hinsicht weitergeholfen:

....

....

....

....

....

....

....

....

....

Folgender Änderungs- bzw. Ergänzungsbedarf hat sich durch die Erprobungsheimfahrt in meiner Therapie ergeben:

....

....

....

....

....

....

....

....

....

4.3 Nachsorge/Weiterbehandlung

Die aktuelle Leitlinie (AWMF, 2015) sieht eine 1-Jahres-Gesamtbehandlung bei Alkoholabhängigkeit vor. Da für die Finanzierung hiervon teilweise verschiedene Sozialleistungssysteme zuständig sind, bedarf es einer proaktiven Überwindung möglicher Schnittstellenprobleme, um einen nahtlosen Übergang im Anschluss an das jeweilige Behandlungssegment zu gewährleisten. Die erfordert mitunter entsprechende Voraussicht und aktive Motivationsarbeit durch den Therapeuten, da sich die Patienten aufgrund ihrer erreichten Abstinenz häufig überschätzen oder einen allgemeinen Überdruss gegenüber weiteren Behandlungsmaßnahmen empfinden.

Arbeitsmaterialien

AB 58 Gute Freunde – schlechte Freunde
AB 59 1-Jahres-Plan
AB 60 Eine wichtige Person an meiner Seite
AB 61 Notfallvertrag
AB 62 Nachsorgeplanung

AB 58 Gute Freunde – schlechte Freunde

Es stellt eines der schwierigsten Entscheidungen für einen Betroffen dar, darüber zu befinden, welche der früheren Bekannten weiterhin wichtige Pfeiler seines sozialen Stützsystems für dauerhafte Abstinenz darstellen und wer lediglich als Trinkkumpan künftig besser zu meiden ist, weil er ein Rückfallrisiko darstellt. Das Arbeitsblatt soll zu einer bewussten Entscheidung während der Behandlung anregen. Es kann als Grundlage für ein therapeutisches Einzelgespräch, aber auch einer Gruppenstunde genutzt werden, um Rückmeldung von außen zu erhalten.

»Freunde können eine wichtige Stütze bei Ihren Abstinenzbemühungen sein, sie können aber auch ein Risiko für einen Alkoholrückfall darstellen. Nur Sie können in diesem Punkt zwischen guten und schlechten Freunden unterscheiden. Das Arbeitsblatt soll Ihnen bei dieser manchmal nicht einfachen Aufgabe helfen.«

Patienten sollte davon abgeraten werden, gleich zu Beginn ihrer Abstinenz ihr Umfeld ebenfalls in Sachen Alkohol bekehren oder ebenfalls Abhängigen zur Abstinenz verhelfen zu wollen. Erst nach einer längeren Zeit erfolgreicher Abstinenz wären sie in diesem Punkt für andere Personen glaubwürdig.

Patientengerechte Ausführungen dazu, was es bedeutet als Abstinenzler zu einer Minderheit zu gehören, der anders über Alkohol denkt als die Mehrheit, finden sich bei Lindenmeyer (2016a) und auf der Website www.lieberschlaualsblau.de.

AB 59 1-Jahres-Plan

Die meisten Rückfälle bei allen Suchtpatienten ereignen sich innerhalb des ersten Jahres im Anschluss an eine Behandlung. Von daher empfiehlt sich eine genauere Planung dieses kritischen Zeitraums, in der besondere Risikosituationen, aber auch die Inanspruchnahme von Nachsorgeangeboten verbindlich eingetragen werden.

»Mithilfe dieses Arbeitsblatts können wir genauer planen, wie es im Anschluss an Ihre Behandlung weitergehen soll. Natürlich kann niemand wissen, was die Zukunft bringt, aber zumindest sollten wir versuchen, das erste Jahr etwas genauer zu planen. In dieser Zeit ereignen sich nämlich die allermeisten Rückfälle. Oder andersherum, wenn Sie ein Jahr abstinent geblieben sind, dann sind Ihre Chancen auf einen dauerhaften Erfolg schon sehr groß geworden.«

Bereits 60 % aller Rückfälle ereignen sich sogar schon innerhalb der ersten drei Monate im Anschluss an eine Suchtbehandlung. Dieser Zeitraum ist daher besonders detailliert zu planen. Insbesondere ist auf einen möglichst nahtlosen Übergang der einzelnen Aktivitäten (z. B. Arbeitsbeginn, Selbsthilfegruppenbesuch, Weiterbehandlungstermine) im Anschluss an die Behandlung zu achten.

Genauere Hinweise zur 1-Jahres-Planung bei Suchtmittelabhängigen finden sich bei Lindenmeyer (2016c, 2018).

AB 60 Eine wichtige Person an meiner Seite

Zwei Gründe lassen es sinnvoll erscheinen, dass sich Alkoholabhängige im Rahmen ihrer Behandlung darüber Gedanken machen, wer ihnen in der ersten Zeit der Abstinenz als fester persönlicher Ansprechpartner zur Seite stehen könnte:

Als Abstinenzler gehört man zu einer Minderheit. Entsprechend wird das persönliche Umfeld nicht automatisch ausreichend Verständnis und Einfühlungsvermögen für die Situation eines Betroffenen haben.

Die persönlichen Beziehungen sind im Verlauf der Abhängigkeitsentwicklung oftmals sehr belastet worden oder ganz in die Brüche gegangen. Entsprechend verfügen viele Betroffene nicht mehr über ein ausreichend stabiles soziales Stützsystem.

»Insbesondere im ersten Jahr im Anschluss an Ihre Behandlung wäre es gut, Sie hätten einen festen Ansprechpartner für den Fall, dass Sie Hilfe benötigen. Lassen Sie uns mithilfe dieses Arbeitsblattes in Ruhe überlegen, wer hierfür am besten geeignet ist. Nicht immer sind das Ihre engsten Bezugspersonen, weil diese im Moment einer Krise verständlicherweise verstärkt mit Vorwürfen oder Panik reagieren könnten. Möglicherweise wäre eine etwas neutralere Person besser geeignet.«

Nicht immer sind die Bezugspersonen hierfür geeignet, weil sie insbesondere bei einem Rückfall zu Panik oder Vorwürfen neigen. Hier ist vielleicht eine etwas neutralere Person hilfreicher. In anderen Fällen wird es aufgrund der Vereinsamung der Patienten schwer sein, überhaupt einen festen Ansprechpartner zu finden.

AB 61 Notfallvertrag

Etwa 30 % aller Rückfälle können von den Betroffenen im Verlauf von weniger als drei Tagen erfolgreich gestoppt und wieder in eine stabile Abstinenz überführt werden. Die Chancen hierfür können durch eine gezielte Hilfe durch Bezugspersonen nochmals erhöht werden. Allerdings ist hierbei ein gezieltes und v. a. zwischen den Beteiligten vorab vereinbartes Procedere entscheidend. Sonst besteht nämlich die Gefahr, dass sich alle in bester Absicht in einer nutzlosen Ursachenforschung für die Entstehung des Rückfalls verlieren, anstatt sich ausschließlich auf die umgehende Bewältigung des Rückfalls zu konzentrieren.

»Bitte seien Sie nicht beleidigt, wenn ich mit Ihnen nunmehr konkret überlegen möchte, was Sie im Falle eines Rückfalls machen würden. Dies geschieht nicht, weil ich Ihnen keine Abstinenzchancen gebe, sondern weil ich weiß, dass die Erfolgschancen bei einer Alkoholbehandlung bei etwa 50 % liegen. Im Moment eines Rückfalls kommt es allerdings darauf an, dass Sie und Ihre engsten Bezugspersonen über einen klaren und vorab vereinbarten Notfallplan verfügen. Hierbei ist insbesondere die richtige Reihenfolge der vereinbarten Schritte entscheidend.«

Nicht immer sind die Bezugspersonen hierfür geeignet, weil sie insbesondere bei einem Rückfall zu Panik oder Vorwürfen neigen. Hier ist vielleicht eine etwas neutralere Person hilfreicher. In anderen Fällen wird es aufgrund der Vereinsamung der Patienten schwer sein, überhaupt einen festen Ansprechpartner zu finden.

AB 62 Nachsorgeplanung

Die aktuelle Leitlinie für die Behandlung alkoholbezogener Störungen (AWMF, 2015) sieht eine Gesamtversorgung von Alkoholabhängigen über ein ganzes Jahr vor. Für den Behandlungserfolg ist hierbei sowohl eine zeitliche, insbesondere aber auch inhaltliche Nahtlosigkeit der Nachsorgebemühungen erforderlich. Von daher empfiehlt es sich, dass bereits während der Entwöhnungsbehandlung die Inhalte als auch Termine zur Nachsorge zwischen allen Beteiligten transparent und verbindlich vereinbart werden. Dieses Arbeitsblatt dient hierbei als Protokollbogen. Zunächst werden die gewünschten Schwerpunkte für die Nachsorge vom Therapeuten der Entwöhnungsbehandlung notiert. Mit diesem Bogen sucht der Patient den Nachsorgetherapeuten auf. Dieser notiert dann die tatsächlich getroffenen Nachsorgevereinbarungen auf dem Bogen, den der Patienten dann wieder in die Entwöhnungsbehandlung mitbringt.

»Wir haben ja schon vereinbart, dass Sie im Anschluss an unsere Behandlung eine Nachsorgeeinrichtung aufsuchen. Lassen Sie uns nunmehr gemeinsam notieren, was hierbei die inhaltlichen Schwerpunkte sein sollen. Dieses Arbeitsblatt nehmen Sie dann bitte bei Ihrem Besuch im Rahmen Ihrer Heimfahrt mit, um das mit Ihrem Berater zu besprechen und den ersten Nachsorgetermin im Anschluss an Ihre Behandlung zu vereinbaren. Bitte notieren Sie dies alles ebenfalls auf dem Arbeitsblatt und bringen es dann wieder mit.«

Neben der zeitlichen Nahtlosigkeit zwischen Entwöhnungsbehandlung und Nachsorge ist auch die inhaltliche Abstimmung zwischen allen Beteiligten entscheidend. Nur wenn die Nachsorge auch hier nahtlos auf den bisherigen Veränderungsbemühungen der Betroffenen aufbaut, kann sie von Nutzen sein.

AB 58 Gute Freunde – schlechte Freunde

Der Verzicht auf Alkohol bedeutet für einen Alkoholabhängigen, dass auch die bisherigen Freundschaften auf den Prüfstand gestellt werden müssen:

- Wer von meinen bisherigen Freunden und Bekannten kann mich bei meiner Abstinenz unterstützen?
- Wer von meinen bisherigen Freunden und Bekannten stellt dagegen aufgrund seiner Trinkgewohnheiten oder Einstellungen zu Alkohol künftig ein Rückfallrisiko für mich dar?

Welche meiner Freunde und Bekannten können mich in meiner Abstinenz unterstützen?	**Wie werde ich den Kontakt aufnehmen/intensivieren?**
....	....
....	....
....	....
....	....
....	....
....	....
....	....
....	....
....	....
....	....

Welche meiner Freunde und Bekannten stellen ein Rückfallrisiko für mich dar?	**Wie werde ich den Kontakt beenden bzw. verändern?**
....	....
....	....
....	....
....	....
....	....
....	....
....	....
....	....
....	....
....	....

1-Jahres-Plan

Der Erfolg Ihrer Behandlung hängt wesentlich davon ab, wie Sie das erste Jahr im Anschluss gestalten. Hierbei kommt es besonders auf eine gute Planung und eine systematische Selbstbeobachtung bei der Umsetzung an. Sie sollen ja nun Ihr eigener Therapeut werden. Schließlich würden wir gern den Kontakt zu Ihnen auch nach Abschluss der Behandlung halten. Der 1-Jahres-Plan soll Ihnen helfen, dies alles unter einen Hut zu bringen.

Gehen Sie bitte wie folgt vor:

Planung

- Als erstes tragen Sie in der ersten Zeile die Monate beginnend von Ihrer Entlassung ein und markieren Ihr Entlassdatum.
- Tragen Sie alle eventuellen Termine für eine ambulante Nachsorge ein (Besuch in der Beratungsstelle, regelmäßige Therapietermine).
- Markieren Sie alle Tage, an denen Sie voraussichtlich kritischen Trinksituationen ausgesetzt sein werden (z. B. Silvester, bestimmte Geburtstage oder Jahrestage).
- Notieren Sie alle Aufgaben und Ziele, die Sie bis zu einem bestimmten Zeitpunkt erledigen wollen.

Erfolgsmessung

- Wählen Sie zu Hause einen Platz, an dem Sie Ihren Plan gut sichtbar aufhängen können.
- Streichen Sie jede Aufgabe, die Sie erledigt haben, und jeden Termin, den Sie wahrgenommen haben, mit einem **X** durch.
- Streichen Sie außerdem jeden Tag mit einem **X** durch, an dem Sie Ihre Abstinenz eingehalten haben.

Rückmeldung

- Innerhalb des ersten Jahres besteht das größte Rückfallrisiko innerhalb der ersten drei Monate, weswegen wir diesen Zeitraum grau unterlegt haben. Wenn Sie diese Zeit überstanden haben, senden Sie bitte eine Postkarte an Ihren Therapeuten.
- Wenn Sie die ersten sechs Monate überstanden haben, senden Sie bitte eine zweite Postkarte an Ihren Therapeuten.
- Vergessen Sie bitte nicht, auf unsere Befragung ein Jahr nach Ihrer Entlassung (sog. Katamnese) zu antworten. Sie helfen uns damit wesentlich, unsere Behandlungen ständig zu verbessern. Auch wenn Sie Ihre Abstinenz nicht eingehalten haben, sind wir sehr an Ihren Antworten interessiert.

1-Jahres-Plan

1.			Karte 1			Karte 2					1.
2.											2.
3.											3.
4.											4.
5.											5.
6.											6.
7.											7.
8.											8.
9.											9.
10.											10.
11.											11.
12.											12.
13.											13.
14.											14.
15.											15.
16.											16.
17.											17.
18.											18.
19.											19.
20.											20.
21.											21.
22.											22.
23.											23.
24.											24.
25.											25.
26.											26.
27.											27.
28.											Katamnese 28.
29.											29.
30.											30.
31.											31.

AB 60 Eine wichtige Person an meiner Seite

P

Ein Rückfall bzw. eine Krise ist für jeden Menschen ein Erlebnis, das Angst macht. Es tauchen Zweifel in Bezug auf die vorher als »erfolgreich« erlebte Behandlung auf. Viele haben außerdem die Sorge, dass nun »wieder alles von vorn anfängt«.

Es hat sich gezeigt, dass Rückfälle auch nach einer erfolgreichen Behandlung dazugehören können. Wichtig ist es, einen Rückfall zu begrenzen und wieder aus ihm herauszufinden. Dies gelingt leichter, wenn wir andere Personen um Hilfe bitten.

Zunächst soll es darum gehen, sich in Ruhe Gedanken darüber zu machen, von wem Sie sich Hilfe holen können. Um den besten Anwärter für die Rolle der **WP** (wichtigen Person) zu ermitteln, tragen Sie bitte den Namen des Kandidaten ein und arbeiten dann das Arbeitsblatt durch.

Name: ....

Unterstützung bei Beratung

weiß von meiner Alkoholabhängigkeit	nichts	1	2	3	4	5	6	alles
unterstützt meine Veränderungsvorhaben	gar nicht	1	2	3	4	5	6	vollkommen

Unterstützung für mich

hört zu	nie	1	2	3	4	5	6	immer
macht Vorwürfe	nie	1	2	3	4	5	6	immer
hilft	nie	1	2	3	4	5	6	immer
zeigt Respekt	nie	1	2	3	4	5	6	immer
versteht mich	nie	1	2	3	4	5	6	immer
ist ehrlich zu mir	nie	1	2	3	4	5	6	immer

Zeitliche Verfügbarkeit

ist telefonisch erreichbar	nie	1	2	3	4	5	6	immer
ist persönlich erreichbar	nie	1	2	3	4	5	6	immer

Meine wichtige Person (WP)

Name: .... Telefon: ....

Manchmal ist die WP nicht erreichbar. Schreiben Sie **2–3 weitere Personen** auf, an die Sie sich im Falle einer Krise wenden können.

Name: .... Telefon: ....

Name: .... Telefon: ....

Name: .... Telefon: ....

AB 61 Notfallvertrag

P

Ich bin mir bewusst, dass die Aufrechterhaltung meiner Abstinenz manchmal einige Anstrengung erfordert und hierbei die Hilfe von anderen Menschen äußerst nützlich sein kann. Diese Vereinbarung soll dazu beitragen, dass ich im Falle eines künftigen Rückfalls nicht in mein altes Trinkverhalten zurückfalle, sondern möglichst schnell wieder zur Abstinenz zurückfinde. Diese Vereinbarung enthält daher konkrete Schritte, die jeder der Beteiligten unternehmen wird, falls ich erneut Alkohol trinke.

Ich habe mit .... folgende Schritte für den Fall eines künftigen Rückfalls, und sei er noch so klein, vereinbart:

Ich erkläre, dass ich im Falle eines künftigen Rückfalls

(1) die Rückfallsituation schnellst möglich verlassen werde,
(2) mich sofort mit .... beraten werde,
(3) mich notfalls einer körperlichen Entgiftung unterziehen werde,
(4) mich erneut der Rückfallsituation aussetzen werde, um sie diesmal abstinent durchzustehen.

.... **erklärt, dass sie/er im Falle eines künftigen Rückfalls durch mich**

(1) mir hilft, die Rückfallsituation möglichst schnell zu verlassen,
(2) sich jeder Ursachenforschung über die Entstehung des Rückfalls enthält,
(3) mich gegebenenfalls bei der Einleitung einer Entgiftung unterstützt,
(4) mich ermutigt, mich erneut der Rückfallsituation auszusetzen, um sie diesmal abstinent durchzustehen.

Unterschriften:

....

(entnommen aus: Lindenmeyer, 2016c)

AB 62 Nachsorgeplanung

P

Entscheidend für den Erfolg einer Suchtbehandlung ist die Einleitung einer möglichst nahtlosen Nachsorge. Nahtlosigkeit bedeutet sowohl zeitlich als auch inhaltlich ein möglichst bruchloser Übergang zwischen zwei Behandlungsmaßnahmen.

Damit alle Beteiligten an einem Strang ziehen können, empfiehlt sich ein erster Nachsorgetermin noch während Ihrer Suchtbehandlung. Füllen Sie zunächst gemeinsam mit Ihrem Therapeuten die Anliegen für die Nachsorge aus und nehmen Sie den Bogen dann zu dem Termin mit Ihrem Weiterbehandler mit. Tragen Sie mit ihm die Ergebnisse dieses Gespräches ein und bringen den Bogen dann wieder mit.

Termin am: ....

bei: ....

Mein voraussichtliches Entlassdatum: ....

Mein voraussichtlicher Entlassmodus: ❑ arbeitsfähig ❑ arbeitsunfähig

Meine Anliegen für die Nachsorge:

....

....

....

....

....

....

Erste Vereinbarungen:

....

....

....

....

....

....

5 Rückfallprävention

5.1 Erkennen der eigenen Risikosituationen

Alle Versuche vorherzusagen, welche Patienten rückfällig werden und welche nicht, haben wenig eindeutige Ergebnisse erbracht. Vor diesem Hintergrund wurde von Marlatt (1985) das Konzept der persönlich relevanten Risikosituationen entwickelt, in der ein und dieselbe Person besonders rückfallgefährdet ist. Eine Risikosituation zeichnet sich dadurch aus, dass der Alkohol unmittelbar verfügbar ist und der Betroffene keine alternative Bewältigungsreaktion anstelle von Alkoholkonsum zur Verfügung hat. Grundlage für alle Therapieverfahren zur Rückfallprävention ist, dass der Patient ein situatives Abhängigkeitsverständnis entwickelt: Anstelle allgemeiner kausaler Erklärungen (»Ich trinke, weil ...«) geht es um eine situative Wachsamkeit (»Ich bin in folgenden Situationen besonders gefährdet: ...«).

Arbeitsmaterial

AB 63 Mein Risikoprofil

AB 63 Mein Risikoprofil

Grundlage dieses Arbeitsblattes ist die Taxonomie von Marlatt (1985) von acht Rückfallrisikobereichen, die in zahlreichen Studien validiert werden konnte: Ungefähr 60 % aller Rückfälle ereignen sich bei unangenehmen Gefühlen, wenn man allein ist, unmittelbar im Anschluss an soziale Konflikte und bei sozialer Verführung. 40 % aller Rückfälle ereignen sich bei körperlichen Beschwerden, plötzlichem Verlangen, positiven Gefühlen, Wunsch kontrolliert zu trinken, Geselligkeit mit Alkoholtrinkenden. Ziel ist es, dass die Patienten ihre eigene Risikoeinschätzung hinsichtlich der acht Rückfallrisikobereiche durch die Befragung von Außenstehenden überprüfen.

»Natürlich haben Sie Ihre eigenen Vermutungen, in welchen Momenten Sie eher rückfallgefährdet sein könnten und in welchen Momenten eher nicht. Ich möchte nun, dass Sie Ihre eigene Einschätzung zu Ihren Rückfallrisikobereichen einer kritischen Überprüfung durch die Befragung von Außenstehenden unterziehen. Ich bin gespannt, inwieweit Übereinstimmung herrscht und wo es auch Unterschiede in der Einschätzung gibt.«

Je nachdem wie das Risikoprofil von Patienten ausfällt, können ganz unterschiedliche Strategien zur Rückfallprävention geeignet sein:
- Bei Patienten mit der Selbsteinschätzung eines generell hohen Rückfallrisikos liegt der Schwerpunkt auf einer Stärkung ihrer allgemeinen Selbstwirksamkeitsüberzeugung.
- Bei Patienten mit der Selbsteinschätzung eines generell geringen Rückfallrisikos liegt der Schwerpunkt auf einer kritischen Realitätsüberprüfung im Alltag.
- Bei Patienten mit einem differenzierten Risikoprofil kann sich die Rückfallprävention auf die kritischen Bereiche konzentrieren.

Patientengerechte Ausführungen zum Konzept der Rückfallrisikosituation finden sich bei Lindenmeyer (2016a) und auf der Website www.lieberschlaualsblau.de. Hinweise zum therapeutischen Umgang mit verschiedenen Risikoprofilen finden sich bei Lindenmeyer (2016c, 2018).

AB 63 Mein Risikoprofil

P

Die Rückfallgefahr ist nicht immer gleich. Vielmehr wird es Situationen geben, in denen es Ihnen leichtfällt, auf Alkohol zu verzichten, umgekehrt wird es Situationen geben, in denen genau dies etwas schwerer ist. Von daher schätzen Sie bitte zunächst selbst ein, wie hoch Sie Ihr Rückfallrisiko in den folgenden acht Risikobereichen einschätzen. Nennen Sie zu jedem Risikobereich eigene Beispielsituationen. Dann bitten Sie bitte im Anschluss einen Angehörigen, Ihren Therapeuten und Ihre Mitpatienten um deren Einschätzung Ihres Rückfallrisikos in den acht Risikobereichen.

Die Risikoeinschätzung erfolgt jeweils auf der Skala 0 % 20 % 40 % 60 % 80 % 100 %

Risikobereich	**Beispiele**	**eigene Risiko-einschätzung**	**Risiko-einschätzung Therapeut**	**Risiko-einschätzung Angehöriger**	**Risiko-einschätzung Mitpatient**
unangenehme Gefühle					
angenehme Gefühle					
körperliche Beschwerden					
plötzliches Verlangen					
Versuch, kontrolliert zu trinken					
soziale Konflikte/Streit					
Geselligkeit					
soziale Verführung					

5.2 Abstinente Bewältigung von Risikosituationen

Bildlich gesprochen verschieben sich bei Alkoholabhängigen im Moment einer Risikosituation die Machtverhältnisse zwischen Großhirn und Zwischenhirn: Getriggert durch alkoholassoziierte Reize entsteht eine Dominanz von automatisierten, an unmittelbaren Konsequenzen orientierten Handlungsimpulsen gegenüber einer rational-überlegten, an langfristigen Konsequenzen ausgerichtete Selbstkontrolle. Entsprechend sind in einer Risikosituation die Einsicht in die Notwendigkeit und ein fester Wille zur Abstinenz auch nicht ausreichend, außerdem stellen komplexe Bewältigungsstrategien eine völlige Überforderung dar. Stattdessen bedarf es des häufig wiederholten Übens möglichst einfacher Strategien zur abstinenten Bewältigung persönlich relevanter Risikosituationen.

Arbeitsmaterialien

AB 64 Umgang mit Verlangen
AB 65 Expositionsübung
AB 66 Ablehnungstraining
AB 67 Vorstellungsübung

AB 64 Umgang mit Verlangen

Auch nach längerer Zeit plötzlich eintretendes Alkoholverlangen in bestimmten Situationen verunsichert viele Patienten. Häufig fühlen sie sich dieser Empfindung hilflos ausgeliefert. Das Arbeitsblatt informiert über geeignete Strategien im Umgang mit Alkoholverlangen und nimmt dadurch dieser Empfindung etwas von ihrem Schrecken. Der Einsatz eignet sich sowohl für die Einzel- als auch für die Gruppentherapie.

»Es ist sehr gut möglich, dass Sie hin und wieder in einem bestimmten Moment deutliches Verlangen nach Alkohol verspüren. Dies ist eine unangenehme Erfahrung, die aber keine Katastrophe bedeutet, wenn man weiß, wie man damit umgehen kann. Ich habe Ihnen hier ein kurzes Arbeitsblatt mitgebracht, in dem verschiedene Strategien zum Umgang mit Alkoholverlangen aufgeführt sind. Am besten Sie probieren aus, was sich für Sie am besten eignet, und berichten mir darüber.«

Verlangen kann sowohl in Form von Entzugserscheinungen auftreten als auch in Form von starker Sehnsucht nach der positiven Alkoholwirkung sowie Gefühlen von Appetit oder Lust auf Alkohol. Manchmal stören sich Patienten auch an dem Begriff Verlangen, sondern bezeichnen das Phänomen eher als Jieper oder einfach Durst.

Patientengerechte Ausführungen zum Umgang mit Verlangen finden sich bei Lindenmeyer (2016a) und auf der Website www.lieberschlaualsblau.de. Hinweise zum therapeutischen Umgang mit Verlangen finden sich bei Lindenmeyer (2016c, 2018).

AB 65 Expositionsübung

Die Wirksamkeit von Expositionsübungen hängt entscheidend von der gemeinsamen Auswertung der Expositionserfahrung durch Patient und Therapeut ab. Voraussetzung hierfür ist eine möglichst genaue Protokollierung der Erlebnisse des Patienten während der Expositionsübung. Das Arbeitsblatt wird Patienten für eine Expositionsübung mitgegeben. Die Anleitung hilft dem Patienten bei der Vorbereitung und Dokumentation einer Expositionsübung. Die Aufzeichnungen während der Exposition bilden dann die Grundlage für die Auswertung der persönlichen Expositionserfahrung innerhalb der Einzeltherapie.

»Jeder Feuerwehrmann, jeder Katastrophenschützer und jeder Pilot weiß, dass man möglichst realistische Übungen durchführen muss, um für den Ernstfall wirklich gewappnet zu sein. Ich möchte Ihnen daher auch die Durchführung von sogenannten Expositionsübungen vorschlagen, in denen Sie sich absichtlich Situationen aussetzen, in denen die Versuchung hoch ist, Alkohol zu trinken. Damit wir Ihre Expositionsübung hinterher besser besprechen können, notieren Sie bitte während der Expositionsübung mit einer Linie, wie stark jeweils Ihr Verlangen bzw. Risiko war, Alkohol zu trinken.«

Falls Patienten keinerlei Verlangen während der Expositionsübungen berichten, kann es stattdessen sinnvoll sein, sie die Höhe des subjektiven Risikos, Alkohol zu konsumieren, auf der Y-Achse eintragen zu lassen.

Patientengerechte Ausführungen zur Expositionsbehandlung finden sich bei Lindenmeyer (2016a). Therapeutische Hinweise zur Expositionsbehandlung bei Alkoholabhängigen finden sich bei Lindenmeyer (2016c, 2018).

AB 66 Ablehnungstraining

Beim Ablehnungstraining wird das sichere Ablehnen von Trinkangeboten in sozialen Verführungssituationen mithilfe von Rollenspielen geübt. Häufige Übungssituationen sind hierbei:

- Ablehnen von Alkoholangeboten bei Familienfeiern oder Partys
- Ablehnen von Alkoholangeboten bei einem Rendezvous/Flirt
- Ablehnen von Alkohol am Arbeitsplatz (Beförderung, Vertragsabschluss, Einstand, Messebesuch, Geschäftsessen)

Das Arbeitsblatt dient dazu, dass sich Patienten in Bezug auf für sie persönlich wichtige soziale Verführungssituationen eine Vorstellung entwickeln, auf welche Art und Weise sie ganz konkret das Alkoholangebot ablehnen möchten. Das Skript kann dann als Vorlage für entsprechende Rollenspiele in der nächsten Einzel- bzw. Gruppentherapiestunde genommen werden.

»Als Alkoholabstinenzler wird man immer wieder von Außenstehenden zu einem Glas Alkohol eingeladen oder vielleicht sogar gedrängt werden nach dem Motto: ›Komm schon, ein Glas wird dich nicht umbringen.‹ Ich möchte, dass Sie sich eine solche Situation ausdenken, in der es möglicherweise nicht ganz einfach sein wird, den Alkohol abzulehnen. Schreiben Sie zunächst die Einzelheiten der Situation auf und beschreiben Sie dann möglichst genau, wie Sie ablehnen wollen.«

Häufig lehnen Patienten die Durchführung von Rollenspielen ab, weil sie dies für künstlich halten oder glauben, dass sie problemlos ablehnen können, wenn sie keinen Alkohol trinken möchten. Hier kann es sinnvoll sein, das Rollenspiel als eine Art Test zu nehmen nach dem Motto: »Zeigen Sie mir bitte einmal, dass Sie gut ablehnen können, dann brauchen wir tatsächlich keine weiteren Rollenspiele.«

Bei der konkreten Ausgestaltung der Übung ist in jedem Einzelfall zu überlegen, ob der Patient beim Ablehnen offen zu seiner Alkoholabhängigkeit stehen will oder ob dies eher nicht angezeigt ist.

Genauere Hinweise zur Durchführung eines Ablehnungstrainings bei Alkoholabhängigen finden sich bei Lindenmeyer (2016c, 2018).

AB 67 Vorstellungsübung

Das Arbeitsblatt dient der Entwicklung eines geeigneten Textes für Vorstellungsübungen zur Rückfallbewältigung. Der Patient wird zunächst gebeten, den Text für eine Vorstellungsübung aufzuschreiben, der dann gemeinsam mit dem Therapeuten optimiert wird. Außerdem kann das Arbeitsblatt dazu verwendet werden, die Durchführung der Vorstellungsübungen zu dokumentieren.

»Sie haben sicher schon einmal davon gehört, dass erfolgreiche Hochleistungssportler ein sogenanntes ›mentales Training‹ benutzen. Zum Beispiel kann ein Tennisstar seinen Aufschlag rein körperlich gar nicht so oft üben, bis er in allen Einzelheiten perfekt ist. Er übt daher den Aufschlag regelmäßig in der Vorstellung, wobei er sich alles ganz genau vorstellt. In Untersuchungen konnte gezeigt werden, dass diese Übungen fast so effektiv sind wie echte Übungen. Genau das möchte ich Ihnen für die Bewältigung von Risikosituationen vorschlagen. Hierzu werden wir zunächst gemeinsam eine konkrete Übungssituation festlegen.«

Patienten haben lauter Erinnerungen an Trinksituationen. Wenn sie sich nun vornehmen, »keinen Alkohol« mehr zu trinken, können sie dabei nicht anders, als an Alkohol zu denken. Regelmäßig Vorstellungsübungen von der Bewältigung von Risikosituationen lassen dagegen auf die Dauer alternative Bilder und Vorstellungen entstehen.

Die besprochenen Bewältigungsskripts können von den Patienten als konkretes Therapieergebnis mit nach Hause genommen und jeweils nach Bedarf (z. B. bei einem Rückfall) auch lange Zeit nach Beendigung der Therapie zur Auffrischung angehört werden.

Das Anhören der Bewältigungsskripts stellt häufig für Angehörige eine gewisse Beruhigung dar. Sie sehen, wie konkret sich der Betroffene mit typischen Risikosituationen auseinandersetzt.

Konkrete Hinweise zum Vorgehen sowie ein ausformuliertes Beispiel finden sich bei Lindenmeyer (2016c, 2018).

AB 64 Umgang mit Verlangen

P

- Während der Behandlung Alkoholverlangen (Craving) zu bekommen, ist für abhängige Menschen nicht ungewöhnlich. Verlangen ist vielmehr eine **automatische Reaktion des Körpers**, für die man als Betroffener nichts kann. Verlangen ist insofern kein Ausdruck von fehlender Abstinenzmotivation oder mangelndem Therapieerfolg. Entscheidend ist aber, wie man über Alkoholverlangen als Betroffener denkt und wie man damit umgeht.
- Alkoholverlangen ist eine **vorübergehende Empfindung,** die von ganz allein wieder verschwindet, wenn man ihr nicht nachgibt. Man kann Verlangen am besten mit einer mauzenden Katze vergleichen: Diese hört irgendwann von selbst auf zu mauzen, wenn sie trotz anhaltender Bettelei nicht gefüttert wird. Es besteht somit bei Verlangen kein Grund zur Panik. Auch Ihr Verlangen wird nach einiger Zeit von allein wieder nachlassen. Es gibt aber verschiedene Möglichkeiten, sich dieses zu erleichtern.
  - Eine Möglichkeit der Erleichterung bei Verlangen nach Alkohol ist, darüber mit Ihrem Therapeuten oder Mitpatienten zu sprechen. Es ist die übereinstimmende Erfahrung aller Abstinent-Lebenden, dass Verlangen nach Alkohol allein schon durch ein **Gespräch mit Gleichgesinnten** wieder abklingt. Nicht zuletzt diese Erfahrung hat zur Gründung der Selbsthilfegruppen geführt. Außerdem kann Ihnen Ihr Therapeut gezielte Hilfestellung im Umgang mit Alkoholverlangen geben. Denn die erfolgreiche Bewältigung von Verlangen ist immer auch eine Möglichkeit, in der eigenen Abhängigkeitstherapie einen wichtigen Schritt weiterzukommen.
  - Eine weitere Möglichkeit der Bekämpfung von Alkoholverlangen ist **positive Ablenkung**. Genießen Sie eine gute Speise oder ein alternatives Getränk, schauen Sie sich einen spannenden Film an, hören Sie gute Musik oder betätigen Sie sich sportlich. Entscheidend ist, dass Sie etwas tun, das Ihre Aufmerksamkeit fesselt und Ihnen Spaß macht. Vermeiden Sie Einsamkeit, Langeweile oder belastende Gespräche solange, bis Ihr Suchtmittelverlangen wieder abgeklungen ist.
  - Schließlich können Sie Ihr Alkoholverlangen auch dadurch wirksam bekämpfen, dass Sie bewusst an die **negativen** Erfahrungen mit Ihrem Suchtmittel denken. Erinnern Sie sich gezielt an das Schlimmste oder Peinlichste. Zur Verstärkung des Effekts schreiben Sie dieses Erlebnis am besten auf und lesen sich Ihren Text immer wieder durch.

Hier können Sie weitere Strategien aufschreiben, die Sie zum kurzfristigen Umgang mit Alkoholverlangen erarbeitet haben:

....

....

....

....

....

....

....

....

Anleitung

Expositionsübungen stellen eine wichtige Möglichkeit dar, sich auf die Bewältigung von Risikosituationen und insbesondere Suchtmittelverlangen vorzubereiten. Für ihren Nutzen ist aber die Beachtung von den folgenden Hinweisen entscheidend:

- Expositionsübungen können für Außenstehende befremdlich und missverständlich sein. Führen Sie Expositionsübungen daher nur durch, wenn Sie Ihre Angehörigen informiert haben und diese das Vorgehen verstanden haben und damit einverstanden sind. Wir wollen das Vertrauen Ihrer Angehörigen stärken und nicht verunsichern.

- Expositionsübungen wirken erst, wenn sie mehrmals wiederholt werden. Das mag nicht immer angenehm oder abwechslungsreich erscheinen. Es geht aber darum, die Erfahrung des allmählichen Abnehmens von Suchtmittelverlangen möglichst oft zu wiederholen. Nur so können sich in unserem Gehirn neue Gewohnheiten oder Automatismen ausbilden. Bedenken Sie, wie oft Sie in bestimmten Situationen früher »automatisch« Alkohol getrunken haben.

- Expositionsübungen setzen voraus, dass der Betroffene zunächst aktiv darin mitwirkt, dass Alkoholverlangen bzw. die Versuchung zu konsumieren aufkommen kann. Es geht nicht darum, sich trotzig zu beweisen, dass man mit festem Willen alles im Griff hat, sondern es geht darum, dass Sie Erfahrungen im Umgang mit automatischen Reaktionsweisen Ihres Suchtgedächtnisses machen.

- Es geht bei einer Expositionsübung aber auch nicht darum, Alkoholverlangen oder andere unangenehme Gefühle oder Gedanken möglichst schnell loszuwerden. Es geht darum, sie auszuhalten, zu beobachten und zu warten, was passiert, wenn man ihrem Impuls nicht nachgibt. Gefragt ist somit eher eine experimentelle Haltung, indem man ausprobiert, »was passiert, wenn ich ...«. Zur Erleichterung dokumentieren Sie Ihre Erlebnisse bitte möglichst genau in der Grafik während der Expositionsübung.

- Ebenso wichtig wie die Durchführung der Exposition ist ihre Auswertung hinterher gemeinsam mit Ihrem Therapeuten. Hierbei geht es v. a. um folgende Fragen:
  - Wie erkläre ich mir den Anstieg oder das Nachlassen der Versuchung/des Verlangens an einzelnen Momenten der Expositionsübung?
  - Welche Haltung, welche Gedanken und welche Handlungen haben mein Verlangen bzw. meine Versuchung eher erhöht, welche haben sie eher verringert?
  - Stärkt oder schwächt die Erfahrung meine Abstinenzzuversicht für die Zukunft?
  - Welche Expositionsübung könnte als nächstes geeignet sein?

Zeit

Alkoholverlangen

Risiko

Schlussfolgerungen für die Zukunft

(entnommen aus: Lindenmeyer, 2016c)

Schwierigkeitsgrad

1	2	3	4	5	6
max.					min.

Vor Durchführung der Situation Einschätzung durch Kreis ○ kennzeichnen.

Nach Durchführung der Situation Einschätzung durch Kreuz × kennzeichnen.

(1) **Wo** und **wann** führe ich die Situation durch?

....

....

....

....

....

(2) Mit **wem**?

....

....

....

(3) **Handlung**

(a) Um **was** geht es?

....

....

....

....

(b) **Wie** führe ich es aus?

....

....

....

....

Wie verhält sich mein Partner?

....

....

....

....

Auf **welches** Verhalten muss ich **bei mir besonders achten**?

....

....

....

....

....

(entnommen aus: Lindenmeyer, 2016c)

AB 67 Vorstellungsübung

P

(1) Versuchungssituation:

(2) Bewältigung:

Einschätzung der Übungssituation auf einer Skala von 1 bis 6

1 bedeutet: Ich kann mir die Übungssituation überhaupt nicht klar und deutlich vorstellen.

6 bedeutet: Ich kann mir die Übungssituation klar und deutlich vorstellen.

Einschätzung										
6										
5										
4										
3										
2										
1										
	1	2	3	4	5	6	7	8	9	10

Zahl der Übungsdurchgänge

(entnommen aus: Lindenmeyer, 2016c)

5.3 Bewältigung von Rückfällen

Die Mehrheit aller Alkoholpatienten hat innerhalb des ersten Jahres im Anschluss an eine Entwöhnungsbehandlung mindestens einen Rückfall. Allerdings können etwa 30 % aller Rückfälle durch den Betroffenen selbstständig innerhalb von weniger als drei Tagen gestoppt werden. Es kommt hierbei darauf an, dass die Betroffenen über einen einfachen, mit ihren Bezugspersonen gut abgestimmten Notfallplan verfügen. Auch Therapeuten benötigen einen einfachen Fahrplan bei der Bewältigung von Rückfällen, um die psychische und zeitliche Belastung für alle Beteiligten in Grenzen zu halten.

Arbeits- und Infomaterialien

AB 68	Notfallkarte
INFO 8	Umgang mit rückfälligen Patienten
AB 69	Meine Rückfallanalyse

AB 68 Notfallkarte

Die Notfallkarte dient dazu, dass die Betroffenen ihren Notfallplan immer zur Hand haben. Er soll am besten in Form einer Kreditkarte immer bei sich getragen werden.

»Im Moment eine Rückfalls kommt es darauf an, dass Sie schnell und abgestimmt mit Ihren Bezugspersonen reagieren. Schreiben Sie daher Ihren Notfallplan in kurzen Stichpunkten auf eine kleine Karte, die Sie immer bei sich tragen. So können Sie im Notfall immer sofort darauf zurückgreifen.«

Bei den Stichpunkten auf der Notfallkarte ist wiederum die Reihenfolge entscheidend. Es geht darum, dass der Betroffene sich im Moment der Rückfallkrise zunächst in Sicherheit bringt, wieder nüchtern wird und alles tut, um seine Selbstwirksamkeitsüberzeugung wieder zu gewinnen. Eine Ursachenanalyse kann dann erfolgen, wenn der Betroffene sich wieder vollkommen gefangen hat und die akute Krise abgeklungen ist.

Patientengerechte Hinweise zur Notfallkarte finden Sie bei Lindenmeyer (2016a). Therapeutische Hinweise zum Vorgehen finden sich bei Lindenmeyer (2016c, 2018).

INFO 8 Umgang mit rückfälligen Patienten

Rückfälle sind nicht nur für die Betroffenen und ihre Angehörigen Krisensituationen, sondern auch für die mitbetroffenen Therapeuten und Mitarbeiter einer Therapieeinrichtung. Es stellt für alle Beteiligten eine Überforderung dar, wenn der therapeutische Umgang mit dem Rückfall erst im Moment der Krise entwickelt werden muss. Auch ein Therapeut sollte daher über ein klares und eingeübtes Procedere im Umgang mit Rückfällen verfügen.

Bei der therapeutischen Reaktion auf einen Rückfall ist wiederum die Reihenfolge entscheidend. Es geht darum, dass der Betroffene, falls erforderlich, medizinisch versorgt wird, wieder nüchtern wird und seine Therapie- und Abstinenzzuversicht wiedergewinnt. Eine Ursachenanalyse sollte erst dann erfolgen, wenn der Betroffene sich wieder vollkommen gefangen hat und die akute Krise abgeklungen ist.

Die Möglichkeit eines Rückfalls während der Behandlung sollte bereits zu Therapiebeginn mit dem Patienten besprochen und konkrete Vereinbarungen für diesen Fall getroffenen werden.

Konkrete Hinweise zum therapeutischen Umgang mit rückfälligen Patienten finden sich bei Lindenmeyer (2016c, 2018).

AB 69 Meine Rückfallanalyse

Wenn ein Rückfall gestoppt werden konnte und wieder Stabilität eingekehrt ist, ist es wichtig, aus einem Rückfall zu lernen. Außerdem geht es darum, dass der Patient offen über seinen Rückfall mit seinen Mitpatienten oder Bezugspersonen sprechen kann, um die entstandene Verunsicherung zu überwinden. Das Arbeitsblatt bietet die Gelegenheit, sich auf dieses Gespräch vorzubereiten.

»Nachdem nunmehr Ihr Rückfall erfolgreich gestoppt ist, sollten wir gewissermaßen die Scherben auflesen und die erforderlichen Lehren aus dem Ereignis ziehen. Das wird sicher kein einfaches Gespräch mit Ihrem Umfeld. Ich möchte daher, dass Sie zunächst Ihre Gedanken mithilfe dieses Arbeitsblatts ordnen.«

Konkrete Hinweise zur therapeutischen Aufarbeitung eines Rückfalls finden sich bei Lindenmeyer (2016c, 2018).

Notfallkarte

P

Entwerfen Sie eine Notfallkarte in der Größe einer Kreditkarte, die Sie immer bei sich tragen können. Sie soll Ihnen helfen, im Falle eines Rückfalls nicht die Nerven zu verlieren, sondern wieder umgehend zu Ihrer Alkoholabstinenz zurückzukehren.

Notfallkarte für die Klinik

(1) **Trinksituation sofort verlassen!**
(2) »Verbündete(n)« informieren und Unterstützung holen:

Name: ....

Zimmer: .... Telefon: ....

(3) Meine wichtigsten Abstinenzgründe:

....

....

....

Notfallkarte für zu Hause

(1) **Trinksituation sofort verlassen!**
(2) »Verbündete(n)« informieren und Unterstützung holen:

Name: ....

Telefon: ....

(3) Meine wichtigsten Abstinenzgründe:

....

....

....

INFO 8 Umgang mit rückfälligen Patienten

T

(1) **Medizinische Abklärung/Versorgung**

- Arzt vorzustellen?
- Suizidalität?
- Medikamentöse Anfallsprophylaxe?
- Entzugsmedikation?

(2) **Wieder nüchtern werden**

- Verdeutlichen von Kooperation als Voraussetzung für Weiterbehandlung
- Vermeiden von Überbeanspruchung des therapeutischen Personals und der Angehörigen
- Vermeiden von unzumutbarer Belästigung von Mitpatienten
- Vermeiden von längeren Gesprächen
- Vermeiden von unsystematischer Zuwendung

(3) **Therapie- und Abstinenzsicherung**

- Vermeiden von demoralisierender Ursachenforschung
- Informieren von Angehörigen?
- Künftige Vermeidung von Rückfällen?
- Weiterhin Vertrauen in Therapie?
- Veränderung der Therapieplanung?
- Erneute Konfrontation mit Rückfallsituation?

(entnommen aus: Lindenmeyer, 2016c)

Meine Rückfallanalyse

Aus einem Rückfall kann man lernen, aber nur wenn man sich traut, darüber zu sprechen.

Wir wollen Ihnen die Möglichkeit geben, einen Rückfall gemeinsam mit Ihrer Therapie- bzw. Selbsthilfegruppe zu besprechen und aufzuarbeiten. Rückfälle und Krisen haben immer Vorrang!

Was ist passiert?

....

....

....

....

....

....

Gab es äußere Umstände, die mich geärgert, geängstigt, deprimiert etc. haben?

....

....

....

....

....

....

Habe ich Strategien angewendet, um den Rückfall zu stoppen?

Falls ja, welche:

....

....

....

....

Welche Strategien haben geholfen?

....

....

....

Falls ja, wie lange?

....

....

Gab es Strategien, die nicht hilfreich bzw. schädlich waren?

....

....

Hätte ich eine andere Strategie/andere Strategien gebraucht? Welche?

....

....

II Tabakabhängigkeit

Mögliche Settings für den Einsatz der Materialien

Weder die Tabakentwöhnung im Allgemeinen noch die die Entwöhnungstherapie der Tabakabhängigkeit im Speziellen sind bislang als vertragsärztliche Kassenleistung anerkannt (Mühlig, 2013; Batra et al., 2012). Originäre Tabakentwöhnungskurse werden lediglich als Präventionsleistung (§ 20 SGBV) in geringfügigem Umfang (ca. 75–100 €/p. a.) von der GKV einmal jährlich bezuschusst (Leitfaden Prävention: GKV Spitzenverband, 2017). Ansonsten kann eine qualifizierte Tabakentwöhnung nur im Rahmen stationärer Behandlungen mit pauschalierten Tagessätzen angeboten werden. Verhandelt wird derzeit, ob im Rahmen von Disease Management Programmen (DMP) bei bestimmten Indikationen tabakassoziierter chronischer Erkrankungen (z. B. bei chronisch obstruktiver Lungenerkrankung – COPD) Angebote zur Tabakentwöhnung als Kassenleistung abgerechnet werden können. Demgegenüber sind bereits bislang in fast allen Behandlungssettings des Gesundheitswesens Kurzinterventionen zur Tabakentwöhnung möglich, auch wenn diese nicht extra refinanziert werden. Im Einzelnen eigenen sich die Materialien für den Einsatz in folgenden Behandlungssettings:

Ambulante Tabakentwöhnungskurse von freien Anbietern, Raucherambulanzen oder Krankenkassen. Nach Kriterien des Leitfadens Prävention des GKV-Spitzenverbandes werden Kurse mit folgendem Aufbau von einer Krankenkasse bzw. einer von ihr autorisierten Stelle (Zentrale Prüfstelle Prävention) zertifiziert: mindestens acht Einheiten von mindestens 45 Minuten oder maximal zwölf Einheiten à 90 Minuten, in der Regel im wöchentlichen Rhythmus. Die Gruppengröße kann von mindestens sechs bis maximal zwölf Personen betragen. Kompaktkurse sind nur im Ausnahmefall für besondere Zielgruppen auf Antrag möglich.

Hausarzt/Akutkrankenhaus. Jeder Kontakt zum Hausarzt und jeder Krankenhausaufenthalt eines Rauchers stellt einen sogenannten »teachable moment« für eine Kurzintervention zur Erhöhung der Motivation für einen Rauchstopp dar (AB 78 und AB 79). Dies ist besonders indiziert, wenn der Patient sich in medizinischer Behandlung befindet wegen körperlicher Folgeschäden seines Rauchens (z. B. COPD, koronare Herzerkrankungen, Asthma) bzw. Beschwerden, deren Heilungsprognose durch Rauchen negativ beeinflusst (z. B. Wundheilung, onkologische Erkrankungen, gastrointestinale Krankheiten) wird.

Schulen/Universitäten/Ausbildungsstätten. Hier besteht die Möglichkeit, alle Raucher zu erreichen, außerdem ist in diesen Institutionen häufig ein besonderes pädagogisches Know-how vorhanden. Der in der Regel mehrjährige Kontakt bietet die Möglichkeit, über eine routinemäßige Kurzintervention zur Erhöhung der Motivation für einen Rauchstopp bei allen Rauchern (AB 78 bis AB 85) hinaus Interessierten qualifizierte Tabakentwöhnungskurse zur Durchführung eines Rauchstopps (AB 86 bis AB 90, INFO 19 bis INFO 21) und zur Rückfallprävention (AB 94 bis AB 98, INFO 25 bis INFO 27) anzubieten. Dies ist besonders innerhalb der Ausbildung zu Gesundheits- bzw. Dienstleistungsberufen (z. B. Medizin- und Psychologiestudium, Pflegeberufe, Hotel- und Gaststättengewerbe, Flugbegleiter) und zu pädagogischen Fachkräften (z. B. Lehrer, Erzieher) indiziert.

Betriebliches Gesundheitsmanagement. Fürsorgepflicht als Arbeitgeber gegenüber den Mitarbeitern, aber auch wirtschaftliche Überlegungen (z. B. verringerte Fehlzeiten bei Nichtrauchern) machen die routinemäßige Durchführung von Kurzinterventionen zur Erhöhung der Motivation für einen Rauchstopp bei allen rauchenden Mitarbeitern im Rahmen der allgemeinen betrieblichen Gesundheitsförderung auch für Arbeitgeber attraktiv. In diesem Kontext bieten viele Betriebe ihren Mitarbeitern qualifizierte Tabakentwöhnungskurse auf freiwilliger Basis an (AB 86 bis AB 90, INFO 19 bis INFO 21). Derartige Maßnahmen sind zudem für den Betrieb steuerlich voll absetzbar. Insbesondere Krankenhäuser mit besonderer Vorbildfunktion für Patienten beteiligen sich zunehmend an Aktivitäten zur Förderung der Rauchfreiheit bei Mitarbeitern und Patienten, u. a. im Netzwerk rauchfreier Krankenhäuser (www.dnrfk.de).

Einrichtungen des Suchthilfesystems. Der Anteil der Raucher ist unter Suchtpatienten etwa dreimal so hoch wie im Durchschnitt der Bevölkerung. Insofern sind alle ambulanten und stationären Einrichtungen der Suchthilfe gehalten, routinemäßig zumindest Kurzinterventionen zur Erhöhung der Motivation für einen Rauchstopp (AB 78 bis AB 85) anzubieten. Im Rahmen mehrmonatiger Entwöhnungsbehandlungen besteht außerdem die Möglichkeit, qualifizierte Tabakentwöhnungskurse zur Durchführung eines Rauchstopps und zur Rückfallprävention (AB 93 bis AB 97, INFO 24 bis INFO 26) anzubieten. Hierbei ist von besonderem Vorteil, dass die therapeutischen Mitarbeiter über die notwendige Suchtexpertise verfügen. Entgegen der Befürchtung vieler Patienten, aber auch von Therapeuten entsteht keine Überforderung, wenn im Rahmen einer anderweitigen Suchtbehandlung zusätzlich eine Tabakentwöhnung durchgeführt wird. Ganz im Gegenteil, die gleichzeitige Tabakentwöhnung erhöht nachweislich die Erfolgschancen der primären Suchtbehandlung (Weber & Preuss, 2016).

Psychiatrische/psychotherapeutische Kliniken. Auch unter Patienten mit psychischen Störungen ist der Anteil der Raucher weit überdurchschnittlich, v. a. aber haben diese Menschen aufgrund ihrer psychischen Störung geringere Erfolgschancen, sich selbstständig das Rauchen abzugewöhnen (Batra et al., 2015). Insofern sind Kliniken für Psychiatrie bzw. Psychotherapie ebenfalls gehalten, routinemäßig wenigstens Kurzinterventionen zur Erhöhung der Motivation für einen Rauchstopp (AB 78 bis AB 85) anzubieten. Im Rahmen längerer Klinikaufenthalte besteht außerdem die Möglichkeit, qualifizierte Tabakentwöhnungskurse (AB 93 bis AB 97, INFO 24 bis INFO 26) anzubieten. Auch hier ist die besondere psychotherapeutische Qualifikation der Mitarbeiter von Vorteil. Langfristig wirkt sich die Tabakabstinenz sogar positiv auf die Prognose psychischer Grunderkrankungen aus (Mühlig et al., 2016; Rüther et al., 2015).

Medizinische Rehabilitationseinrichtungen. Die Förderung des Gesundheitsverhaltens stellt im Rahmen der medizinischen Rehabilitation einen wichtigen Baustein zur Erhaltung der Erwerbsfähigkeit dar. Insofern sind alle Einrichtungen durch die Leistungsträger gehalten, zumindest Kurzinterventionen zur Erhöhung der Motivation für einen Rauchstopp (AB 78 bis AB 85) vorzuhalten. Im Rahmen längerer Klinikaufenthalte besteht außerdem die Möglichkeit, qualifizierte Tabakentwöhnungskurse zur Durchführung eines Rauchstopps und zur Rückfallprävention (AB 93 bis AB 97, INFO 24 bis INFO 26) anzubieten. Dies ist insbesondere dann indiziert, wenn körperliche Folgeschäden des Rauchens (z. B. COPD, Myokardinfarkt, Schlaganfall, andere koronare Herzerkrankungen und Gefäßerkrankungen) der Anlass für die Rehabilitationsmaßnahme waren (Mai & Mühlig, 2016).

Ambulante Psychotherapie. Ambulante Psychotherapeuten sind besonders qualifiziert, um mit ihren Patienten im Rahmen einer ambulanten Psychotherapie eine Kurzintervention zur Erhöhung der Motivation für einen Rauchstopp (AB 78 bis AB 85) durchzuführen. Leider ist die Tabakabhängigkeitstherapie an sich nach GBA-Beschluss keine zulässige Indikation im Rahmen der Psychotherapierichtlinien.

6 Diagnostik und Anamnese

6.1 Screening

Um entscheiden zu können, ob ein ärztlicher Ratschlag bzw. eine Kurzintervention für einen erfolgreichen Rauchstopp ausreichend sind oder ob der Betroffene verstärkter therapeutischer Unterstützung in Form einer Tabakentwöhnung (inklusive medikamentöser Unterstützung) bedarf, ist es wichtig, die Ausprägung der Tabakabhängigkeit zu bestimmen.

Die überwiegende Mehrheit aller Raucher (sog. ambivalente Raucher) möchte das Rauchen aufhören, ist aber aufgrund gescheiterter Selbstversuche entmutigt.

Arbeitsmaterialien

AB 70 Fagerström-Test
AB 71 Ergebnisrückmeldung Fagerström-Test

AB 70 Fagerström-Test

Der Fagerström-Test (FTND) gilt weltweit als Goldstandard zur Bestimmung der Stärke der Tabakabhängigkeit und wird daher auch in der aktuellen Leitlinie als Instrument der ersten Wahl empfohlen (Batra et al., 2015). Der FTND beinhaltet sechs Fragen mit einem maximalen Summenwert von 10. Die Fragen nach dem morgendlichen Craving (Frage 1) und die Anzahl der täglich konsumierten Zigaretten (Frage 4) gelten als stabilste Prädiktoren der Abhängigkeitsstärke. Bei der Auswertung des Tests unterscheidet man von »keiner bzw. sehr geringer Abhängigkeit« (0–2 Punkte) bis zu »sehr schwerer Abhängigkeit« (8–10 Punkte).

Der Fagerström-Test mit sofortiger Auswertung kann anonym und kostenlos auf der Website www.selbsthilfetabak.de durchgeführt werden.

Die ICD-10 spricht von »Tabakabhängigkeit«, da die Abhängigkeit beim Tabakrauchen nicht ausschließlich durch den Inhaltsstoff Nikotin verursacht wird. Die Kategorie »schädlicher Gebrauch« (ICD-10) ist diagnostisch von geringem Wert, da dieses Kriterium beim Rauchen streng genommen per se erfüllt ist.

»Damit wir Ihre Tabakentwöhnung erfolgreich planen können, ist es zunächst wichtig, dass wir uns einen Eindruck davon verschaffen, wie stark Ihre Tabakabhängigkeit tatsächlich ausgeprägt ist. Dazu möchte ich Ihnen einen kurzen Test vorlegen, er dauert lediglich wenige Minuten. Danach kann ich Ihnen eine qualifizierte Rückmeldung zu dieser Frage geben.«

AB 71 Ergebnisrückmeldung Fagerström-Test

Eine kurze direkte Rückmeldung durch den behandelnden Arzt oder Psychotherapeuten hat nachweislich eine günstige Wirkung auf Bereitschaft von Patienten, das Rauchen aufzugeben. Diese kann durch die Überreichung eines entsprechenden Rückmeldebogens noch verstärkt werden. In Abhängigkeit des Testergebnisses eines Patienten kann der Therapeut hier gezielte Tipps für das weitere Vorgehen ankreuzen:

- Punktwert 0–2: keine bis sehr geringe Tabakabhängigkeit. Ermutigung zum selbstständigen Rauchstopp ggf. unter Zuhilfenahme eines Onlineprogramms.

- Punktwert 3–5: geringe bis mittlere Tabakabhängigkeit. Empfehlung zur Teilnahme an einem Nichtraucherkurs ggf. mit Unterstützung durch Nikotinersatz bzw. Medikation.
- Ab 6 Punkten: starke bzw. sehr starke Tabakabhängigkeit. Klare Empfehlung zur Teilnahme an einem Nichtraucherkurs mit Unterstützung durch Nikotinersatz oder Medikation.

Der FTND-Wert lässt sich für die Indikationsentscheidung über eine pharmakologische Begleitbehandlung des Tabakentzugs heranziehen: Je höher der Grad der körperlichen Abhängigkeit und damit der Entzugssymptomatik, desto nutzbringender ist deren medikamentöse Linderung.

Fagerström-Test

T

Wann rauchen Sie nach dem Aufwachen Ihre erste Zigarette?		Punkte
(a) innerhalb von 5 Minuten	(a) = 3 Punkte
(b) nach 6 bis 30 Minuten	(b) = 2 Punkte
(c) nach 31 bis 60 Minuten	(c) = 1 Punkt
(d) nach 60 Minuten	(d) = 0 Punkte
	....

Finden Sie es schwierig, an Orten, wo das Rauchen verboten ist (z. B. in der Kirche, in der Bibliothek, im Kino usw.), nicht zu rauchen?

(a) ja	(a) = 1 Punkt	
(b) nein	(b) = 0 Punkte	
		....

Welche Zigarette möchten Sie am wenigsten aufgeben?

(a) die erste am Morgen	(a) = 1 Punkt	
(b) andere	(b) = 0 Punkte	
		....

Wie viele Zigaretten rauchen Sie am Tag?

(a) 10 oder weniger	(a) = 0 Punkte	
(b) 11 bis 20	(b) = 1 Punkt	
(c) 21 bis 30	(c) = 2 Punkte	
(d) 31 oder mehr	(d) = 3 Punkte	

Rauchen Sie in den ersten Stunden nach dem Erwachen im Allgemeinen mehr als am Rest des Tages?

(a) ja	(a) = 1 Punkt	
(b) nein	(b) = 0 Punkte	
		....

Kommt es vor, dass Sie rauchen, wenn Sie krank sind und tagsüber im Bett bleiben müssen?

(a) ja	(a) = 1 Punkt	
(b) nein	(b) = 0 Punkte	
		....

Gesamtpunktzahl: ....

AB 71 Ergebnisrückmeldung Fagerström-Test

Sehr geehrt(e) Frau/Herr ....,

Herzlichen Dank für die Beantwortung unseres Fragebogens zur Bestimmung der Tabakabhängigkeit.

Bei Ihrem Punktewert von ....

☐ **sind Sie zum Glück gar nicht oder nur sehr leicht tabakabhängig:**
Trotzdem wäre es aus gesundheitlichen Gründen sicher besser, Sie würden mit dem Rauchen ganz aufhören. In Ihrem Fall dürfte das auch gar nicht so schwer sein.

Vielleicht schaffen Sie das einfach so, oder Sie nehmen kostenlos und vollkommen anonym an dem Selbsthilfeprogramm www.selbsthilfetabak.de teil, um Ihr Rauchen gänzlich einzustellen.

☐ **ist Ihre Tabakabhängigkeit bereits mittelschwer ausgeprägt:**
Ihre Offenheit bei der Beantwortung verdient Respekt. Aber Sie rauchen oft und riskieren in zunehmendem Maße körperliche Probleme. Ich empfehle Ihnen daher eindeutig, mit dem Rauchen aufzuhören.

Möglicherweise wird Ihnen das aber nicht ganz leicht fallen. Mithilfe einer gezielten und systematischen Vorgehensweise hätten Sie allerdings gute Chancen.

Hierzu bietet sich Ihre Teilnahme an einem ambulanten Raucherentwöhnungskurs an.

Vielleicht möchten Sie dazu aber lieber das Online-Selbsthilfeprogramm www.selbsthilfetabak.de kostenlos und vollkommen anonym ausprobieren. Das Selbsthilfeprogramm kann Ihnen behilflich sein, sofort oder schrittweise Ihren Tabakkonsum zu beenden.

☐ **ist Ihre Tabakabhängigkeit leider sehr stark ausgeprägt:**
Ihre Offenheit bei der Beantwortung verdient zwar allergrößten Respekt. Allerdings ist mit ernsthaften körperlichen Problemen zu rechnen, wenn Sie weiter rauchen. Ich empfehle Ihnen daher dringend, sofort mit dem Rauchen aufzuhören. Dies wird Ihnen aber höchst wahrscheinlich nicht ganz leicht fallen.

Ich empfehle Ihnen daher dringend, professionelle Hilfe in Anspruch zu nehmen. Insbesondere der Einsatz von Nikotinpflaster und Nikotinkaugummi oder Vareniclin könnte Ihre Chancen deutlich erhöhen.

Natürlich wird all dies erhebliche Überwindung kosten. Aber mit Ihrer Offenheit haben Sie bereits einen entscheidenden Schritt getan.

Datum: .... Unterschrift: ....

6.2 Anamnese

Aufgrund der unzureichenden Finanzierung werden die meisten Tabakentwöhnungen in Form eines strukturierten, verhaltenstherapeutisch basierten Gruppenkurses angeboten. Umso wichtiger ist es, dass die individuellen Besonderheiten jedes Teilnehmers auf eine möglichst ökonomische Weise erhoben werden. Im Einzelnen geht es dabei um das soziale Rauchumfeld, den Gesundheitszustand und das individuelle Rauchverhalten.

Arbeitsmaterialien

AB 72 Angaben zu meiner Person
AB 73 Aktueller Gesundheitszustand
AB 74 Mein aktuelles Rauchverhalten
AB 75 Meine Rauchstoppversuche

AB 72 Angaben zu meiner Person

Für den Erfolg einer Tabakentwöhnung ist es wichtig, dass die Maßnahmen auf die persönliche Lebenssituation einer Person abgestimmt werden. Hierbei ist es von besonderer Bedeutung, das soziale Rauchumfeld kennenzulernen, um einerseits die mögliche Unterstützung für einen Rauchstopp, andererseits aber auch mögliche Rauchstoppbarrieren realistisch abschätzen zu können.

»Herr X., damit wir den Tabakentwöhnungskurs besser auf Ihre persönliche Situation zuschneiden können, benötige ich einige Angaben zu Ihrer Person und Ihrem persönlichen Umfeld. Insbesondere geht es darum, wer von Ihrem Rauchstopp mitbetroffen sein wird. Ich möchte Sie daher bitten, das folgende Arbeitsblatt auszufüllen.«

Zur Gefährdung von Kindern und anderen Passivrauchern im Umfeld des Betroffenen finden sich auf der Homepage des DKFZ (www.dkfz.de) sowie bei Batra (2015), Andreas et al. (2014) und Schaller und Pötschke-Langer (2008) vertiefende Informationen.

Zur erhöhten Rückfallgefahr bei stark rauchendem Umfeld geben Kröger und Mühlig (2015) in den *Leitlinien Tabak* Auskunft.

AB 73 Aktueller Gesundheitszustand

Die Erfassung des aktuellen Gesundheitszustandes ist aus verschiedenen Gründen von Bedeutung:

(1) Die psychoedukative Informationsvermittlung sollte auf die individuellen Problemlagen, insbesondere auf tabakassoziierte Beschwerden und Erkrankungen Bezug nehmen.
(2) Die Einsicht in die direkten persönlichen Folgen des Rauchens auf die eigene Gesundheit erzeugt eine kognitive Dissonanz und erhöht die Änderungsmotivation.
(3) Für die konkrete Interventionsplanung können gezielte Ansatzpunkte identifiziert werden (z. B. Verbesserung CO-Wert [via Messung des Kohlenmonoxids in der Ausatemluft], der Lungenfunktion oder der körperlichen Leistungsfähigkeit bei COPD).
(4) Die Berücksichtigung des Gesundheitszustandes begründet bestimmte Indikationen oder Kontraindikationsentscheidung (z. B. bei Depressionen).

»Herr X., das folgende Arbeitsblatt bezieht sich auf Ihren Gesundheitszustand. Insbesondere geht es darum, bei welchen möglichen körperlichen oder psychischen Beschwerden Sie einen direkten Zusammenhang zu Ihrem Rauchen sehen und bei welchen eher nicht.«

Tabakrauchen stellt unbestritten den wichtigsten Einzelrisikofaktor für zahlreiche schwerwiegende somatische Erkrankungen dar. Das Inhalieren von Tabakrauch wird für 80–90% der chronischen Atemwegs-, 80–85% aller Lungenkrebs- und 25–43% der koronaren Herzerkrankungen ursächlich verantwortlich gemacht.

> **!** Durch Tabakrauchen sterben in den Industrieländern mehr Menschen als durch Verkehrsunfälle, AIDS, Alkohol, illegale Drogen, Tötungsdelikte und Suizide zusammen. Allein in Deutschland versterben jährlich ca. 120.000–140.000 Menschen vorzeitig an den Folgen ihres Tabakkonsums, das sind 22 % aller vorzeitigen Todesfälle bei Männern und 5 % bei Frauen.

Zudem haben Raucher ein signifikant erhöhtes Risiko für psychische Störungen (u. a. für Depressionen, Angst- und Panikstörungen, Posttraumatische Belastungsstörungen und Suizidalität [Mühlig, 2010]). Tabakrauchen bei Personen mit psychischen Störungen führt zu überproportionalen körperlichen Gesundheitsrisiken, ungünstigeren Störungsverläufen, schlechteren Therapieergebnissen und verminderter Lebensqualität.

Eine Reihe von Umständen kann verhindern, dass die Folgeschäden des Tabakrauchens für Raucher handlungswirksam werden:

- Sie selbst erleben noch keine negativen Auswirkungen.
- Manche Folgeschäden treten nicht immer ein.
- Auch Nichtraucher können vergleichbare Gesundheitsprobleme haben.

AB 74 Mein aktuelles Rauchverhalten

Dieses Arbeitsblatt soll eine erste grobe Vorstellung zum Rauchverhalten eines Patienten ermöglichen. Insbesondere soll damit erhoben werden, wie stark das Rauchen in die verschiedenen Lebensbereiche einer Person eingebettet ist oder ob es Lebensbereiche gibt, die der Betroffene von seinem Rauchen erfolgreich ausklammert.

Ungefähr ein Viertel der regelmäßigen Raucher konsumieren 20 und mehr Zigaretten am Tag und werden als starke Raucher eingestuft. Allerdings variiert die Rauchmenge sehr stark im Lebensverlauf, aber auch situationsabhängig. Schwer abhängige Raucher konsumieren kontinuierlich und »bei jeder Gelegenheit«, die sogenannten »Gelegenheitsraucher« nur unregelmäßig bzw. in ganz bestimmten Situationen (z. B. Pausen, Feierabend, Stresssituationen).

»In dem folgenden Arbeitsblatt geht es um Ihr Rauchverhalten. Insbesondere geht es darum, ob Sie eigentlich immer gleich viel und überall rauchen, ob Ihr Rauchverhalten starken Schwankungen unterliegt und ob Sie in bestimmten Lebensbereichen bewusst nicht rauchen.

Ich weiß, dass es nicht immer ganz leicht ist, all die Fragen zum Rauchen wirklich exakt zu beantworten. Bitte machen Sie das, soweit es Ihnen eben möglich ist.«

AB 75 Meine Rauchstoppversuche

Die Mehrheit aller Raucher hat schon mindestens einmal ernsthaft versucht, sich das Rauchen abzugewöhnen. Für die individuelle Interventionsplanung sollten die Erfahrungen mit vorangegangenen Rauchstoppversuchen berücksichtigt werden, da nur so die Zuversicht des Betroffenen in einen erneuten Versuch gefördert werden kann.

»Möglicherweise haben Sie schon einmal versucht, sich das Rauchen abzugewöhnen, und sind daher skeptisch, ob Sie das je schaffen werden. Wir sollten uns deshalb etwas genauer mit Ihren bisherigen Rauchstoppversuchen beschäftigen, um zu analysieren, was eher erfolgreich und was eher nicht so erfolgreich war. Auf diese Weise können wir Ihre Erfolgschancen beim nächsten Versuch gezielt steigern.«

Die Mehrheit der aktiven Raucher gibt regelmäßig an, mit dem Rauchen aufhören zu wollen. Die tatsächliche Aufhörquote liegt unter männlichen Rauchern bei 51 % und unter Raucherinnen bei 46 % (Lampert et al., 2013). Obwohl viele Raucher langfristig den Ausstieg schaffen, gelingt dies in vielen Fällen erst, wenn bereits gravierende Gesundheitsschäden eingetreten sind. Im *Epidemiologischen Suchtsurvey* (ESA) wurde ermittelt, dass 65 % der befragten Raucher bereits mindestens einmal einen ernsthaften Aufhörversuch unternommen haben (Kraus et al., 2013). Insofern haben die meisten Raucher schon einmal erfolglos versucht, sich das Rauchen abzugewöhnen. Entsprechend gering ist häufig ihre Veränderungszuversicht. Tatsächlich schaffen es die meisten Raucher erst nach fünf bis sieben Anläufen, ihr Rauchen endgültig einzustellen.

AB 72 Angaben zu meiner Person

P

Bitte tragen Sie folgende persönliche Angaben ein.

Alter: .... Jahre

Geschlecht: ☐ weiblich ☐ männlich

Körpergröße: .... cm

Gewicht: .... kg

Partnerschaftssituation

☐ aktuell keine feste Partnerschaft
☐ in fester Partnerschaft (Partner ist Raucher: ☐ ja ☐ nein)
☐ wechselnde Partnerschaften (Partner sind Raucher: ☐ ja ☐ nein)

Berufliche Situation

☐ Schüler/Student/in Ausbildung
☐ erwerbstätig als .... seit ....
☐ arbeitslos seit ....
☐ berentet seit ....
☐ Hausfrau/Hausmann

Wohnsituation

☐ Ich lebe allein.
☐ Ich lebe zusammen mit .... (ebenfalls Raucher: ❑ ja ❑ nein).
☐ In meinem Haushalt leben minderjährige Kinder (Anzahl: ...., Alter: ....).

Mein Rauch-Umfeld

Folgende Personen in meinem Umfeld sind Raucher:
☐ Familienangehörige: ....
☐ Freundeskreis
☐ unmittelbare Nachbarn
☐ Arbeitskollegen
☐ Kunden in meinem unmittelbaren Arbeitsumfeld

Rauch-Einschränkungen

Unterliegt Ihr Rauchen irgendwelchen Einschränkungen?
☐ in der eigenen Wohnung: ....
☐ am Arbeitsplatz: ....
☐ bei Freunden und Bekannten: ....
☐ im weiteren Familienkreis: ....

Aktueller Gesundheitszustand

P

Bitte tragen Sie die entsprechenden Angaben zu Ihrem aktuellen Gesundheitszustand in das Arbeitsblattblatt ein.

Wie würden Sie Ihren derzeitigen körperlichen Gesundheitszustand beurteilen?

Schlecht	Weniger gut	Zufriedenstellend	Gut	Sehr gut
☐	☐	☐	☐	☐

Im Vergleich zu vor einem Jahr, wie würden Sie Ihren jetzigen körperliche Gesundheitszustand beurteilen?

Viel schlechter als vor einem Jahr	Etwas schlechter als von einem Jahr	Etwa so wie vor einem Jahr	Etwas besser als vor einem Jahr	Viel besser als vor einem Jahr
☐	☐	☐	☐	☐

Bei folgenden meiner körperlichen Beschwerden sehe ich einen Zusammenhang mit meinem Rauchen:

....

....

Bei folgenden meiner körperlichen Beschwerden sehe ich **keinen** Zusammenhang mit meinem Rauchen:

....

....

Wie würden Sie Ihren derzeitigen seelischen/emotionalen Gesundheitszustand beurteilen?

Schlecht	Weniger gut	Zufriedenstellend	Gut	Sehr gut
☐	☐	☐	☐	☐

Im Vergleich zu vor einem Jahr, wie würden Sie Ihren jetzigen seelischen/emotionalen Gesundheitszustand beurteilen?

Viel schlechter als vor einem Jahr	Etwas schlechter als von einem Jahr	Etwa so wie vor einem Jahr	Etwas besser als vor einem Jahr	Viel besser als vor einem Jahr
☐	☐	☐	☐	☐

Bei folgenden meiner psychischen Beschwerden sehe ich einen Zusammenhang mit meinem Rauchen:

....

....

Bei folgenden meiner psychischen Beschwerden sehe ich **keinen** Zusammenhang mit meinem Rauchen:

....

....

AB 74 Mein aktuelles Rauchverhalten

P

Bitte tragen Sie die folgenden Angaben zu Ihrem Rauchen ein.

An wie vielen Tagen in der Woche rauchen Sie gewöhnlich?

An .... Tagen

Wieviel rauchen Sie durchschnittlich pro Tag?

.... Zigaretten

.... Zigarren

.... Pfeifen

.... E-Zigaretten

☐ An einem Rauchtag rauche ich aktuell eigentlich immer gleich viel.
☐ An einem Rauchtag schwankt die Menge aktuell zwischen mindestens .... und maximal ....

Ich rauche dabei mehr pro Tag, wenn ....

Ich rauche dabei weniger pro Tag, wenn ....

Wie alt waren Sie, als Sie begonnen haben, regelmäßig zur rauchen?

.... Jahre

An welchen der folgenden Orte rauchen Sie?

☐ in der eigenen Wohnung (☐ im Bett ☐ auf der Toilette ☐ Balkon/Garten)
☐ im Auto
☐ in der Öffentlichkeit
☐ am Arbeitsplatz
☐ in der Wohnung von anderen Personen

An welchen der folgenden Orte **verzichten** Sie bewusst auf Ihr Rauchen?

☐ in der eigenen Wohnung (☐ im Bett ☐ auf der Toilette)
☐ im Auto
☐ in der Gegenwart bestimmter Personen: ....
☐ in der Öffentlichkeit: ....
☐ am Arbeitsplatz: ....
☐ in der Wohnung von anderen Personen: ....

AB 75 Meine Rauchstoppversuche

P

Bitte tragen Sie die folgenden Angaben zu Ihrem Rauchen ein.

Haben Sie schon einmal versucht, mit dem Rauchen aufzuhören?

nie	**einmal**	**mehrmals**
☐	☐	☐

Falls Sie schon einmal mit dem Rauchen aufgehört haben, geben Sie zunächst bitte an, welche Methode Sie hierbei schon ausprobiert haben.

☐ einfach so, von heute auf Morgen
☐ Nikotinersatzpräparate (Pflaster, Kaugummi, Spray)
☐ medikamentöse Unterstützung (Zypan®)
☐ medikamentöse Unterstützung (Champix®)
☐ andere Medikamente
☐ Telefonberatung
☐ Raucherentwöhnungsprogramm
☐ Hypnose
☐ Akupunktur
☐ Selbsthilfebuch: ....
☐ Selbsthilfe Internet: ....
☐ Selbsthilfe Video/Kassette
☐ Beratungsambulanz
☐ E-Zigarette

Jetzt listen Sie bitte folgende Einzelheiten zu jedem Ihrer Rauchstoppversuche auf:

Wann	**Gründe für Aufhören**	**Verwendete Methode**	**Wie lange durchgehalten**	**Auslöser für Rückfall**

6.3 Differenzialdiagnostik

Die Koinzidenz von psychischer Belastung und Tabakrauchen wird nach der »Selbstbehandlungshypothese« damit erklärt, dass psychisch belastete Personen Nikotin zur Stressreduktion (entspannende Nikotinwirkung) sowie zur Linderung ihrer subjektiven psychischen Symptomatik (beruhigende, stimmungsaufhellende und wohlbefindenssteigernde Wirkung von Nikotin) nutzen. Um in diesem Fall den Betroffenen trotzdem eine erfolgreiche Tabakentwöhnung zu ermöglichen, bedarf es gegebenenfalls zusätzlicher Unterstützungsmaßnahmen. Der folgende Screening-Fragebogen dient dazu, den psychischen Status von aufhörwilligen Rauchern zu erfassen, um gegebenenfalls die Tabakentwöhnung von Beginn an durch spezifische Therapieangebote ergänzen zu können.

Die ätiologischen Gründe für die hohe Komorbidität zwischen Rauchen und psychischen Störungen sind noch unklar: Aktuell wird Tabakrauchen als Folge oder Mitursache psychischer Störungen diskutiert oder beide Störungen besitzen gemeinsame Ursachen und Interaktionen. Psychiatrische Patienten sind aufhörmotiviert und Tabakentwöhnung ist bei Rauchern mit psychischer Störung nicht generell weniger erfolgreich als unter psychisch gesunden Personen. Spezifische Tabakentwöhnungsprogramme für psychiatrische Patienten in stationären und ambulanten Settings sind aufwendig und komplex, aber wirksam. Allerdings benötigen Raucher mit psychischer Komorbidität häufig psychotherapeutische Begleitinterventionen höherer Intensität und oftmals medikamentöse Unterstützung (Bupropion, Vareniclin, Nikotinersatztherapie [NET] wie z. B. Nikotinpflaster oder -kaugummi). Nikotin besitzt offenbar tatsächlich spezifisch antidepressive Effekte, da das serotonerge System ähnlich aktiviert wird wie bei Antidepressiva. Im Falle einer Depressionsdiagnose sollten deshalb Vorsichtsmaßnahmen gegen eine mögliche Exazerbation im Entzug getroffen werden. Das Vorliegen einer (latenten) affektiven Störung lässt sich unaufwendig bspw. mit dem *PHQ-D Kurzversion* (Löwe et al., 2002) erfassen (Schuler et al., 2018; Mühlig et al., 2016; Kendel et al., 2010).

Arbeitsmaterial

AB 76 Gesundheitsfragebogen für Patienten – Kurzform PHQ-D

AB 76 Gesundheitsfragebogen für Patienten – Kurzform PHQ-D

Dieser durch Löwe et al. (2002) an die deutsche Sprache adaptierte Fragebogen in Anlehnung an die englische Originalversion von Spitzer et al. (1999) ermöglicht ein schnelles Screening auf Depression und Panikstörung. Der Bogen wurde zum Screening von Hausarztpatienten auf verbreitete psychische Störungen wie Depressionen und Angststörungen sowie Alkoholabhängigkeit entwickelt.

»Bevor wir mit der Tabakentwöhnung beginnen, möchte ich überprüfen, ob Sie vielleicht noch unter weiteren psychischen Beschwerden leiden, die wir bei unserem weiteren Vorgehen zu berücksichtigen haben.«

Als Hinweis für eine mögliche Depression wird gewertet, wenn fünf oder mehr der Fragen 1a bis 1i mit mindestens »an mehr als der Hälfte der Tage« beantwortet sind und Frage 1a oder 1b darunter sind (1i auch mitzählen, wenn es mit »an einzelnen Tagen« beantwortet ist).

Als Hinweis für eine anderweitige Depression wird gewertet, wenn zwei, drei oder vier der Fragen 1a bis 1i mit mindestens »an mehr als der Hälfte der Tage« beantwortet sind und Frage 1a oder 1b darunter sind (1i auch mitzählen, wenn es mit »an einzelnen Tagen« beantwortet ist).

Als Hinweis auf eine Panikstörung wird gewertet, wenn alle Fragen 2a bis 2e mit »Ja« beantwortet sind.

Dieser Fragebogen ist ein wichtiges Hilfsmittel, um Ihnen die bestmögliche Behandlung zukommen zu lassen. Ihre Antworten können Ihrem Arzt helfen, Ihre Beschwerden besser zu verstehen. Bitte beantworten Sie jede Frage, so gut Sie können. Überspringen Sie Fragen bitte nur, wenn Sie dazu aufgefordert werden.

Name: ....

Alter: .... Geschlecht: ☐ weiblich ☐ männlich Datum: ....

(1) Wie oft fühlten Sie sich im Verlauf der **letzten 2 Wochen** durch die folgenden Beschwerden beeinträchtigt?

	Überhaupt nicht	**An einzelnen Tagen**	**An mehr als der Hälfte der Tage**	**Beinahe jeden Tag**
(a) wenig Interesse oder Freude an Ihren Tätigkeiten				
(b) Niedergeschlagenheit, Schwermut oder Hoffnungslosigkeit				
(c) Schwierigkeiten, ein- oder durchzuschlafen oder vermehrter Schlaf				
(d) Müdigkeit oder Gefühl, keine Energie zu haben				
(e) verminderter Appetit oder übermäßiges Bedürfnis zu essen				
(f) schlechte Meinung von sich selbst; Gefühl, ein Versager zu sein oder die Familie enttäuscht zu haben				
(g) Schwierigkeiten, sich auf etwas zu konzentrieren, z. B. beim Zeitunglesen oder Fernsehen				
(h) Waren Ihre Bewegungen oder Ihre Sprache so verlangsamt, dass es auch anderen auffallen würde? Oder waren Sie im Gegenteil »zappelig« oder ruhelos und hatten dadurch einen stärkeren Bewegungsdrang als sonst?				
(i) Gedanken, dass Sie lieber tot wären oder sich Leid zufügen möchten				

(2) Fragen zum Thema »**Angst**«

		Nein	Ja
(a)	Hatten Sie in den letzten 4 Wochen eine Angstattacke (plötzliches Gefühl der Furcht oder Panik)? → Wenn »Nein«, gehen Sie bitte weiter zu Frage 3!		
(b)	Ist dies bereits früher einmal vorgekommen?		
(c)	Treten manche dieser Anfälle völlig unerwartet auf – d. h. in Situationen, in denen Sie nicht damit rechnen, dass Sie angespannt oder beunruhigt reagieren?		
(d)	Empfinden Sie diese Anfälle als stark beeinträchtigend und/oder haben Sie Angst vor erneuten Anfällen?		
(e)	Litten Sie während Ihres letzten schlimmen Angstanfalls unter Kurzatmigkeit, Schwitzen, Herzrasen oder -klopfen, Schwindel oder dem Gefühl, der Ohnmacht nahe zu sein, Kribbeln oder Taubheitsgefühlen, Übelkeit oder Magenbeschwerden?		

(3) Wenn eines oder mehrere der in diesem Fragebogen beschriebenen Probleme bei Ihnen vorliegen, geben Sie bitte an, wie sehr **diese Probleme** es Ihnen erschwert haben, Ihre Arbeit zu tun, Ihren Haushalt zu regeln oder mit anderen Menschen zurecht zu kommen:

Überhaupt nicht erschwert	**Etwas erschwert**	**Relativ stark erschwert**	**Sehr stark erschwert**
☐	☐	☐	☐

KODIERUNG: *Maj Dep Syn,* wenn fünf oder mehr der Fragen 1a–i mit mindestens »an mehr als der Hälfte der Tage« beantwortet sind und Frage 1a oder 1b darunter sind (1i auch mitzählen, wenn es mit »an einzelnen Tagen« beantwortet ist). *And Dep Syn,* wenn zwei, drei oder vier der Fragen 1a–i mit mindestens »an mehr als der Hälfte der Tage« beantwortet sind und Frage 1a oder 1b darunter sind (1i auch mitzählen, wenn es mit »an einzelnen Tagen« beantwortet ist). *Pan Syn,* wenn alle Fragen 2a–e mit »Ja« beantwortet sind.

6.4 Erhebung des situativen Kontexts

Da jeder einzelne Zug an einer Zigarette, gefolgt von einer sofortigen Neurotransmitterausschüttung im Gehirn ein diskretes Lernereignis darstellt, kommt es schon nach wenigen Monaten zu einer immer stärkeren Automatisierung des Rauchens. Die hohe Suchtpotenz beim Tabakrauchen resultiert unter anderem daraus, dass das Gehirn eines Gewohnheitsrauchers täglich 200 bis 400 (und im Jahr: 73.000 bis 146.000) Mal mit Nikotin überflutet wird. Zudem ist das Tabakrauchen besonders stark an rauchbezogene situative (Rauchpause, Kaffeetrinken, Feierabendbier), behaviorale (Griff zur Zigarettenschachtel), sensorische (Geruch, Geschmack) oder affektive (Stimmung) Stimuli gekoppelt (Mühlig et al., 2008; Kröger & Mühlig, 2015). Das heißt, das Rauchverhalten wird habituell immer stärker mit situativen Triggern assoziiert, ohne dass der Betroffene noch bewusste Entscheidungen trifft. Diese situativen Trigger stellen dann bei einem Rauchstopp ein erhebliches Rückfallrisiko dar, da sie dem Betroffenen oft nicht mehr bewusst sind und trotzdem einen starken »Jieper« auf eine Zigarette auslösen können.

Negative Verstärkung. Für die langfristige Aufrechterhaltung der Abhängigkeit sind dann Prozesse der negativen Verstärkung verantwortlich, also die Linderung von Entzugssymptomatik durch erneuten Konsum. Neuere neuro- und kognitionspsychologische Forschungsergebnisse zeigen, dass Suchtverhalten offenbar stärker von automatischen Informationsverarbeitungsprozessen gesteuert wird als bis dato angenommen. Moderne neurokognitive Erklärungsansätze zur Ätiologie psychischer Störungen wie das *Dual-Prozess-Modell* (Strack & Deutsch, 2004) beschreiben die zugrunde liegenden psychopathologischen Mechanismen als Zusammenwirken gesteigerter störungsspezifischer impulsiver Reaktionen einerseits (»horse«) und geschwächter Fähigkeit zur exekutiven Kontrolle dieser Impulsivität (»horseman«) andererseits. Bezogen auf Sucht und Substanzstörungen wird danach folgender pathogenetischer Mechanismus postuliert: Die Reaktion auf drogenassoziierte Reize bei Süchtigen erfolgt im Zusammenwirken von zwei unterschiedlichen Prozessen:

(1) Die Annäherungsreaktion auf die suchtassoziierten Auslösereize läuft in Form des »automatic processing« ab, d. h. unbewusst, schnell, an bestimmte Auslösesituationen gekoppelt, mit geringer Kapazitätsbeanspruchung und wenig beeinflussbar.

(2) Abstinenz (= Ablehnung, Vermeidung) erfordert dagegen eine Handlungsregulation, die mit bewusster Informationsverarbeitung und exekutiven Kontrollfunktionen (»controlled processing«) verbunden ist und intentional gesteuert, flexibel, aber vergleichsweise langsam, kognitiv aufwendig und begrenzt durch die Verarbeitungskapazität arbeitet.

Arbeitsmaterial

AB 77 Raucherkarte

AB 77 Raucherkarte

Über die Psychodiagnostik hinaus ist eine möglichst exakte *verhaltensanalytische Erfassung* des Konsumverhaltens, der Rauchmenge und -chronizität, der individuellen Rauchmotive und Rauchsituationen sowie der Verstärker wichtig für die interventionsbezogene Diagnostik. Grundlage der Verhaltensanalyse ist die *Selbstbeobachtung*. Der Raucher protokolliert sein Rauchverhalten, indem er ein bis zwei Wochen lang die täglich konsumierten Zigaretten zählt sowie die Rauch- und/oder Versuchungssituationen und kognitive wie affektive Aspekte des Rauchverhaltens auf einer ständig mitgeführten Raucherkarte notiert. Ergänzend sollen die wichtigsten Auslöser für Rauchverhalten identifiziert werden.

Die Raucherkarte, in die der Raucher jede Zigarette *vor* dem Anzünden mit Datum, Uhrzeit, Stimmung sowie Wichtigkeit und Funktion der Zigarette eintragen soll, hat eine diagnostische und eine interventive Funktion: Die Selbstbeobachtung und Registrierung liefert einerseits Daten zum Rauchverhalten in konkreten Situationen. Die Eintragung *vor* dem Anzünden unterbricht andererseits die automatisierte Handlungskette des Griffes zur Zigarette und macht dem Raucher die Entscheidung zum Rauchen jeder einzelnen Zigarette bewusst. Damit entsteht eine gesteigerte Handlungskontrolle und nicht selten eine erste Reduktion des Rauchkonsums.

»Die wichtigste Maßnahme zur Raucherentwöhnung ist das gewissenhafte Führen der Raucherkarte. Die Raucherkarte hat drei Funktionen:

(1) Die Erhebung der wichtigsten Rauchsituationen, damit Sie sich gezielt auf den Zigarettenverzicht in diesen Situationen vorbereiten können.
(2) Die Dokumentation der Erfolge bei der Veränderung Ihres Zigarettenkonsums zur Selbstbestätigung.
(3) Das Bewusstmachen jeder einzelnen Zigarette vor dem Anzünden.«

Hier kann auch das elektronische Therapietagebuch www.therapietagebuchrauchen.de verwendet werden. Logins sind über www.salus-materialien.de zu erwerben.

»Es ist wichtig, dass wir zumindest eine möglichst exakte Vorstellung davon gewinnen, zu welchen Zeitpunkten Sie an welchen Orten typischerweise rauchen. Lassen Sie uns daher Ihr Rauchverhalten durchgehen. Wann und wo haben Sie da Ihre erste Zigarette geraucht. Wann und wo folgte die zweite und so weiter. Gut möglich, dass dabei nur ich etwas Neues über Ihr Rauchverhalten erfahre, vielleicht entdecken Sie dabei aber auch das ein oder andere Detail, das Ihnen bislang nicht bewusst war.«

Es wird von Einzelfall abhängen, ob man dem Patienten das Arbeitsblatt zur selbstständigen Bearbeitung überreicht oder ob ein gemeinsames Ausfüllen im Rahmen eines Anamnesegesprächs vorzuziehen ist.

Bei der Erfassung der Wirkung/Funktion des Rauchens beschränkt sich der Arbeitsbogen bewusst auf die Unterscheidung:

0 → + angenehme Steigerung von Normalgefühl
– → 0 Linderung von unangenehmer Stimmung

AB 77 Raucherkarte

P T

- Bitte füllen Sie die Woche vor dem Rauchstopp täglich diese Raucherkarte aus.
- Registrieren Sie jede Zigarette in Ihrer Raucherkarte!
  Wichtig: Machen Sie den Eintrag in die Raucherkarte **vor** dem Anzünden jeder Zigarette – auch wenn es unbequem ist!
- Schauen Sie sich noch einmal die typischen Situationen an: Wann und warum rauchen Sie eigentlich?

Bitte VOR dem Anzünden jeder Zigarette ausfüllen.

Datum	Zigarette Nr.	Uhrzeit	Situation/Ort	Wie wichtig ist diese Zigarette? (0 = unwichtig 5 = sehr wichtig)	Stimmung (1 = sehr gut 5 = sehr schlecht)	Funktion der Zigarette (Wozu rauche ich gerade diese Zigarette?)

7 Motivierung und Veränderungsentscheidung

7.1 Motivationsanalyse und Motivierung

Raucher sind in Bezug auf ihre Aufhörbereitschaft häufig sehr ambivalent und instabil. Deswegen ist es wichtig, die Patienten zu Beginn hinsichtlich ihrer Aufhörbereitschaft und ihrer Abstinenzzuversicht einzuschätzen. Bei geringer motivierten Patienten ist zunächst an einer Stärkung der Änderungsmotivation anzusetzen, indem die Risiken des fortgesetzten Tabakkonsums und die Vorteile der Rauchfreiheit stärker herausgearbeitet werden. Einige Raucher haben einen ausgeprägten Aufhörwunsch, aber nur eine geringe Änderungszuversicht. In diesen Fällen ist zunächst die Selbstwirksamkeit zu stärken, u. a. indem bisherige erfolglose Aufhörversuche genauer analysiert und Übergeneralisierungen (»Ich habe schon *alles* versucht, aber ich schaffe es einfach nicht«) abgebaut werden. Bei genauerer Betrachtung lassen sich meist einfache Ursachen für vergangene Misserfolge identifizieren, die oft in der fehlerhaften Umsetzung von Rauchentwöhnungsmaßnahmen bestehen und beim nächsten Rauchstoppversuch korrigiert werden können.

Arbeitsmaterialien

AB 78 Motivations- und Zuversichtsbarometer
AB 79 Rauchkostenkalkulator
AB 80 Meine Entscheidungswaage
AB 81 Die 5 R's für nicht-aufhörbereite Raucher
AB 82 Die 5 A's für aufhörbereite Raucher
AB 83 Pro-Kontra-Bilanz
AB 84 Meine Vorteilskarte
AB 85 Meine Aufhörversuche

AB 78 Motivations- und Zuversichtsbarometer

Motivationsstärkende Interventionen orientieren sich an dem Modell der Motivierenden Gesprächsführung von Miller und Rollnick (2013) und können folgendermaßen strukturiert werden: Beginnend mit der Sammlung aller *Vorteile des Rauchens* (»Was ist für mich gut daran, wenn ich weiterrauche?«, »Was gefällt mir am Rauchen?«) werden die *Nachteile des Weiterrauchens* (»Was passiert Schlimmes mit mir, wenn ich weiterrauche?«), die *Argumente für das rauchfreie Leben* (»Welche Vorteile werde ich haben, wenn ich rauchfrei leben werde?«) und die Argumente *gegen das rauchfreie Leben* (»Welche unangenehmen Folgen hat das rauchfreie Leben?«) schriftlich zusammengestellt. Die Argumente können hinsichtlich ihrer subjektiven Bedeutung und der Wahrscheinlichkeit ihres Auftretens gewichtet und dann diskutiert werden.

Die zwei entscheidenden Fragen der Motivationsanalyse sind die nach (1) der Wichtigkeit des Rauchstoppzieles und (2) der Zielerreichungszuversicht. Raucher mit hohen Werten auf beiden Skalen haben die besten Chancen auf einen schnellen Abstinenzerfolg. Der Vorteil dieses Vorgehens liegt in der Frage nach der graduellen Ausprägung anstelle eines Alles-oder-nichts-Denkens:

- Man kann dadurch selbst wenig änderungsbereite Betroffene danach fragen, warum sie bei der Wichtigkeit des Rauchstoppziels nicht »Null« angekreuzt haben bzw. was passieren müsste, damit sich für sie eine höhere Wichtigkeit ergeben würde.
- Man kann Betroffene mit einer unzureichenden Zielerreichungszuversicht fragen, warum sie nicht »Null« angekreuzt haben bzw. was erforderlich wäre, damit sie zuversichtlicher hinsichtlich eines Rauchstopps würden.

»Gestatten Sie mir bitte zwei kurze Fragen zu Ihrem Rauchen. Kreuzen Sie bitte kurz an, wie wichtig wäre Ihnen gegenwärtig, Ihr Rauchen aufzugeben, und wie zuversichtlich wären Sie, dass Ihnen das auch gelingen würde, falls Sie es wollten?«

Alle Werte im Bereich 8+ sind nach klinischer Erfahrung prognostisch günstige Motivationsstärken.

Patienten mit hohen Zuversichts-, aber geringeren Wichtigkeitswerten benötigen eine inhaltliche Motivationsstärkung. In diesen Fällen sollte der Fokus auf die Herausarbeitung und Bewusstmachung des persönlich bedeutsamen Risiko-Nutzen-Verhältnisses gelegt werden.

Wenn die Wichtigkeit niedriger angegeben wird, liegt meist eine ausgeprägte Funktionalität des Rauchens vor. Diese »Rauchvorteile« mit hoher subjektiver Valenz gilt es zu hinterfragen und durch Alternativen zu ersetzen (z. B. für die »Genusszigarette«).

Häufiger ist die Kombination von hoher Wichtigkeit und geringer Änderungszuversicht. Dabei handelt es sich um Raucher mit hohem Abstinenzmotiv, die aber oft mehrere erfolglose Rauchstoppversuche hinter sich haben und demoralisiert sind. In diesen Fällen müssen die Erfolgserwartung und die Selbstwirksamkeit gestärkt werden. Dafür sollten die erfolglosen Rauchstoppversuche analysiert und erfolgversprechendere Herangehensweisen entwickelt werden. Zur Remoralisierung und Stärkung der Zuversicht hilft der Rekurs auf frühere erfolgreiche Problembewältigungen in anderen Lebensbereichen und entsprechende Analogiebeispiele oder der Verweis auf die Erfahrungen anderer Raucher, die erfolgreich entwöhnt haben.

Hinweise zu Literatur zur Motivierenden Gesprächsführung finden sich im Kapitel *Motivationsbehandlung und Kurzinterventionen* der S3-Leitlinie *Screening, Diagnostik und Behandlung des schädlichen und abhängigen Tabakkonsums* (Kröger et al., 2015) und bei Miller und Rollnick (2013). Arbeitsmaterialien stellen die *Therapie-Tools Motivierende Gesprächsführung* (Fuller & Taylor, 2015) zur Verfügung.

AB 79 Rauchkostenkalkulator

Die Errechnung der im Lebensverlauf insgesamt gerauchten Zigaretten und der damit verbundenen Kosten dienen nicht nur diagnostischen Zwecken, sondern auch der Motivationssteigerung. Sich die Gesamtmenge der dem eigenen Körper zugemuteten Zigaretten bildlich vorzustellen, ist für viele Raucher eine erschreckende Erkenntnis, die die Rauchstoppmotivation stärkt. Auch die immense Geldmenge, die ein Raucher im Lebensverlauf »sinnlos in die Luft bläst«, machen sich viele Raucher nicht ausreichend klar. Motivierend ist vor allem die prospektive Kalkulation, wieviel Geld in Zukunft durch Tabakabstinenz eingespart werden kann.

»Wir alle wissen, dass Rauchen nicht billig ist. Aber häufig macht man sich nicht klar, was da so auf Dauer für ein Betrag zusammenkommt. Ich möchte daher, dass Sie zunächst ausrechnen, wie viele Zigaretten Sie in etwa in Ihrem Leben geraucht haben und welche Kosten Ihnen dadurch entstanden sind. Im zweiten Schritt möchte ich, dass Sie errechnen, welchen Betrag Sie durch einen Rauchstopp kurz-, mittel- und langfristig einsparen würden und was Sie mit diesem Geld anfangen könnten.«

AB 80 Meine Entscheidungswaage

Die meisten Raucher sind ambivalent bezüglich eines Rauchstopps. Einerseits sehen sie darin große Vorteile, insgeheim befürchten sie aber auch sehr oft empfindliche Nachteile. Beide Aspekte gilt es in der Motivationsphase offen anzusprechen und im Rahmen einer qualifizierten, therapeutisch gestützten Erörterung bewusst gegeneinander abzuwägen. Hierbei gilt es, das Ausmaß der Konsequenzen, ihre Wahrscheinlichkeit und die Kurz- bzw. Langfristigkeit ins Kalkül zu ziehen.

»Wenn es um die Veränderungen von gesundheitsrelevanten Gewohnheiten geht, sind wir meist alle innerlich zerissen: Auf der einen Seite wissen wir, dass wir sie besser ändern sollten, auf der anderen Seite befürchten wir oft empfindliche Nachteile. Meist haben wir aber die Vor- und Nachteile nie bewusst gegeneinander abgewogen.

Ich möchte daher, dass Sie mithilfe des Arbeitsblatts einmal gezielt alle erhofften Vorteile eines Rauchstopps und danach alle befürchteten Nachteile aufschreiben.«

Evidenzbasierte Kurzinterventionsangebote sind im Kapitel *Motivationsbehandlung und Kurzinterventionen* der S3-Leitlinie *Screening, Diagnostik und Behandlung des schädlichen und abhängigen Tabakkonsums* ausführlich dargestellt (Kröger et al., 2015).

AB 81 Die 5 R's für nicht-aufhörbereite Raucher

In einigen Kontexten wie bei Kontakten aufgrund von medizinisch oder psychotherapeutisch bedingten Behandlungsanlässen begegnen uns häufig Raucher mit dringender Indikation zum Rauchstopp (z. B. nach Herzinfarkt, bei Atemwegserkrankungen etc.), aber unklarem oder unzureichendem Motivationsstatus. Für die Initialmotivierung noch unentschlossener Raucher wird das *Konzept der 5 R's* und für die Unterstützung der Handlungsentscheidung für bereits aufhörwillige Raucher das *Konzept der 5 A's* eingesetzt.

Dieses Arbeitsblatt stellt eine Art Fahrplan zum therapeutischen Vorgehen dar bei Patienten, die aktuell keine oder nur sehr geringe Bereitschaft zeigen, das Rauchen aufzugeben. Das Vorgehen zielt auf eine Stärkung der Änderungsmotivation, indem die Risiken des fortgesetzten Tabakkonsums und die Vorteile der Rauchfreiheit herausgearbeitet werden.

Das Vorgehen ist insbesondere indiziert bei rauchenden Patienten, die bereits ernsthafte tabakassoziierte Folgeschäden oder Erkrankungen aufweisen, aber trotzdem noch nicht mit dem Rauchen aufhören möchten.

»Ich weiß, wie sehr Sie unter ... leiden. Deswegen sind Sie ja auch zu uns in Behandlung gekommen. Da gibt es allerdings etwas, was mir mindestens genauso viele Sorgen bereitet. Und das ist Ihr Rauchen. Darf ich Ihnen kurz erläutern, warum ich das so ernst nehme?«

Für eine Teilgruppe von Rauchern, vor allem derjenigen Raucher mit geringerer körperlicher Abhängigkeit, kürzerer Rauchanamnese, weniger Packyears (Packungsjahre = Anzahl der Zigarettenpackungen pro Tag x Anzahl der Rauchjahre) und hoher Aufhörmotivation sind kurze Interventionen ohne aufwendige Gruppentherapie und ohne pharmakologische Begleitbehandlung zweckmäßig und hinreichend. Hier sollte nach dem Stepped-care-Ansatz die Intervention mit individuell indizierter Intensität und Therapiedosis gewählt werden.

Literatur zu Kurzinterventionsmanualen finden sich im entsprechenden Kapitel *Motivationsbehandlung und Kurzinterventionen* der S3-Leitlinie *Screening, Diagnostik und Behandlung des schädlichen und abhängigen Tabakkonsums* (Kröger et al., 2015).

AB 82 Die 5 A's für aufhörbereite Raucher

Das Arbeitsblatt stellt eine Art Fahrplan zum therapeutischen Vorgehen dar bei Patienten, die bereit sind, ihr Rauchen aufzugeben. Hier geht es darum, die Patienten für ein systematisches Vorgehen zu gewinnen, um ihre Erfolgsaussichten konsequent zu erhöhen.

»Schön, dass Sie Ihr Rauchen aufgeben möchten. Auf eigene Faust gelingt das allerdings lediglich etwa 5–6 % im ersten Anlauf. Damit Sie nicht durch einen Misserfolg frustriert werden, würde ich Sie gern systematisch unterstützen. Denn mithilfe der wirksamsten Methoden kann man die Chancen auf einen erfolgreichen Rauchverzicht deutlich erhöhen. Sind Sie dazu bereit?«

Die Wirksamkeit der Tabakentwöhnungstherapie ist mittlerweile durch hunderte randomisiert-kontrollierte Studien (RCT) und mehrere systematische Metaanalysen belegt sowie durch die einschlägigen Leitlinien zur Behandlung der Tabakabhängigkeit bestätigt. Aktuell liegen allein 19 Cochrane Reviews mit insgesamt über

800 RCT's und mehr als 500.000 Studienteilnehmern zu unterschiedlichen Tabakentwöhnungsinterventionen vor (Mühlig et al., 2013). Diese lassen sich in fünf Gruppen einteilen (Batra et al., 2015a):

(1) *Pharmakologische Therapie des Nikotinentzugssyndroms*: Nikotinersatzprodukte (Pflaster, Kaugummi, Spray, Inhaler, sublunginale Tablette, Kombination), Nikotinpartialagonisten (Vareniclin, Cytisin), Antidepressiva (Bupropion)
(2) *Psychotherapeutische Entzugs-/Entwöhnungstherapie*: Kognitiv-verhaltenstherapeutische Gruppentherapie, Aversionstherapie, Hypnotherapie
(3) *Beratung zur Tabakentwöhnung*: Individualberatung, Telefonberatung, Motivierende Gesprächsführung, Onlineberatung, mobile-phone-based (mittels App, Remindersystem, interaktivem Programm etc.)
(4) *Somatische Verfahren*: Akkupunktur, Sport/Bewegung, Yoga
(5) *Selbsthilfe*: Manuale, Bibliotherapie, Selbsthilfegruppen

Die höchsten Effektstärken erzielen psychotherapeutische Verfahren, insbesondere Kognitive Verhaltenstherapie (KVT), sowie die medikamentöse Entzugsbehandlung: Vareniclin, Bupropion und Nikotinersatzprodukte. Das heißt, professionelle Tabakentwöhnungsinterventionen sind im Vergleich zu eigenständigen Abstinenzversuchen hoch wirksam. Nach einer Metaanalyse des US Department of Health and Human Services (Fiore et al., 2008) erreichen medikamentös unterstützte Entwöhnungsmaßnahmen folgende 12-Monats-Abstinenzraten: Nikotinersatzprodukte (19–27%), Vareniclin (Champix®; 25–33%) und Bupropion (Zypan®; 24%). Verhaltenstherapeutische Gruppenprogramme und Einzelberatungen erzielen ebenfalls überdurchschnittliche Abstinenzerfolge (20–30%; Fiore et al., 2000). Diese Erfolgsquoten lassen sich durch die Kombination verhaltenstherapeutischer Strategien und einer Nikotinsubstitution oder dem synchronen Einsatz zweier Substitutionsmethoden oder der Kombinationsbehandlung von Bupropion und Nikotinersatz noch steigern (Wittchen et al., 2011; Batra et al., 2015a).

Darstellung der Evidenz verschiedener Entwöhnungsverfahren findet sich in den entsprechenden Kapiteln der S3-Leitlinie *Screening, Diagnostik und Behandlung des schädlichen und abhängigen Tabakkonsums* (AWMF, 2015).

AB 83 Pro-Kontra-Bilanz

Für die Motivierungsphase ist es wichtig, sich nicht nur auf die Nachteile des Rauchens und die Vorteile des Rauchstopps zu beschränken. Diese sind den Rauchern meist durchaus bewusst. Weniger klar ist ihnen aber oft, warum ihnen der Ausstieg so schwerfällt. Die Patienten sollten sich deshalb vielmehr »ehrlich machen« und zunächst (1. Schritt!) die subjektiven Vorteile des Rauchens offen und bewertungsfrei thematisieren sowie ihre (teils irrationalen) Befürchtungen und wahrgenommenen Nachteile des Rauchstopps offen ansprechen dürfen. Erst wenn der »Gewinn« durch das Rauchen explizit bewusst gemacht worden ist, können Alternativen für die einzelnen Ziele (z. B. Pausenzigarette mit Kollegen) entwickelt und umgesetzt werden. Das Arbeitsblatt dient im Sinne der Motivationsförderung nach dem Konzept der Motivierenden Gesprächsführung von Miller und Rollnick (2013) dazu, die Ambivalenz von Betroffenen hinsichtlich eines Rauchstopps anstelle von Widerstand bzw. Reaktanz offen besprechbar zu machen. Beginnend mit der Sammlung aller Vorteile des Rauchens (»Was ist gut daran, wenn ich weiterrauche?«, »Was gefällt mir am Rauchen?«) werden die Nachteile des Weiterrauchens (»Was passiert Schlimmes, wenn ich weiterrauche?«), die Argumente für das rauchfreie Leben (»Welche Vorteile werde ich haben, wenn ich rauchfrei leben werde?«) und die Argumente gegen das rauchfreie Leben (»Welche unangenehmen Folgen hat das rauchfreie Leben?«) schriftlich zusammengestellt. Die Argumente können hinsichtlich ihrer subjektiven Bedeutung und der Wahrscheinlichkeit ihres Auftretens gewichtet und diskutiert werden.

»Wenn es um die Veränderungen von gesundheitsrelevanten Gewohnheiten geht, sind wir meist alle innerlich ambivalent: Auf der einen Seite wissen wir, dass wir diese besser ändern sollten, auf der anderen Seite befürchten wir oft empfindliche Nachteile. Ich möchte, dass wir über Ihre Ambivalenz offen sprechen können. Zur Vorbereitung möchte ich Sie daher bitten, dass Sie mithilfe des Arbeitsblatts einmal gezielt alle kurzfristig und langfristig erhofften Vorteile durch einen Rauchstopp und danach alle kurzfristig und langfristig befürchteten Nachteile eines Rauchstopps aufschreiben.«

Raucher schlagen häufig vor, ihren Tabakkonsum lediglich zu kontrollieren oder »gesündere Formen des Rauchens« zu praktizieren. Die wissenschaftliche Befundlage zu einer Rauchreduktion ist mittlerweile eindeutig: Die Gesundheitsschäden und Erkrankungsrisiken durch das Tabakrauchen korrelieren zwar mit der Menge und Dauer des Tabakkonsums. Allerdings ist auch ein geringer oder sehr geringer täglicher Rauchkonsum (1 Zigarette/Tag) bereits mit so eklatant erhöhten Risiken bspw. für Herz-Kreislauf-Erkrankungen (Myokardinfarkt) und Gefäßerkrankungen (Schlaganfälle) sowie für Krebserkrankungen verbunden, dass aus medizinischer Perspektive eine bloße Konsumreduktion nicht zu rechtfertigen ist. Allein die Totalabstinenz bringt einen durchschlagenden gesundheitlichen Effekt und sollte deshalb immer das primäre Therapieziel sein. Andere vermeintlich weniger schädliche Konsumformen wie »Light«-Zigaretten oder Wasserpfeife (Shishas) bringen vergleichbare oder sogar noch größere Gesundheitsrisiken mit sich.

Hinweise zu Literatur zur Motivierenden Gesprächsführung finden sich im entsprechenden Kapitel *Motivationsbehandlung und Kurzinterventionen* der S3-Leitlinie *Screening, Diagnostik und Behandlung des schädlichen und abhängigen Tabakkonsums* (Kröger et al., 2015) und bei Miller und Rollnick (2013). Arbeitsmaterialien stellen die *Therapie-Tools Motivierende Gesprächsführung* (Fuller & Taylor, 2015) zur Verfügung.

AB 84 Meine Vorteilskarte

In späteren Verführungssituationen, insbesondere bei starkem Verlangen nach einer Zigarette im Anschluss an den Rauchstopp müssen sich süchtige Raucher immer wieder ihre wichtigsten Abstinenzmotive vergegenwärtigen, um standhaft bleiben zu können. Für einige ist es hilfreich, ihre drei wichtigsten Aufhörgründe immer auf einer Karteikarte oder gespeichert im Smartphone dabei zu haben, um sie sich in Gefährdungssituationen buchstäblich vor Augen zu führen.

»Das Rauchen kurzfristig einzustellen ist nicht schwer, es aber langfristig durchzuhalten dagegen schon. Immer wieder wird es Momente geben, in denen es schwer ist, dem starken Jieper auf eine Zigarette zu widerstehen. Ich möchte Sie daher bitten, die drei wichtigsten Gründe für Ihren Rauchstopp auf ein kleines Kärtchen zu schreiben, dass Sie für solche Momente wie eine Kreditkarte immer zur Hand haben.«

AB 85 Meine Aufhörversuche

Die genaue Analyse früherer nicht erfolgreicher Aufhörversuche dient der Korrektur von Fehlattributionen und Übergeneralisierung, der konkreten Fehleranalyse und Vermeidung der Wiederholung ineffektiver Maßnahmen sowie der gezielten prospektiven Interventionsplanung. Viele Raucher haben in der Vergangenheit bereits hilfreiche Rauchstoppstrategien ausprobiert, diese aber fehlerhaft umgesetzt (z. B. Medikamente inkorrekt angewendet oder zu früh abgesetzt, rauchen einer »Testzigarette« zur Prüfung ihrer Widerstandsfähigkeit gegen die Sucht). Der Misserfolg wird dann fälschlicherweise nicht auf die eigenen Anwendungsfehler, sondern auf die vermeintliche Ineffektivität des Verfahrens attribuiert. Diese Fehlinterpretation kann durch die Misserfolgsanalyse korrigiert und damit die Therapieerfolgserwartung gestärkt werden.

»Den wenigsten Rauchern gelingt es im ersten Anlauf, ihr Rauchen dauerhaft einzustellen. Es zeigt sich, dass die Betroffenen im nächsten Versuch allerdings nur dann größere Chancen haben, wenn sie sinnvolle Lehren aus ihrem Scheitern in der Vergangenheit ziehen konnten. Ich möchte Sie daher bitten, alle Ihre bisherigen Aufhörversuche aufzulisten und Ihr damals genutztes Vorgehen zu beschreiben, damit wir daraus Schlüsse für die Zukunft ziehen können.«

Bei der Vorbereitung des Rauchstopps wird zwischen der *Schlusspunkt-Methode* und der *Reduktionsmethode* unterschieden. Bei beiden Methoden wird ein bestimmter Tag (Stopptag, »quit day«) festgelegt, ab dem nicht mehr geraucht wird. Bei der *Schlusspunkt-Methode* soll vor diesem Tag das Rauchverhalten nicht geändert werden, während bei der *Reduktionsmethode* die Abstinenz in Teilschritten erreicht werden soll. Bei Anwendung der Reduktionsmethode werden Selbstkontrollregeln zur Reduktion der täglichen Rauchmenge angewandt, z. B. indem bestimmte Situationen vermieden werden, in denen üblicherweise immer geraucht wird. Bei Ansätzen des *kontrollierten Rauchens* wird nicht das Ziel der Totalabstinenz verfolgt, sondern lediglich (a) eine langfristige Rauchreduktion und/oder (b) eine Kontrolle des Suchtverhaltens, indem der Zigarettenkonsum nach festen Zeit- und Mengenplänen reguliert wird. Da eine solche Konsumkontrolle bei der Mehrheit der Patienten langfristig nicht funktioniert und auch eine Rauchmengenreduktion langfristig mit hohen Gesundheitsrisiken assoziiert bleibt, sind diese Ansätze unter Suchtexperten umstritten und werden in den einschlägigen Behandlungsleitlinien nicht empfohlen (Mühlig, 2015; Mühlig et al., 2014; S3-Leitlinien: Batra et al., 2015b). Ein reduziertes oder kontrolliertes Rauchen ist als eher Zwischenziel zur langfristigen Totalabstinenz zu vertreten (Reduktion mit Null-Ziel). Lediglich in Ausnahmefällen bei Hochrisikorauchern mit unmittelbarer und gravierender Gesundheitsgefährdung, die den Totalverzicht auf Zigaretten wiederholt nicht schaffen, sind als »kleineres Übel« die Konsumreduktion oder der Umstieg auf E-Zigaretten gerechtfertigt.

Evidenz und Therapieempfehlungen können im entsprechenden Kapitel *Harm Reduction* der S3-Leitlinie *Screening, Diagnostik und Behandlung des schädlichen und abhängigen Tabakkonsums* (Kröger et al., 2015) nachgelesen werden.

AB 78 Motivations- und Zuversichtsbarometer

P

Bitte tragen Sie in der oberen Skala ein, wie stark Ihr Wunsch, mit dem Rauchen aufzuhören, derzeit ausgeprägt ist. Eine »1« bedeutet, dass es Ihnen überhaupt nicht wichtig ist, jetzt mit dem Rauchen aufzuhören. Eine »10« bedeutet, dass Ihnen dies sehr wichtig ist. Sie können auch Zahlen dazwischen wählen.

Geben Sie auf der unteren Skala an, wie stark derzeit Ihre Zuversicht ausgeprägt ist, erfolgreich den Rauchstopp zu meistern.

Wie **wichtig** ist es Ihnen, **jetzt** mit dem Rauchen aufzuhören und rauchfrei zu leben?

☐	☐	☐	☐	☐	☐	☐	☐	☐	☐
1	2	3	4	5	6	7	8	9	10
Überhaupt nicht wichtig									Sehr wichtig

Wie **zuversichtlich** sind Sie, **jetzt** den Rauchstopp zu schaffen und rauchfrei zu leben?

☐	☐	☐	☐	☐	☐	☐	☐	☐	☐
1	2	3	4	5	6	7	8	9	10
Überhaupt nicht wichtig									Sehr wichtig

AB 79 Rauchkostenkalkulator

P

(1) Bitte nehmen Sie die unten beschriebene Berechnung vor, um zu ermitteln, wieviel Geld Sie bislang in Ihrem Leben für das Rauchen ausgegeben haben.

....	x 365 =	....		
ca. Zigaretten pro Tag		ca. Zigaretten pro Jahr		
....	x	....	=	....
ca. Zigaretten pro Jahr		bisherige Jahre als Raucher		Zigaretten bislang
....	x 0,22 €	....		
Zigaretten bislang		Gesamtsumme bislang		

(2) Nun berechnen Sie bitte, was Sie künftig bei einem Rauchstopp pro Jahr an Kosten einsparen würden.

....	x 365 =	....
ca. Zigaretten pro Tag		ca. Zigaretten pro Jahr
....	x 0,22 € =	....
ca. Zigaretten pro Tag		Einsparung pro Jahr

(3) Was würden Sie mit der Einsparungssumme durch einen Rauchstopp gerne anfangen?

....

....

....

....

AB 80 Meine Entscheidungswaage P

Welche Argumente spielen für Sie persönlich eine entscheidende Rolle bei der Überlegung: Weiterrauchen oder Aufhören?

Notieren Sie bitte Ihre jeweiligen Argumente und versuchen Sie, jedes einzelne Argumente auf einer Skala von 0 bis 10 zu gewichten von **0** = »überhaupt nicht wichtig für mich« bis **10** = »sehr wichtig für mich«.

Meine Argumente, die **für das Weiterrauchen** und **gegen das Aufhören** sprechen	Meine Argumente, die **für das Aufhören** und **gegen das Weiterrauchen** sprechen

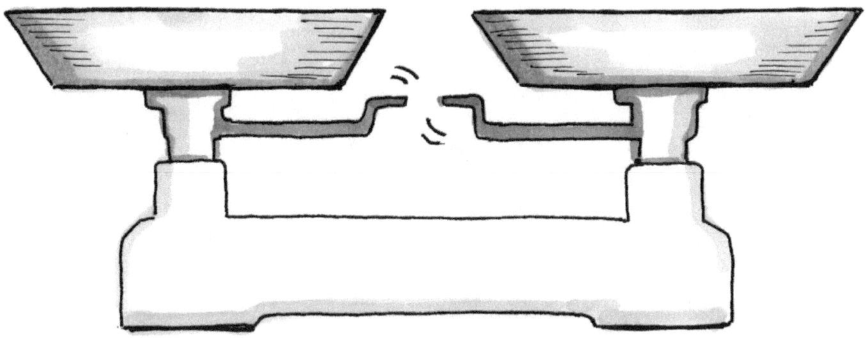

AB 81 Die 5 R's für nicht-aufhörbereite Raucher

Erfragen Sie explorativ den Motivationsstatus Ihres Patienten nach dem Schema der **»5 R's«**.

Relevanz aufzeigen	**Motivation des Rauchers anknüpfen an:** ☐ seinen körperlichen Zustand ☐ seine familiäre und soziale Situation ☐ gesundheitliche Bedenken ☐ Alter, Geschlecht ☐ andere Merkmale wie frühere Ausstiegsversuche
Risiken benennen	**kurzfristig:** ☐ Kurzatmigkeit ☐ Impotenz und Unfruchtbarkeit ☐ erhöhte CO-Konzentration im Serum ☐ erhöhte Herzfrequenz und erhöhte Blutdruckwerte **langfristig:** ☐ erhöhte Infektanfälligkeit ☐ COPD (chronische Bronchitis und Emphysem) ☐ Herzinfarkt und Schlaganfall ☐ Lungenkrebs und andere Krebsarten
Reize und Vorteile des Rauchstopps verdeutlichen	»Welche Vorteile hat das Aufhören für Sie?« Greifen Sie die Antwort auf, indem Sie diejenigen Vorteile betonen, welche die höchste emotionale Bedeutsamkeit haben.
Riegel (Hindernisse und Schwierigkeiten) vor Rauchstopp ansprechen	☐ Entzugssymptome ☐ Angst zu scheitern ☐ Gewichtszunahme ☐ fehlende Unterstützung ☐ Depression ☐ Freude am Rauchen
Repetition	Raucher, die nicht ausstiegswillig waren, sollten bei jedem Folgekontakt erneut mit diesen motivationsfördernden Strategien angesprochen werden.

AB 82 Die 5 A's für aufhörbereite Raucher T

Erfragen Sie explorativ den Motivationsstatus Ihres Patienten nach dem Schema der **5 A's**.

Abfragen des Rauchstatus (»Ask«)	☐ Raucheranamnese erfragen und dokumentieren ☐ Fragebogen austeilen ☐ Interesse an einer Entwöhnung erfragen, z. B. durch eine offene Frage: »Haben Sie je versucht aufzuhören?«
Anraten des Rauchverzichts (»Advise«)	☐ Drei für den Patienten passende Gründe benennen, z. B. »Ich rate Ihnen aufzuhören, weil …«
Abfragen der Aufhörmotivation (»Assess«)	☐ »Sie können es schaffen. Wollen Sie es (noch einmal) versuchen, mit dem Rauchen aufzuhören?«
Assistieren beim Rauchverzicht (»Assist«)	☐ Hilfe und Unterstützungsmöglichkeiten darlegen, z. B. »Unsere Messergebnisse werden Ihnen zeigen, was sich in Ihrem Körper bessert, wenn Sie aufhören.«
Arrangieren der Nachbetreuung (»Arrange«)	☐ Patient informieren, dass Sie sich in einem Jahr spätestens wiedersehen, um erneut die Raucheranamnese zu erheben.

AB 83 Pro-Kontra-Bilanz

P

Bitte schreiben Sie die Vor- und Nachteile des Rauchens bzw. der Tabakabstinenz in Form einer Pro-Kontra-Liste auf.

KONTRA-Rauchstopp: 3 Schwierigkeiten/Hindernisse
3 Schwierigkeiten/Hindernisse, die ich nach dem Rauchstopp befürchte:

....

....

....

KONTRA-Rauchstopp: 3 Rauchergründe
3 Rauchergründe, warum ich gerne geraucht habe:

....

....

....

PRO-Rauchstopp: 3 Erfolge
3 andere, mühsame Erfolge in meinem Leben, auf die ich sehr stolz bin:

....

....

....

PRO-Rauchstopp: 3 Risiken
3 Risiken, die mir Angst machen, wenn ich an die Spätfolgen denke:

....

....

....

PRO-Rauchstopp: 3 Nachteile
3 belastende Nachteile meines Rauchverhaltens, die ich gerne loswerden will:

....

....

....

PRO-Rauchstopp: 3 Verbesserungen
3 Dinge in meinem Alltag, die nach dem Rauchstopp besser werden sollen:

....

....

....

AB 84 Meine Vorteilskarte P

Notieren Sie bitte Ihre drei wichtigsten Gründe, mit dem Rauchen aufzuhören, auf dieser Karte. Führen Sie diese Karte wie eine Kreditkarte in den ersten zwölf Monaten nach dem Rauchstopp immer bei sich.

Meine wichtigsten 3 Gründe
mit dem Rauchen aufzuhören

(1) ____________________
____

(2) ____________________
____

(3) ____________________
____

Meine wichtigsten 3 Gründe
mit dem Rauchen aufzuhören

(1) ____________________
____

(2) ____________________
____

(3) ____________________
____

AB 85 Meine Aufhörversuche P

Vielleicht haben Sie in der Vergangenheit ernsthaftere Versuche unternommen, mit dem Rauchen aufzuhören. Denken Sie einmal zurück: Auch wenn Sie damals nicht ganz erfolgreich waren, gab es vielleicht einiges, was Ihnen durchaus geholfen hat, zumindest für einige Tage das Rauchen zu reduzieren oder ganz aufzuhören!

Schreiben Sie diese hilfreichen Dinge, Handlungen, Gedanken einfach hier auf. Und dann denken Sie einmal darüber nach, was letztlich die wichtigsten Gründe waren, warum Sie es dann doch nicht geschafft haben, dauerhaft mit dem Rauchen aufzuhören!

Bei den letzten Versuchen, das Rauchen einzuschränken oder ganz aufzuhören, hat mir Folgendes am meisten geholfen:

(1) ....

(2) ....

(3) ....

Die drei wichtigsten Gründe, warum es bisher nicht geklappt hat:

(1) ....

(2) ....

(3) ....

Im Vergleich zu meinen früheren fehlgeschlagenen Versuchen ist jetzt Folgendes anders:

(1) ....

(2) ....

(3) ....

7.2 Psychoedukation

Die Psychoedukation sollte in komprimierter Form über die Gesundheitsgefahren des Tabakrauchens aufklären, die zugrunde liegenden Suchtmechanismen erklären sowie die therapeutische Vorgehensweise erläutern und begründen. Sie dient somit in erster Linie der Erklärung des Therapierationals als Basis für eine konsensuale Therapieentscheidung zwischen Therapeut und Patient. Überzeugende Erklärungskonzepte erhöhen dabei die Therapiemotivation und die Erfolgserwartung des Patienten. Gleichzeitig sind die Selbstverantwortung und das Engagement des Patienten für den Therapieerfolg umso größer, je stärker er in die Zielbestimmung und Interventionsplanung einbezogen wird (partizipative Therapieplanung).

Die Risiken und Nachteile des Rauchens werden von den Betroffenen oft jahrelang kognitiv ausgeblendet und der Rauchstopp oft so lange vor sich her geschoben, bis irreversible Gesundheitsschäden eingetreten sind, häufig aus übertriebenen Ängsten vor den Entzugserscheinungen oder unzutreffenden Befürchtungen vor Leistungseinbußen. In der Psychoedukation sollte daher über die Rauchrisiken, die zugrunde liegenden Suchtmechanismen und die Vorteile der Rauchfreiheit und von Nikotinersatzprodukten aufgeklärt werden.

Infomaterialien

INFO 9	Die rauchbedingten Gesundheitsgefahren
INFO 10	Rauchen und Abhängigkeit
INFO 11	Neurobiologie des Rauchens
INFO 12	Lernen als Grundlage der Tabakabhängigkeit
INFO 13	Rückfallmechanismen
INFO 14	Nikotinersatzprodukte
INFO 15	Gute Entscheidung – Vorteile des Nichtrauchens
INFO 16	Aufklärung Entzugssyndrom
INFO 17	Aufklärung Entzugssyndrom
INFO 18	Rückfallprophylaxe auf einen Blick

INFO 9 Die rauchbedingten Gesundheitsgefahren

Die rauchbedingten Gesundheitsgefahren und die resultierenden tabakassoziierten Erkrankungen sollten dem Patienten in sachlicher und unaufdringlicher Weise vermittelt werden. Rein statistische Gesundheitsrisiken sind vielen Rauchern, insbesondere jüngeren, allerdings zu abstrakt, um zeitnah handlungswirksam zu werden. Chronische Raucher sind sich in der Regel frühzeitig der mit dem Tabakrauchen verbundenen Gesundheitsgefahren bewusst. Dennoch gelingt es ihnen über Jahre und Jahrzehnte, sich erfolgreich einzureden, dass die gesundheitlichen Konsequenzen alle anderen, aber nicht sie selber treffen würden (»Unverwundbarkeitsillusion«).

Das Infoblatt kann sowohl als Gedankenstütze für die Aufklärung des Patienten durch den Therapeuten verwendet werden, es kann aber auch dem Patienten als Informationsmaterial direkt ausgehändigt werden.

»Dass Rauchen gesundheitsschädlich ist, wissen Sie sicherlich selbst, es steht ja mittlerweile auf jeder Packung. Lassen Sie mich aber bitte kurz erläutern, wo ich in Ihrem Fall das besondere Risiko sehe.«

Empirische Studien zeigen, dass Informationen über Gesundheitsgefährdungen sich insbesondere dann handlungsmotivierend auswirken, wenn ein persönlicher Bezug hergestellt wird (AWMF, 2015). Erst wenn die eigene Gesundheitsgefährdung konkret wird bzw. in absehbarer Zeit droht, entsteht ausreichendes Problembewusstsein (Contemplation) und eine genügende kognitive Dissonanz, um die tatsächliche Rauchstoppentscheidung zu treffen (Preparation). Ein persönlicher Bezug lässt sich bspw. durch die Exploration erster Symptome (»Raucherhusten«) oder mittels medizinischer Messwerte (Lungenfunktion) oder sportlicher Leistungsparameter herstellen.

Die Informationsmenge, -komplexität und -dichte sind prinzipiell auf die kognitiven Voraussetzungen und das Informationsbedürfnis des Patienten individuell abzustimmen. Die zentralen Informationen können auf Informationsblättern zusammengefasst und den Patienten mitgegeben werden.

Ein qualifizierter Überblick über die Gesundheitsgefahren durch Rauchen findet sich bei bspw. auf der Homepage des Deutschen Krebsforschungszentrum DKFZ (https://www.dkfz.de/de/rauchertelefon/Wissenswertes_zum_Rauchen.html) oder in der S3-Leitlinie *Screening, Diagnostik und Behandlung des schädlichen und abhängigen Tabakkonsums* im Kapitel *Somatische Komorbidität* (Andreas et al., 2015).

Eine spezifische Patienteninformation über die besonderen Gesundheitsgefahren bei alkoholabhängigen Rauchern findet sich bei Lindenmeyer (2016).

INFO 10 Rauchen und Abhängigkeit

Die Erklärung der Suchtphänomene und Abhängigkeitsmechanismen ist für Raucher in mehrfacher Hinsicht von zentraler Bedeutung für langfristigen Abstinenzerfolg:

(1) Erst wenn der abhängige Raucher das Wesen der Sucht und das Suchtpotenzial des Tabakrauchens versteht, kann er sich über die Ernsthaftigkeit und die Herausforderung der Tabakentwöhnung klar werden und sich darauf einstellen, dass diese mit harter Arbeit verbunden ist.

(2) Dadurch werden ihm vorausgegangene Fehlschläge besser verständlich und damit der Selbstabwertung und Demoralisation entgegengewirkt.

(3) Das Durchschauen der neurobiologischen und kognitiven Suchtmechanismen dient zum Verständnis der Therapieinterventionen (Therapierational) und erhöht die Compliance.

(4) Die Kenntnis der Suchtmechanismen befähigt den Patienten, spezifische Risiken zu vermeiden bzw. eigenständig gegenregulative Maßnahmen zu ergreifen.

Das Infoblatt kann sowohl als Gedankenstütze für die Aufklärung des Patienten durch den Therapeuten verwendet werden, es kann aber auch dem Patienten als Informationsmaterial direkt ausgehändigt werden.

»Von der Zigarettenindustrie wurde lange bestritten, dass Rauchen eine Sucht sein kann. Mittlerweile gibt es allerdings keinerlei Zweifel mehr daran, dass die im Tabakrauch enthaltenen Inhaltsstoffe wie Nikotin sogar ein besonders starkes Suchtpotenzial aufweisen. Lassen Sie mich das kurz erläutern.«

Eine spezifische Information für alkoholabhängige Raucher über das im Vergleich zu Alkohol viel größere Suchtpotenzial von Nikotin findet sich bei Lindenmeyer (2016).

INFO 11 Neurobiologie des Rauchens

Das Nachvollziehen der neurobiologischen Prozesse bei der Suchtentstehung hilft Rauchern, ihre eigenen Zustände besser zu verstehen und damit umzugehen. Ganz entscheidend ist die Einsicht, dass das Entzugssyndrom – entgegen irrationalen Erwartungsängsten vieler Betroffener – nur einen relativ kurzen Zeitraum anhält und aus rein biologischen Gründen nach wenigen Wochen zuverlässig und vollständig abklingt. Wenn Raucher verstanden haben, dass das Rauchen einer einzigen Zigarette nach dem Rauchstopp die deaktivierten Rezeptoren schlagartig wieder »anschalten« und zum erneuten Rückfall führen kann, werden sie sehr viel vorsichtiger hinsichtlich späterer »Ausnahmezigaretten« sein.

Das Infoblatt kann sowohl als Gedankenstütze für die Aufklärung des Patienten durch den Therapeuten verwendet werden, es kann aber auch dem Patienten als Informationsmaterial direkt ausgehändigt werden.

»Viele Raucher befürchten bei einem Rauchstopp unerträgliche oder lebenslang anhaltende Entzugserscheinungen. Ich möchte Ihnen kurz erklären, warum einerseits Entzugserscheinungen ein so wichtiger Grund sind, warum Raucher rauchen, warum diese aber andererseits bei einem Rauchstopp relativ bald verschwinden und wie man sie bekämpfen kann.«

Eine spezifische Information für alkoholabhängige Raucher über das im Vergleich zu Alkohol viel größere Suchtpotenzial von Nikotin findet sich bei Lindenmeyer (2016).

INFO 12 Lernen als Grundlage der Tabakabhängigkeit

Die Vermittlung der Aspekte der psychischen Abhängigkeit als Ergebnis von respondenter und operanter Konditionierungsprozesse sowie sozialer Lernvorgänge erleichtert das Verständnis für die Bedeutung persönlich relevanter Rückfallrisikosituationen, des konstruktiven Umganges mit ihnen sowie für die Nützlichkeit von gezielt eingesetzten positiven Verstärkern für die Rauchabstinenz (Mühlig et al., 2008).

Das Infoblatt kann sowohl als Gedankenstütze für die Aufklärung des Patienten durch den Therapeuten verwendet werden, es kann aber auch dem Patienten als Informationsmaterial direkt ausgehändigt werden.

»Nach einem Rauchstopp sind die allgemeinen Entzugserscheinungen nach wenigen Tagen bis spätestens wenigen Wochen verschwunden. Trotzdem wird es auch nach längerer Abstinenz immer wieder spezifische Situationen geben, in denen Sie plötzlich einen starken ›Jieper‹ auf eine Zigarette empfinden werden. Ich möchte Ihnen kurz erklären, warum das so ist und was Sie in solchen Momenten tun können, um stark zu bleiben.«

Ausführlichere Hinweise über die Bedeutung des Konzepts der Risikosituation für die Rückfallprävention finden sich bei Lindenmeyer (2018).

INFO 13 Rückfallmechanismen

Voraussetzung für eine wirksame Rückfallprophylaxe im Selbstmanagement der Patienten nach dem Rauchstopp ist ein ausreichendes Verständnis für die Rückfallursachen und die am Rückfallgeschehen beteiligten Prozesse.

Das Infoblatt kann sowohl als Gedankenstütze für die Aufklärung des Patienten durch den Therapeuten verwendet werden, es kann aber auch dem Patienten als Informationsmaterial direkt ausgehändigt werden.

»Rückfällige Raucher sind meist völlig entmutigt und zweifeln dann grundsätzlich an ihrer Abstinenzmotivation oder ihrem ausreichend starken Willen. Dabei sind Rückfälle ein ganz normales Phänomen bei allen Suchterkrankungen, das man gezielt vermeiden und v. a. auch rasch wieder stoppen kann. Ich will Ihnen das etwas genauer erläutern.«

Ausführlichere Hinweise über die Bedeutung des Konzepts der Risikosituation für die Rückfallprävention finden sich bei Lindenmeyer (2018).

INFO 14 Nikotinersatzprodukte

Die Erfolgsquote von psychotherapeutischen Maßnahmen zur Tabakentwöhnung kann durch den zusätzlichen Einsatz von Nikotinersatzprodukten fast verdoppelt werden. Dabei haben Nikotinpflaster, Nikotinkaugummi und Nikotinspray ein jeweils etwas anderes Wirkprofil. Mithilfe des Infoblattes können sich die Patienten informieren, bevor sie eine endgültige Entscheidung treffen.

Das Infoblatt kann sowohl als Gedankenstütze für die Aufklärung des Patienten durch den Therapeuten verwendet werden, es kann aber auch dem Patienten als Informationsmaterial direkt ausgehändigt werden.

»Zur Unterstützung unserer Tabakentwöhnung empfehle ich Ihnen den Einsatz von Nikotinersatzprodukten. Viele Patienten schrecken vor diesen Produkten allerdings zurück, weil sie gesundheitlich Gefahren befürchten oder nicht genau wissen, wie diese Produkte eigentlich wirken. Ich will Ihnen das daher kurz erläutern.«

Eine aktuelle und fundierte Beurteilung und Zusammenfassung der Evidenzlage zur Wirksamkeit von Nikotinersatzprodukten finden sich im Kapitel *Arzneimittel zur Entzugsbehandlung und Rückfallprophylaxe* der S3-Leitlinie *Screening, Diagnostik und Behandlung des schädlichen und abhängigen Tabakkonsums* (Batra et al., 2015b).

INFO 15 Gute Entscheidung – Vorteile des Nichtrauchens

Dieses Infoblatt zeigt, wie sich der Körper nach dem Rauchstopp erholt und regeneriert (z. B. Geschmackssinn, Husten, Herzinfarkt- und Krebsrisiko).

»Viele Raucher haben resigniert, nach dem Motto: »Ich habe mich durch mein jahrelanges Rauchen schon so geschädigt, da kann ich auch gleich weiterrauchen.« Tatsächlich gibt es nur wenige Verhaltensänderungen, die so kurzfristig, aber auch so nachhaltig belohnt werden, wie mit dem Rauchen aufzuhören, egal wie lange bzw. wie stark man raucht. Auf dem folgenden Infoblatt finden Sie alles erklärt.«

Eine aktuelle und fundierte Beurteilung und Zusammenfassung der Evidenzlage zum Gesundheitseffekt nach dem Rauchstopp findet sich im Kapitel *Somatische Komorbidität* in der S3-Leitlinie *Screening, Diagnostik und Behandlung des schädlichen und abhängigen Tabakkonsums* (Andreas et al., 2015).

INFO 16 Aufklärung Entzugssyndrom

Das Infoblatt dient dazu, Betroffene vorab über *mögliche* Entzugssymptome aufzuklären, damit sie sich innerlich darauf einstellen und praktisch darauf vorbereiten können. Dabei sollte darauf hingewiesen werden, dass nicht bei jedem Raucher spürbare Entzugssymptome auftreten müssen. Selbst langjährige starke Raucher erleben manchmal keinerlei relevante Entzugssymptomatik. Viele Raucher haben irrational übertriebene Befürchtungen hinsichtlich Intensität und Dauer der Entzugserscheinungen. Sie befürchten eine unerträgliche Ausprägung oder einen endlos anhaltenden Zustand von Unwohlsein und Leiden. Deshalb sollten vor allem stark abhängige Raucher darüber aufgeklärt werden, dass das Entzugssyndrom bereits in den ersten Tagen sein Maximum erreicht, danach kontinuierlich abnimmt und nach etwa vier Wochen komplett überstanden ist. Mit dieser Kenntnis können viele irrational überzogene Befürchtungen korrigiert und die Rauchstoppmotivation gesteigert werden. Für diese Zeitspanne werden vorab spezifische Bewältigungstechniken vermittelt und eingeübt.

»Viele Raucher befürchten starke und ewig anhaltende Entzugssymptome, wenn sie mit dem Rauchen aufhören. Tatsächlich sind unangenehme Entzugssymptome möglich, zum Glück bestehen sie aber in der Regel nur für eine relativ kurze Zeit. Sie sind nicht gefährlich, v. a. aber gibt es erprobte Möglichkeiten ihrer Bewältigung. Das Infoblatt gibt Ihnen hierzu einen Überblick.«

Eine fundierte Beschreibung der Phänomene und Mechanismen der zur Entzugserscheinungen findet sich bei Heinz und Batra (2003).

INFO 17 Medikamente für die Raucherentwöhnung

Die Entscheidung über eine medikamentöse Begleitbehandlung und die Auswahl des jeweils angemessenen Arzneimittels kann nur im Einzelfall gemeinsam mit dem Patienten und ggfs. mit dem behandelnden Arzt und/ oder dem involvierten Apotheker getroffen werden. Für die fundierte Entscheidungsfindung ist eine sorgfältige Aufklärung des Patienten und qualifizierte Einverständniserklärung erforderlich.

»Wir sollten gemeinsam überlegen, ob Sie Ihre Chancen bei der Tabakentwöhnung durch den Einsatz eines Medikaments erhöhen können. Grundsätzlich gibt es drei verschiedene Medikamente, die sich bei der Tabakentwöhnung als wirksam erwiesen haben. Allerdings haben diese Medikamente natürlich auch Nebenwirkungen, die es zu berücksichtigen gilt.«

Eine aktuelle und fundierte Beurteilung und Zusammenfassung der Evidenzlage zur Pharmakotherapie bei Tabakentwöhnung findet sich im Kapitel *Arzneimittel zur Entzugsbehandlung und Rückfallprophylaxe* der S3-Leitlinie *Screening, Diagnostik und Behandlung des schädlichen und abhängigen Tabakkonsums* (Batra et al., 2015b).

INFO 18 Rückfallprophylaxe auf einen Blick

Patienten sollten frühzeitig und wahrheitsgemäß über das hohe Rückfallrisiko in der Suchttherapie hingewiesen werden, ohne allerdings ihre Therapiemotivation und ihre Therapieerfolgserwartung zu unterminieren. Das heißt, sie sollten von vorneherein darüber aufgeklärt werden, dass selbst nach einem professionellen Entwöhnungsprogramm im Schnitt fast die Hälfte der Teilnehmer wieder rückfällig wird. Die Patienten sollten aber zugleich mit allem Nachdruck instruiert werden, sich von einem möglichen Rückfall nicht entmutigen zu lassen. Es sollte betont und mit empirischen Fakten belegt werden, dass chronische und abhängige Raucher häufig mehrere Anläufe benötigen, aber die große Mehrheit schließlich die Dauerabstinenz erreicht. Je schneller nach einem Rückfall der nächste Rauchstoppversuch umgesetzt wird, desto größer ist die Erfolgswahrscheinlichkeit und desto geringer sind die Rauchfolgerisiken. Die Teilnehmer erhalten zusätzliche Sicherheit dadurch, dass ihnen Strategien zur Rückfallprophylaxe und Materialien zur eigenständigen Fortführung erneuter Rauchstopaktionen an die Hand gegeben werden.

»Das Rauchen vorübergehend einzustellen, ist nicht schwer. Es dagegen auf Dauer durchzuhalten, bedarf manchmal mehrerer Anläufe. Seien Sie also bitte nicht frustriert, dass wir uns nun einmal mit der Möglichkeit eines Rückfalls beschäftigen müssen. Denn ein Rückfall bedeutet nicht, dass man vollkommen gescheitert ist. Es kommt vielmehr darauf an, dass man in so einem Moment die Nerven behält und möglichst schnell wieder zur Rauchfreiheit zurückkehrt. Das Infoblatt fasst hierbei die Erkenntnisse der Rückfallforschung übersichtlich zusammen.«

Selbst Jahre und Jahrzehnte nach dem Entzug können geringste Hinweisreize genügen, um heftiges Verlangen (Craving) nach der Zigarette auszulösen. Da die Prozesse der körperlichen Gewöhnung und Toleranz schnell reversibel sind, lassen sich damit die langfristigen Rückfallrisiken nicht erklären. Vielmehr sind lernpsychologische Vorgänge bei der Entstehung des Suchtgedächtnisses beim Rauchen besonders prägend, da das Gehirn eines Gewohnheitsrauchers täglich 200 bis 400 (und im Jahr: 73.000 bis 146.000) Mal mit Nikotin geflutet wird. Da Nikotin hierbei vor allem Hirnareale stimuliert, in denen assoziative Lernprozesse ablaufen, ist das Tabakrauchen zudem besonders stark an rauchbezogene situative (Rauchpause, Kaffeetrinken, Feierabendbier), behaviorale (Griff zur Zigarettenschachtel), sensorische (Geruch, Geschmack) oder affektive (Stimmung) Stimuli (cues) gekoppelt (Mühlig & Kröger, 2018).

INFO 9 Die rauchbedingten Gesundheitsgefahren

T P

Warum ist Rauchen schädlich?

In jeder Zigarette sind über 40 krebserregende Giftstoffe enthalten:

Giftstoff	Wo kommt dieser auch vor?
Kohlenmonoxid	Auspuffgase
Ammoniak	Reinigungsmittel
Benzol	Lösungsmittel, Benzinzusatzstoff
Arsen	(Ratten-)Gift
Cadmium	Batterien
Teer	Asphalt
Polonium 210	radioaktive Substanz
Blei	Batterien
Butan	Campinggas
Schwefelsäure	stark ätzende Säure
Blausäure	Gift

Mit dem Rauchen sind zahlreiche Erkrankungen verbunden. Rauchen …

- zerstört die Selbstreinigungsfunktion der Bronchien.
- verengt die Hirn-Arterien. Raucher haben ein 5-fach erhöhtes Risiko für Schlaganfälle.
- verengt die Herzkranzgefäße, weshalb jeder zweite Raucher an Herz- Kreislauf-Erkrankungen stirbt.
- mindert die sexuelle Potenz bei Männern und verdoppelt das Risiko für Impotenz. Raucher haben zudem eine stark reduzierte Spermienanzahl.
- verursacht nicht nur Lungenkrebs. Krebs droht auch im ganzen Körper, z. B. im Bereich Mund, Speiseröhre, Bauchspeicheldrüse, Kehlkopf, Gebärmutter, Niere, Blase, Leukämie, Magen.

Rauchen übt auf viele Vorgänge in Ihrem Körper schädlichen Einfluss aus.

Zum Beispiel

- vorzeitige Hautalterung
- schlechtere Wundheilung
- Komplikationen nach Operationen
- verdoppeltes Risiko für Diabetes Typ II
- höheres Risiko für Infektionskrankheiten
- verminderter Geruchs- und Geschmackssinn
- höheres Risiko für Karies
- zunehmende Verschlechterung der Lungenfunktion
- Komplikationen während der Schwangerschaft, Risiken der Kindesfehlbildung, plötzlicher Kindstod

Was ist besonders bei Nikotin?

- Nikotin ist nur einer von über 4.000 Schadstoffen im Tabakrauch.
- Nikotin wirkt auf das zentrale Nervensystem und kann dort eine starke Abhängigkeit erzeugen.
- Nikotin besitzt ein viel höheres Suchtpotenzial als andere Substanzen (z. B. Alkohol).
- Wie viel Nikotin aufgenommen wird, hängt vom jeweiligen Tabakprodukt und der Art der Inhalation ab.

INFO 10 Rauchen und Abhängigkeit

T P

Wann ist man abhängig?

Ob jemand von einer Substanz wie Nikotin abhängig ist, wird nicht durch die konsumierte Menge dieser Droge bestimmt, sondern durch charakteristische Verhaltensmuster. Das bedeutet, dass auch jemand, der nur sehr wenige Zigaretten raucht, abhängig sein kann.

Bestimmte Kriterien definieren, was Abhängigkeit ist. Dazu zählen u. a. die Toleranzentwicklung und das Entzugssyndrom. Das heißt, durch Gewöhnung und Gegenregulationsmaßnahmen des Körpers muss mehr geraucht werden, um die gleiche Wirkung zu erzielen. Entzugssymptome entstehen, wenn nicht weiter geraucht wird. Für eine Abhängigkeit spricht weiterhin, wenn ein ständiges Verlangen und der Drang gespürt wird, Rauchen zu müssen, und wenn bereits erfolglose Abstinenzversuche in der Vergangenheit liegen. Dazu kommt das In-Kauf-Nehmen eines hohen Zeitaufwands zur Beschaffung von Zigaretten sowie ein Fortsetzen des Konsums trotz negativer rauchbedingter Konsequenzen.

Ebenen der Abhängigkeit

Körperliche Abhängigkeit liegt vor, wenn sich der Organismus an die Substanz gewöhnt hat. Dies ist gekennzeichnet durch Toleranzentwicklung und Entzugssymptomatik, sobald der Konsum unterbrochen wird.

Psychische Abhängigkeit äußert sich in einem übermächtigen und unwiderstehlichen Verlangen, eine bestimmte Substanz wieder zu konsumieren.

Was ist Suchtverhalten?

Dies ist die zwanghafte und bisweilen mit einem Kontrollverlust verbundene Konzentration von Aktivität auf das Suchtmittel (z. B. Verhinderung von Entzugserscheinungen, Beschaffung, Finanzierung, Vertuschung der Sucht).

Warum wird man von Nikotin so schnell abhängig?

Nikotin besitzt ein besonders hohes Suchtpotenzial, das heißt, man wird davon schneller abhängig als zum Beispiel von Alkohol. Dies hängt damit zusammen, dass durch das Inhalieren innerhalb weniger Sekunden eine positive Wirkung im Gehirn eintritt. Es kommt quasi explosionsartig mit jedem Zug zu einem Kick. Gleichzeitig kommt es aber auch zu einem schnellen Abbau dieser Stoffe, weshalb nach etwa 20 Minuten erneutes Verlangen einsetzen kann.

Was ist ein »Kick«?

- kurzes Gefühl der Entspannung, des Wohlbefindens
- schnelles Abflauen, stille Unzufriedenheit, Wunsch nach mehr
- Diese Reaktion wird mit dem Reiz »Zigarette« verknüpft: Das Gehirn lernt, dass dieses Gefühl durch das Rauchen ausgelöst werden kann.

INFO 11 Neurobiologie des Rauchens

T P

Wie wirkt Nikotin im Gehirn?

Durch das Rauchen nehmen Sie Nikotin auf. Dieses erreicht innerhalb von 7 Sekunden Ihr Gehirn und löst dort einen »Kick« aus. Das Nikotin »dockt« an bestimmten Stellen, den sogenannten Rezeptoren, an. Dadurch werden verschiedene Botenstoffe freigesetzt. Diese wiederum sorgen dafür, dass typische Wirkungen eintreten. Zum Beispiel wird durch Freisetzung der Botenstoffe Serotonin und Dopamin das Wohlbefinden gesteigert.

- In niedrigen Dosen wirkt Nikotin antriebssteigernd, in hohen Dosen entspannend.
- Bereits 20 Minuten nach dem Rauchen verursachen die Rezeptoren ein erneutes Verlangen nach der nächsten Zigarette.
- Haben Sie morgens nach dem Aufwachen bereits ein starkes Verlangen nach einer Zigarette? Dies wird durch den sogenannten »Rezeptorhunger« verursacht. Die »Andockstellen« haben nachts kein Nikotin erhalten, es herrscht quasi Entzug.
- Je öfter Sie rauchen, umso öfter erreicht Nikotin die entsprechenden Rezeptoren im Gehirn. In Folge dessen erhöht sich die Anzahl dieser Rezeptoren (Up-Regulation).

Was passiert mit den Rezeptoren, wenn ich nicht mehr rauche?

- Unmittelbar nach dem Rauchstopp bemerken die Rezeptoren, dass Nikotin fehlt und sie unbesetzt sind. Das können Sie als Entzugserscheinungen bemerken.
- Die Anzahl der Rezeptoren bleibt relativ stabil. Nach einigen Wochen fallen die Rezeptoren in eine Art Schlafzustand und der Körper beruhigt sich. Dadurch verschwinden die körperlichen Entzugserscheinungen.

Was passiert, wenn ich rückfällig werde?

- Wird auch nur eine Zigarette geraucht, »erwachen« alle Rezeptoren und die Gefahr ist sehr hoch, dass Sie wieder in Ihr altes Rauchmuster zurückfallen.
- Es kann wieder starkes Verlangen nach Zigaretten entstehen.
- Für den Rest Ihres Lebens besteht die Gefahr, erneut abhängig zu werden. Es ist ähnlich wie beim »trockenen Alkoholiker«: Durch das Suchtgedächtnis bleibt immer die Gefahr eines Rückfalls.

INFO 12 Lernen als Grundlage der Tabakabhängigkeit

T P

Nikotinwirkung im Gehirn

Wie Sie bereits gelernt haben, wirkt Nikotin an den Rezeptoren. Dadurch werden im Gehirn Botenstoffe ausgeschüttet. Das Nikotin wirkt vor allem im »Lust- und Belohnungszentrum«, es wird ein »Kick« ausgelöst. Diese Region wird immer bei angenehmen Tätigkeiten aktiviert, z. B. nach dem Essen. Dies soll dem Körper vermitteln: »Jawohl, du tust gerade das Richtige« – und es soll Lust auf mehr davon machen.

Nikotin setzt auch Dopamin frei. Dadurch entstehen das Wohlgefühl und die Euphorie, die mit dem Rauchen verbunden ist.

Lernen und psychische Abhängigkeit

- Sucht ist ein erlerntes ungünstiges Verhalten und ist konditioniert.
- Es dient u. a. der Stimulation und der Spannungsreduktion.
- Mit dem Impuls zu Rauchen sind bestimmte Auslöser bzw. Situationen verbunden, wie z. B. der Duft einer Tasse Kaffee, ein Glas Rotwein oder Bier, das Beenden einer Mahlzeit.
- Diese Reize lösen automatisch den Impuls zu Rauchen aus!

Wie kann etwas zum Auslöser werden?

- Durch das Rauchen entstehen bestimmte positive Wirkungen, z. B. Entspannung. Wenn Sie bei einem bestimmten Reiz oder einer Situation immer rauchen, verknüpft sich die durch das Rauchen erzielte Wirkung mit diesem Reiz/dieser Situation.
- In Zukunft löst bereits der Reiz/die Situation (unbewusst) das Verlangen nach einer Zigarette aus.
- Der Körper hat gelernt, dass das Rauchen mit einer angenehmen Konsequenz verbunden ist. Diesen Prozess nennt man »positive Verstärkung«. Dadurch wird das Verhalten aufrechterhalten.

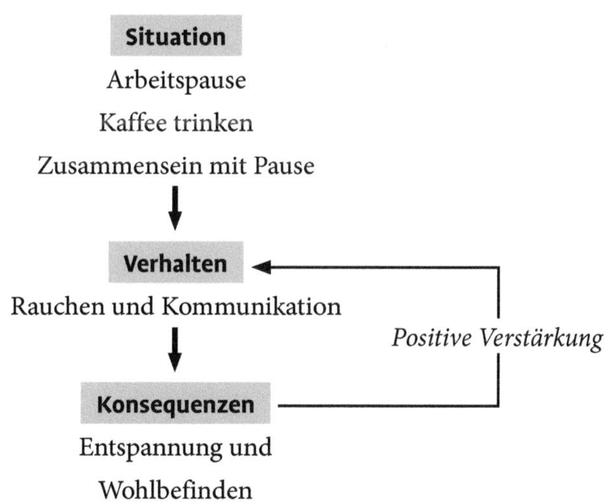

- Dieser Lernprozess, auch Konditionierung genannt, steuert das Verhalten stärker als alle rationale Einsicht und Kenntnis langfristiger Gesundheitsrisiken.

Rückfallmechanismen

T P

Rückfallgefahr durch gelernte Hinweisreize

Auch nach dem Rauchstopp hat Ihr Körper die erlernten Reize/Situationen nicht vergessen und erwartet, dass geraucht wird. Verlangen entsteht.

- Äußere Reize: Anblick von Zigaretten, Gerüche (Geruch von Tabakqualm, Kaffee), rauchassoziierte Kontexte (»Pausenzigarette«, Geselligkeit, »Verdauungszigarette«, »Friedenspfeife«, Verführungssituationen)
- Innere Reize: Gefühle (z. B. »schlechte Stimmung«), Erregung, Stress, Entspannung, Erwartungen, negative Gedanken
- Auch Entzugssymptome und Misserfolgssituationen können mit Auslösereizen verbunden sein.

Diese Verknüpfungen können noch Jahre oder Jahrzehnte nach dem Entzug bestehen.

Warum ist das Verlernen so schwer?

Der Körper hat sich an die Droge gewöhnt und ein Suchtgedächtnis ausgebildet.

> **!** Das **Grundproblem** jeder Sucht ist die gelernte Assoziation mit dem Drogenkonsum, die zu einem Kontrollverlust und zu einem automatischen, zwanghaften Konsum führt.

Ist die Zigarette bei Stress immer der Retter in der Not oder der Begleiter zu der Tasse Kaffee, sind diese Reize mit der Zigarette eng verbunden und führen schnell und automatisch zum Griff in die Schachtel. Der Körper hat sich die Reize gemerkt und sorgt in diesen Situationen für eine Annäherungstendenz. Diese basiert auf automatischen und unbewussten Prozessen, die wenig Anstrengung erfordern, wenig beeinflussbar und löschungsresistent sind.

Versucht man nun, abstinent zu bleiben, bedarf es einer großen Anstrengung und einer hohen Verarbeitungskapazität, um sich willkürlich diesen automatischen Prozessen entgegenzustellen. Abstinenz erfordert also eine bewusste Handlungssteuerung. Bei Stress ist die Verarbeitungskapazität stark beansprucht, weshalb die bewusste Steuerung zusätzlicher Handlungen misslingen kann. In derartigen Situationen ist die Gefahr für einen Rückfall in automatische Handlungen gegeben.

Welche Nikotinersatzprodukte gibt es?

Nikotinersatzprodukte gibt es in verschiedenen Stärken als Pflaster, Kaugummis, Lutschtabletten, Sublingualtabletten (Microtabs) oder Nasenspray.

Wie wirken die verschiedenen Nikotinersatzprodukte?

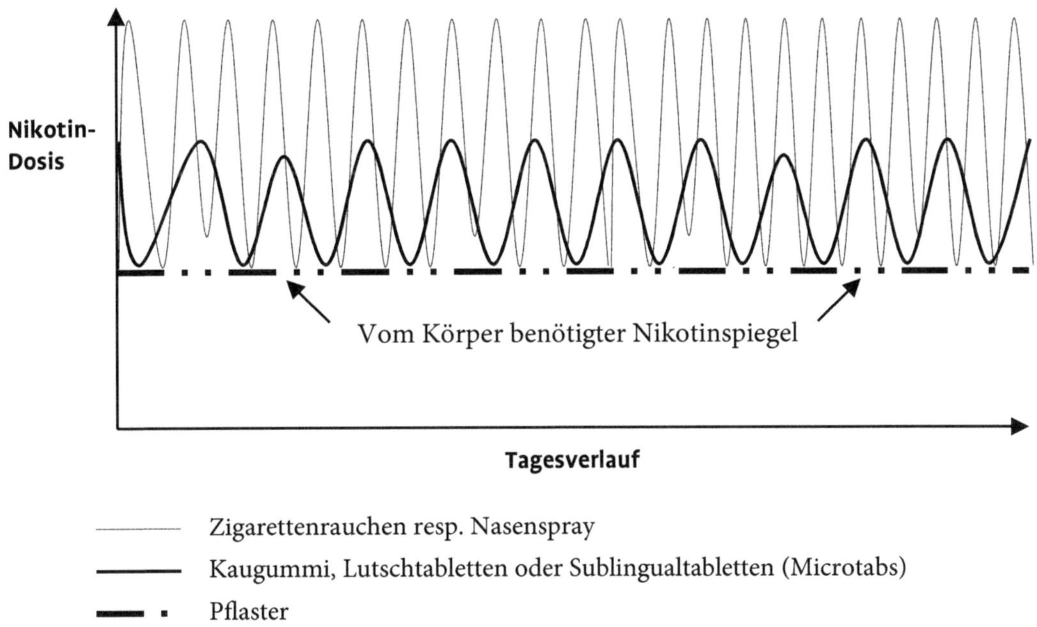

Das Nikotinpflaster hat den Vorteil, dass es kontinuierlich Nikotin in den Blutkreislauf abgibt, sodass ein konstanter Nikotinpegel im Blut erreicht wird. Es stellt daher die Basisbehandlung dar. Wer zusätzlich noch in besonders kritischen Situationen kurzfristig Unterstützung haben möchte, sollte zusätzlich Nikotinkaugummi, Tabletten oder Nikotinspray verwenden.

Wie und wo bekomme ich Nikotinersatzprodukte?

Sie erhalten Nikotinersatzprodukte grundsätzlich nur in Apotheken. Nikotinersatzprodukte kosten ungefähr gleich viel wie die entsprechende Menge Zigaretten. Die Verwendung von Nikotinersatzprodukten sollte unbedingt mit Ihrem Arzt/Ihrer Ärztin abgesprochen sein.

Welche Dosierung soll mein Nikotinpflaster haben?

Nikotinpflaster gibt es in der Dosierung *30* (entspricht einem regelmäßigen Konsum von 30 Zigaretten täglich), *20* (entspricht 20 Zigaretten täglich) und *10* (entspricht 10 Zigaretten täglich). Die Pflasterstärke sollte mindestens eine Woche beibehalten werden, bis auf die nächst tiefere Dosierung gewechselt wird. Die Pflaster sollen nicht zerschnitten werden. Täglich wird ein Pflaster aufgeklebt und 16 bis 24 Stunden (wenn Sie früher gleich nach dem Aufstehen geraucht haben) auf der Haut belassen. Beim Schwimmen, Sport, Duschen oder Baden kann das Pflaster kurzzeitig entfernt werden (schlecht haltendes Pflaster mit zusätzlichem Heftpflaster fixieren).

Gibt es Nebenwirkungen?

Es können durch das Pflaster hervorgerufene Hautreaktionen auftreten. Weitere Nebenwirkungen können durch das Nikotin selbst verursacht werden und gleichen denjenigen, die durch übermäßiges Rauchen auch auftreten können. In diesem Fall sollte die Dosis des Nikotinersatzproduktes verringert werden. Die Wahrscheinlichkeit hierfür ist jedoch aufgrund der ausgeprägten Nikotintoleranz bei Rauchern sehr gering.

INFO 15 Gute Entscheidung – Vorteile des Nichtrauchens

- **Nach 20 Minuten:** Blutdruck und Puls sinken auf Normalwerte. Die Temperatur der schlechter durchbluteten Hände und Füße steigt an.
- **Nach 8 Stunden:** Der Kohlenmonoxydgehalt im Blut sinkt, der Sauerstoffgehalt im Blut normalisiert sich wieder.
- **Nach 24 Stunden:** Das Herzinfarktrisiko (plötzlicher Herztod) sinkt.
- **Nach 48 Stunden:** Regenerierung der geschädigten Nervenendigungen. Der Geruchs- und Geschmackssinn erholen sich. Sie können das Leben wieder intensiver genießen.
- **Nach 2 bis 3 Wochen:** Der Kreislauf stabilisiert sich. Die Lungenfunktion bessert sich um ca. 30 Prozent.
- **Nach 1 bis 9 Monaten:** Der Raucherhusten hört auf. Die Lunge und Bronchien reinigen sich. Die Nasenhöhlen sind nicht mehr verstopft. Die Anfälligkeit für Infektionskrankheiten geht zurück. Die körperliche Leistungsfähigkeit steigert sich.
- **Nach 1 Jahr:** Das Risiko, an einem Herz-Kreislauf-Leiden zu erkranken, hat sich um 50 Prozent reduziert.
- **Nach 5 Jahren:** Die Gefahr, an Lungenkrebs zu erkranken, hat sich um 50 Prozent reduziert.
- **Nach 10 Jahren:** Das Lungenkrebs-Risiko ist nicht mehr größer als bei Nichtrauchern.
- **Nach 15 Jahren:** Der Körper erreicht wieder den Zustand eines Menschen, der nie geraucht hat.

All dies tritt ein unabhängig davon, wie stark und wie lange man zuvor geraucht hat!

INFO 16 Aufklärung Entzugssyndrom

P

Nikotin-Entzugssymptome

- entstehen, wenn dem Körper die Substanz entzogen wird, von der er abhängig ist
- fallen bei jedem verschieden aus
- mancher bemerkt gar keine Entzugserscheinungen
- oft nur ein ungutes, unklares, kaum wahrnehmbares Gefühl des Unwohlseins
- sind am Anfang am stärksten und klingen in den ersten 3 bis 4 Wochen der Entwöhnung weitestgehend ab
- es gibt seelische und körperliche Symptome, z. B.:
  - dysphorische Stimmung bis Depressivität
  - Schlaflosigkeit
  - Unruhe
  - Konzentrationsstörungen
  - Reizbarkeit und Ärger
  - Angstzustände
  - verminderte Herzfrequenz
  - gesteigerter Appetit und Gewichtszunahme

Muss ich mir Sorgen mach? Nein!

- Entzugsbeschwerden sind Teil des Gesundungsprozesses und zeigen an, dass sich Ihr Körper umgewöhnt!
- Entzugsbeschwerden treten nur vorübergehend auf und verschwinden schnell wieder.
- Sie können sich die Symptome erträglicher machen, denn diese sind beeinflussbar.
- *Es kommt auf Ihre Einstellung an!*
- Wenn Sie den Symptomen kaum Beachtung schenken, nehmen Sie diese weniger wahr.
- Wenn Sie jedoch den Symptomen viel Beachtung schenken, werden Sie diese umso stärker spüren!

Tipp: Entzugssymptomen entspannt begegnen

- *Aushalten:* Es ist wie bei einer Erkältung oder einem Muskelkater: Es ist bald überstanden und dann wird es Ihnen wieder gut gehen!
- *Nicht ärgern:* Es ist wie mit Kopfschmerzen: Je mehr Sie sich darüber ärgern, desto heftiger nehmen Sie diese wahr.
- *Ablenken:* Denn je mehr Sie versuchen, nicht an etwas zu denken, desto eindringlicher wird der Gedanke.
- *Wie ein kranken Kind behandeln:* Gut zureden, es trösten und ablenken.
- *Aktiv sein:* Ihr Körper hat wieder mehr Energie, Sie spüren dies vielleicht als Unruhe. Nutzen Sie die Energie für Sport und Unternehmungen!

INFO 17 Medikamente für die Raucherentwöhnung P

Welche Unterstützungsmöglichkeiten gibt es?

- medikamentöse Hilfen (z. B. Vareniclin)
- Nikotinersatzprodukte
- empfehlenswert, wenn Sie regelmäßig rauchen und früher bereits Probleme mit unangenehmen Entzugserscheinungen hatten

Vareniclin (Champix®)

- wirkt direkt an den Rezeptoren und lindert Entzugserscheinungen:
  - vermindert die Entzugssymptome durch Stimulation des Rezeptors
  - »blockiert« den Rezeptor und hemmt dadurch die Effekte extern zugefügten Nikotins → dadurch verliert zusätzliches Rauchen seinen Reiz
- Einnahme beginnt ca. eine Woche vor dem Rauchstopp
- Dosierung ändert sich, wird über mehrere Wochen eingenommen

Nikotinpflaster

- erzeugt über den Tag einen gleichmäßigen Nikotinspiegel
- mit verschiedenem Nikotingehalt erhältlich
- Dosis wird schrittweise reduziert
- kann mit Nikotinlutsch-, Sublingualtabletten kombiniert werden

Hinweise zur richtigen Anwendung

- morgens Pflaster auf trockene, fettfreie, haarlose saubere Stelle kleben. Für mehrere Sekunden fest andrücken.
- am besten im Bereich des Oberkörpers, der Hüfte oder des Oberarms
- jeden Tag ein neues Pflaster und ggfs. täglich Wechsel der Klebestelle
- Wenn Sie kein 24-Stunden-Pflaster verwenden: abends vor dem Schlafengehen Pflaster entfernen.
- Beim kurzen Duschen kann das Pflaster auf der Haut verbleiben; bei Schwimmen oder Sauna Pflaster vorübergehend abnehmen.
- nicht weiterrauchen

Nikotinlutsch-, Sublingualtabletten

- für unregelmäßige Raucher bzw. bei ungleich über den Tag verteilten Konsum
- wird nur bei Bedarf genommen, um akutem Verlangen entgegenwirken
- wirkt nach ca. 15 Minuten
- kleine Tablette unter der Zunge zergehen lassen

Hinweise zur richtigen Anwendung

- maximal 1 x pro Stunde, nicht weiterrauchen
- Tageshöchstmenge beachten, stufenweise reduzieren

INFO 18 Rückfallprophylaxe auf einen Blick

P

Was sind typische Risikosituationen?

- situative Faktoren:
  - andere Raucher anwesend
  - Party/Fest
  - Zigarettenangebote
  - Zigarettenfund/Vorrat an Zigaretten
- kognitive Faktoren:
  - Selbstzweifel
  - Idealisierung
  - Illusion der Kontrolle
- emotionale Faktoren:
  - Ärger
  - Niedergeschlagenheit
  - Langeweile
  - Anspannung
  - Aggressivität
- physiologische Faktoren:
  - Entzugssymptome
  - starkes Verlagen
  - Übermüdung
  - Alkoholkonsum/Kaffeekonsum
  - Hunger

Wie kann ich mich vor Rauchgedanken schützen?

- Beschäftigen Sie sich bevorzugt mit angenehmen und ablenkenden rauchfreien Tätigkeiten und Situationen.
- In einer kritischen Situation sollten Sie genau wissen, welche angenehme Tätigkeit Sie von den Gedanken ans Rauchen ablenken kann.
- Wichtig ist, dass Sie das, was Sie tun, gerne tun. Sie haben mit dem Entschluss, nicht mehr zu rauchen, nichts verloren. Sie haben gewonnen!
- Rückfall ist nicht gleich Rückfall und auch kein Misserfolg!
  - *slip:* Anzünden einer Zigarette
  - *lapse:* Rauchen einer Zigarette
  - *relapse:* Rauchen mehrerer Zigaretten bzw. soviel wie vorher rauchen
- Auf den nächsten Arbeitsblättern finden Sie viele Tipps, um Rückfälle zu verhindern. Falls es doch passiert: Sofort neuen Rauchstopptag festlegen!

Auslösersituationen (Trigger)

- Reize/Signale oder Situationen, die eng (fast automatisch) mit dem Rauchen verbunden sind und so Verlangen und einen Rückfall auslösen können
- z. B.: Zigarettenreklame, -automaten, andere rauchende Menschen, der Geruch von Rauch, Aschenbecher
- typische Situationen, in denen Sie üblicherweise geraucht haben (z. B. gesellige Runde, beim Fußball, in Pausenzeiten, nach dem Essen)

8 Therapiedurchführung

8.1 Rauchstoppvorbereitung und Durchführung

Wenn der Raucher sich entschlossen hat, mit dem Rauchen aufzuhören, werden die notwendigen Vorbereitungen für den Rauchstopp getroffen. Denn anders als bei sonstigen Suchtmitteln ist ein Raucher durch seinen Substanzkonsum nicht in der Vorbereitung auf die Abstinenz eingeschränkt. Insofern wird ein bestimmter Tag (Stopptag, »quit day«) in unmittelbarer Zukunft festgelegt, ab dem nicht mehr geraucht wird. Hierbei wird zwischen der *Schlusspunkt-Methode* und der *Reduktionsmethode* unterschieden:

- Bei der *Schlusspunkt-Methode* wird das Rauchverhalten bis zu dem Stopptag nicht geändert, sondern am Stopptag von einem Moment auf den anderen beendet.
- Bei der *Reduktionsmethode* wird das Rauchverhalten in Teilschritten bis zum Stopptag bis auf Null reduziert. Reduktionsschritte werden meist individuell festgelegt, z. B. bei 35 Zigaretten je fünf Zigaretten weniger pro Woche oder den Konsum in den ersten Wochen jeweils halbieren.

Die gründliche Vorbereitung des Stopptages und der unmittelbaren Zeit danach sollen die Abstinenzzuversicht und die Bewältigungskompetenzen der Betroffenen erhöhen.

Arbeits- und Infomaterialien

INFO 19 Vorbereitung Rauchstopptag
AB 86 Meine Vorbereitungen für meinen Erfolgsstart
AB 87 Fahrplan meines ersten rauchfreien Tages
INFO 20 Alternativen zum Rauchen: Aktivitäten und Distraktionstechniken
AB 88 Persönliches »Motto«
AB 89 Auslösebedingungen und Alternativen
AB 90 Verführungs- und Risikosituationen
INFO 21 Meine Rauchfrei-Helfer
INFO 22 Rauchfrei-Helfer: Instruktionen
AB 91 Rauchfrei-Helfer: Vertrag

INFO 19 Vorbereitung Rauchstopptag

Der Rauchstopptag sollte konkret festgelegt und detailliert vorbereitet werden. Hierbei sind u. a. folgende Strategien hilfreich:

- Den Rauchstopp »an die große Glocke zu hängen«, um die Verbindlichkeit der Entscheidung zu untermauern und sich auch dem sozialen Umfeld gegenüber zur Umsetzung zu »verpflichten«.
- Entfernen aller Rauchutensilien. Der Patient sollte auf keinen Fall irgendwelche Restzigaretten in heimlichen Depots aufheben, sondern sämtliche »Notvorräte« vollständig entsorgen (nicht verschenken!).
- Räumliche Veränderungen der Umgebung, in der bislang vorrangig geraucht wurde (z. B. Möbel umstellen, »Rauchsessel« umplatzieren, Balkon umgestalten), mindern den Auslösecharakter von Umgebungsreizen.
- Reminder für die Rauchstoppmotive können sichtbar angebracht werden (Bildschirm, Kühlschrank etc.).
- Lebt der aufhörwillige Raucher mit einem anderen Raucher zusammen in einem Haushalt, sollten Vereinbarungen über rauchfreie Zonen (ganze Wohnung) und Raucherinseln (z. B. Balkon, Garten) getroffen werden.

Das Infoblatt soll dem Betroffenen hierbei als Checkliste dienen.

»Die Chancen für eine erfolgreiche Tabakentwöhnung sind umso höher, je besser die erste Zeit ohne Zigarette vorbereitet wurde. Hier gibt es erfahrungsgemäß vieles zu bedenken. Ich habe hier eine Checkliste. Überlegen Sie, was für Sie bedeutsam ist.«

AB 86 Meine Vorbereitungen für meinen Erfolgsstart

Bereits vor dem Rauchstopptag sollte der künftige Ex-Raucher alle Rauchutensilien entsorgen und alle Hilfsmittel besorgen, die er für den Umgang mit Entzugssymptomen, Craving oder Zwangsgedanken an das Rauchen benötigen könnte. Da der Entzug in den ersten 24 Stunden seinen Höhepunkt erreicht, sollte auch die Zeit unmittelbar nach dem Rauchstopp gut durchgeplant und mit vielen (ablenkenden) Aktivitäten gefüllt werden:

- Körperliche Betätigung an der frischen Luft hilft gegen innere Unruhe- und Anspannungszustände.
- Das Säubern von Wohnung, Kleidung, Auto etc. vom Zigarettengeruch vermindert nicht nur die olfaktorischen Trigger, sondern besitzt auch symbolische Bedeutung dafür, sich von der Sucht zu reinigen.

»Erfahrungsgemäß sind die Entzugssymptome in den ersten 24 Stunden des Rauchstopps am härtesten. Der schwierigste Teil der Verhaltensumstellung erstreckt sich meist über die erste Woche. Diesen Zeitraum gilt es besonders gut vorzubereiten. Schreiben Sie zunächst alles auf, was Sie für wichtig halten. Wir besprechen uns dann.«

AB 87 Fahrplan meines ersten rauchfreien Tages

Die Tagesplanung für die erste Zeit nach dem Rauchstopp dient nicht nur der Ablenkung von Entzugssymptomen und Craving. Nach dem Motto »Heute ist der erste Tag vom Rest meines *neuen* Lebens« geht es auch darum, die mit unzähligen Alltagssituationen und -tätigkeiten assoziierten Rauchgewohnheiten abzulegen, jahrelang trainierte rauchbezogene Verhaltensweisen aufzugeben und durch neue Alternativen zu ersetzen.

»Das Rauchen aufzugeben bedeutet leider nicht, dass wir ein altes Verhaltensprogramm einfach für immer löschen können. Wir können lediglich wie bei einer Computerfestplatte alte Verhaltensgewohnheiten nach und nach durch neue überschreiben. Ganz allmählich werden dann unsere neuen Gewohnheiten durch häufig wiederholtes Training das alte Suchtverhalten immer stabiler überschreiben. Das fällt insbesondere am Anfang schwer. Deswegen ist es so wichtig, dass Sie die ersten Tage genau durchplanen, weil da Ihre alten Verhaltensgewohnheiten immer wieder durchschlagen werden.«

INFO 20 Alternativen zum Rauchen: Aktivitäten und Distraktionstechniken

Die Aktivitätenplanung zur Gestaltung der ersten rauchfreien Zeit verfolgt im Wesentlichen drei Ziele:
(1) sich nach dem Rauchstopp von den Gedanken an das Rauchen durch aktive Tätigkeiten abzulenken
(2) den Entzugssymptomen durch körperliche Bewegung entgegenzuwirken
(3) die Effekte der Tabakentwöhnung gesundheitlich zusätzlich zu unterstützen
Das Infoblatt ist als Anregung für die Betroffenen bei der Planung eigener Aktivitäten und Ablenkungsstrategien gedacht.

»Das Überschreiben des Suchtgedächtnisses geschieht nicht durch Abwarten und von allein. Entscheidend ist, dass Sie neue Aktivitäten dem früheren Rauchverhalten entgegensetzen und so häufig wie möglich ausführen. Das Infoblatt soll Ihnen dabei eine Anregung sein.«

AB 88 Persönliches »Motto«

Einigen Rauchern hilft ein eingängiger persönlicher Slogan oder ein Motto, das sie sich als Leitmotiv für ihr Rauchstoppziel einprägen und sich im Bedarfsfall ins Gedächtnis rufen. Werbesloganähnlich pfiffig und griffig formulierte Leitsätze bleiben am besten haften. Ein solches Motto gewinnt durch wiederholtes Einprägen (Ohrwurmtechnik) den Charakter eines Hinweisreizes für den Einsatz von Selbstmotivations- und Bewältigungsstrategien in Situationen, in denen der Aufhör- oder Durchhaltewille »schwächelt«.

»Wenn sich das Suchtgedächtnis meldet, geht es um Geschwindigkeit. Langes Nachdenken ist hier nicht hilfreich. Hier braucht es ein fest eingeprägtes Motto, das wir innerlich sofort zur Hand haben und das uns aufmöbelt. Auf dem Arbeitsblatt finden Sie Anregungen. Ich bin gespannt, welches Motto Sie für sich wählen.«

AB 89 Auslösebedingungen und Alternativen

Für die Phase nach dem Rauchstopp sollten anfänglich die individuell besonders bedeutsamen Auslöse- und Verführungssituationen vorübergehend gemieden werden, bis sich das Abstinenzverhalten stabilisiert hat. Diese Risikosituationen sollten dann schrittweise wieder aufgesucht werden, unter Anwendung einiger vorab trainierter Bewältigungsstrategien. Für die vorübergehende Risikominimierung sollten die individuellen Auslöser bereits in der Vorbereitungsphase vor dem Rauchstopp identifiziert werden. Anschließend werden mit dem Patienten passende Bewältigungsstrategien eingeübt, z. B. Ablehnungstraining im Rollenspiel.

»Eines der wichtigsten Ergebnisse der Rückfallforschung lautet, dass das Rückfallrisiko nicht jeden Moment gleich ist, sondern dass jeder Raucher ganz persönlich relevante Auslöse- und Verführungssituationen hat, in denen er besonders gefährdet ist, wieder zu rauchen. Das Rückfallrisiko ist bspw. in den Abendstunden am höchsten, wenn die Aufmerksamkeit und die Selbstkontrolle naturgemäß nachlassen, ganz besonders in Kombination mit abendlichem Alkoholkonsum. Es ist daher besonders wichtig, dass Sie überlegen, welche besonders gefährlichen Rückfallrisikosituationen Sie in der ersten Zeit des Nichtrauchens besser meiden sollten und welche Alternativmöglichkeiten Sie hierzu haben.«

AB 90 Verführungs- und Risikosituationen

Um sich gegen die vielfältigen Auslöser für Rauchverlangen und gegen die unterschiedlichen Verführungssituationen vorab zu wappnen, ist es wichtig, sich bereits vor dem Rauchstopp über die persönlich bedeutsamen Risiken klar zu werden und für diese gezielte Gegenmaßnahmen zu entwickeln. Dies kann in systematischer Form durch eine tabellarische Aufstellung der Risiken und der Bewältigungsaktivitäten erfolgen.

»Wir haben schon öfter über Ihre persönlichen Rückfallrisikosituationen gesprochen. Das folgende Arbeitsblatt bietet Ihnen eine Übersicht über typische Risikosituationen sowie eine Vielzahl von möglichen Bewältigungsmöglichkeiten. Bitte kreuzen Sie an, was auf Ihre Situation zutrifft.«

Weitere Erläuterungen zum Konzept der Rückfallrisikosituation und der verschiedenen Verfahren der Rückfallprävention finden sich bei Lindenmeyer (2018).

INFO 21 Meine Rauchfrei-Helfer

Für viele Raucher ist es eine große Hilfe, wenn ihnen in der Zeit des Entzugs und der Tabakentwöhnung eine vertraute Person zur Seite steht. Die Aufgabe des Rauchfrei-Helfers besteht darin, den aufhörbereiten Raucher in seiner Rauchstoppmotivation zu verstärken, in Risikosituationen und bei Selbstzweifeln beizustehen, zum Durchhalten zu motivieren und für erfolgreiche Abstinenz zu loben.

»Fast alle schwierigen Dinge gelingen eher, wenn man von anderen Menschen unterstützt wird. Ich möchte daher, dass Sie überlegen, wer Sie bei Ihrem Rauchstopp wirksam unterstützen könnte. Natürlich kostet es manchmal etwas Überwindung, jemanden um Hilfe zu bitten, aber die erhöhten Erfolgsaussichten sind es allemal wert.«

INFO 22 Rauchfrei-Helfer: Instruktionen

Das Infoblatt enthält konkrete und detaillierte Instruktionen für die gewonnenen Rauchfrei-Helfer, da eine bloße Aufforderung zur Unterstützung viele Helfer im Unklaren über ihre Rolle und tatsächlich hilfreiche Beiträge lässt. Erfahrungsgemäß nimmt die Verbindlichkeit dieser Unterstützerrolle mit der Klarheit der Rollendefinition und der Aufgabenbeschreibung zu.

»Bitte besprechen Sie sich mit Ihren Rauchfrei-Helfer, was Ihnen ganz konkret helfen würde und was eher nicht. Hierbei kann es nützlich sein, das vorliegende Arbeitsblatt gemeinsam durchzugehen.«

AB 91 Rauchfrei-Helfer: Vertrag

Der Rauchfrei-Helfer-Vertrag dient dazu, die soziale Unterstützung zu formalisieren und auf beiden Seiten eine größere Verbindlichkeit (commitment) herzustellen. In diesem Vertrag sollte ein materieller oder sozialer Verstärker mit hohem subjektivem Anreizwert vereinbart werden, um die Rauchstoppmotivation zusätzlich zu unterfüttern.

»Am wirkungsvollsten ist es, wenn Sie einen richtigen Vertrag mit Ihrem Rauchfrei-Helfer schließen. Dann wissen beide, was konkret gemacht werden soll. Sie können dabei die Erfolgsaussichten für Ihren Rauchstopp nochmals erhöhen, indem Sie etwas für Sie wichtige ›Belohnung‹ vereinbaren, die Sie wirklich nur dann von Ihrem Rauchfrei-Helfer erhalten, wenn Sie bis zu einem bestimmten Zeitpunkt rauchfrei geblieben sind.«

INFO 19 Vorbereitung Rauchstopptag

P

(1) Angehörige, Freunde und Arbeitskollegen informieren

Informieren Sie Angehörige, Freunde und Arbeitskollegen über Ihren Rauchstopp! Schließen Sie eventuell Wetten ab! Treffen Sie Vereinbarungen mit Ihrem Rauchfrei-Helfer!

(2) Rauchutensilien weg!

Entfernen Sie jetzt mithilfe von Familienangehörigen und Freunden alle Rauchutensilien vollständig aus Ihrem Umfeld. So schwer es Ihnen auch fallen mag, tun Sie es jetzt. Vernichten Sie jetzt alle Rauchutensilien unwiderruflich! Hängen Sie nicht an Ihrem Lieblingsaschenbecher – er muss weg! Weg aus dem Haus und vom Arbeitsplatz! Keine versteckten Depots mit Zigaretten übersehen, auch nicht solche, die eigentlich nur für Besucher gedacht sind! Auch die Zigarren und Zigarillos im Schrank müssen verbrannt werden!

(3) »Ausmisten« mit Freunden!

Laden Sie Freunde und Familienmitglieder dazu ein, alles aufzufinden, was mit dem Rauchen zu tun haben könnte, und vernichten Sie es oder überlassen Sie es ihnen, diese Dinge zu verschenken oder mitzunehmen!

(4) Veränderung von Arbeitsplatz und Zuhause

Haben Sie Pläne zur Umgestaltung für Ihr Zuhause und Ihren Arbeitsplatz gemacht? Fangen Sie jetzt mit allen angenehmen Umgestaltungen an. Aber heben Sie sich auch etwas für die nächsten Wochen auf!

(5) Meine Gründe fürs Nichtrauchen

Werfen Sie jetzt noch zum Abschluss einen Blick auf die vielen guten Gründe für das Nichtrauchen. Es lohnt sich, sich alles noch einmal vor Augen zu führen. Die »neue Freiheit« wird Ihnen guttun. Sie werden sich besser fühlen und vieles neu entdecken. Unter dem Strich werden Sie nur gewinnen.

AB 86 Meine Vorbereitungen für meinen Erfolgsstart P

Meine Einkaufsliste

- Mineralwasser/Tee/Saft
- Obst/Gemüse
- Bonbons/Kaugummi
- Nikotinersatz-Präparate
- Pfefferminzöl, Mentholbalsam als »Gegenreiz«

- ....

- ....

Meine Vorbereitung der ersten 24 Stunden

- Rauchfrei-Helfer suchen
- Verabredung mit Bekannten
- Öffnungszeiten erfragen (z. B. Sauna, Museum)
- Kinokarten vorbestellen

- ....

- ....

Mein erfolgreicher Start zum Nichtraucher

- Wäsche waschen
- Gardinen waschen
- Raucherutensilien entfernen (Wohnraum, Auto, Arbeitsplatz)
- Auto von innen reinigen
- (geheime) Zigarettenvorräte und Aschenbecher vernichten/verschenken
  → Brauche ich nicht mehr, warum dann ein Hintertürchen auflassen?
- Termin für professionelle Zahnreinigung ausmachen

- ....

AB 87 Fahrplan meines ersten rauchfreien Tages

P

Morgens

....

....

....

....

....

Vormittags

....

....

....

....

Mittags

....

....

....

....

Nachmittags

....

....

....

....

Abends

....

....

....

....

INFO 20

Alternativen zum Rauchen: Aktivitäten und Distraktionstechniken

P

Die Situationen und Gründe, warum Sie rauchen, sind vielfältig. Sie haben Strategien gelernt und ausgewählt, die Sie in kritischen Situationen einsetzen können. Sie sollten vorbereitet sein, statt des Rauchens ein anderes Verhalten einzusetzen. Beim Rauchen ist der ganze Körper beteiligt, insbesondere die Hände, der Mund, der Kopf. Überlegen Sie sich, was Sie mit Ihren Händen, Ihrem Mund und dem ganzen Körper tun können, statt zur Zigarette zu greifen. Die Übersicht gibt Ihnen Anregungen.

Alternativen

Für die Hand	**Für den Kopf**	**Für den Mund**	**Für den Körper**
Kugelschreiber als Spielzeug	interessante Hörbücher hören	durch einen Strohhalm oder ein gerolltes Papier Luft inhalieren	Sport treiben
mit Stift kritzeln, Männchen malen	bewusst Radio hören	an Salzstangen lutschen	Gymnastik machen
Papier rollen	Rätsel lösen	Wasser, verdünnte Obstsäfte oder Kräutertee trinken	Yogaübungen ausführen
mit Ring spielen	puzzeln	bewusst atmen und darauf achten, wie die Luft durch den Mund ein- und ausgeatmet wird	Entspannungsübungen machen
mit Handschmeichler spielen	Kurzentspannung	zuckerfreie Kaugummis kauen	Atemübungen einsetzen
mit Daumen und Zeigefinger andere Hand massieren	Pfefferminzöl auf die Stirn reiben	zuckerfreie Bonbons mit verschiedenen Geschmacksrichtungen und unterschiedlicher Schärfe lutschen	spazieren gehen
Kugel in einer Hand drehen	Computerspiele spielen	auf etwas kauen, was einen starken Reiz auslöst (Gewürznelke, Ingwer)	viel Flüssigkeit aufnehmen
	im Internet surfen	auf Zahnstocher kauen	duschen
	mit anderen Menschen reden	Zähne putzen	sich massieren lassen
	arbeiten	zubereitetes Gemüse (Möhren, Sellerie) knabbern	ein Entspannungsbad nehmen
		zubereitetes Obst essen	in die Sauna gehen

AB 88 Persönliches »Motto« P

Einigen Rauchern hilft ein eingängiger persönlicher Slogan oder ein Motto, das sie sich als Leitmotiv für ihr Rauchstoppziel einprägen und sich im Bedarfsfall ins Gedächtnis rufen. Werbesloganähnlich pfiffig und griffig formulierte Leitsätze bleiben am besten haften. Ein solches Motto gewinnt durch wiederholtes Einprägen (Ohrwurmtechnik) den Charakter eines Hinweisreizes für den Einsatz von Selbstmotivations- und Bewältigungsstrategien in Situationen, in denen der Aufhör- oder Durchhaltewille »schwächelt«.

Mein Nichtraucher-Motto

Suchen Sie sich einen kurzen prägnanten positiven Satz, der den wichtigsten Vorteil des Nichtrauchens für Sie kennzeichnet.

Beispiele früherer aufhörwilliger Raucher:
- Ich schaffe das!
- Just do it!
- Ich brauche keine einzige Zigarette!
- Never ever again!!!
- Ich lebe freier und gesünder ohne Rauchen.
- Gesundheit ist nicht alles, aber ohne Gesundheit ist alles nichts.
- Gesundheit geht vor!
- Endlich frei durchatmen ohne Rauchen.
- Mein Wille siegt!
- Ich beherrsche meine Sucht, statt mich von ihr beherrschen zu lassen!
- Ich befreie mich von Gift und Abhängigkeit.
- Es gibt nichts zu verlieren, außer meiner Abhängigkeit.
- Vorbild sein für andere, vor allem für meine Kinder.

Welchen Satz wählen Sie für sich? Finden Sie Ihr ganz persönliches Motto!

Mein Motto ist:

....

AB 89 Auslösebedingungen und Alternativen

P

Welche sind Ihre drei wichtigsten Auslösersituationen, also jene Situationen, in den Sie glauben, am stärksten gefährdet zu sein, eine Zigarette zu rauchen?

Notieren Sie sich im Folgenden einfach die Situationen, auf die Sie später am meisten achten wollen!

Und notieren Sie dann in der zweiten Spalte die für Sie am besten geeigneten Alternativen zu Ihrem alten Verhalten. Denken Sie daran: Je einfacher und konkreter Ihnen diese Beschreibung gelingt, umso erfolgreicher werden Sie später Krisensituationen meistern!

	Auslösersituationen	Alternativen
(1)	....	....
	....	....
	....	....
	....	....
(2)	....	....
	....	....
	....	....
	....	....
(3)	....	....
	....	....
	....	....
	....	....

AB 90 Verführungs- und Risikosituationen

P

Bitte sammeln Sie Ihre persönlich bedeutsamen Verführungssituationen.

Verführungssituationen

In welcher der folgenden Situationen ist es für mich schwer, nicht zu rauchen?

☐ bei beruflichem Stress
☐ nach dem Essen
☐ bei Kneipen-/Restaurantbesuchen
☐ bei privaten Problemen
☐ unter Zeitdruck
☐ bei Diskussionen
☐ bei Langeweile
☐ wenn in meiner Umgebung geraucht wird
☐ zum Alkohol
☐ zum Kaffee
☐ zur Belohnung
☐ wenn mir eine Zigarette angeboten wird

☐ wenn ich mich schlecht fühle
☐ wenn ich Verlangen danach habe
☐ beim Telefonieren
☐ andere:
....
....
....
....
....
....
☐ keine

Meine Aktivitätenliste

Welche Aktivitäten können mir als Alternative zum Rauchen dienen?

Vorschläge: (Kreuzen Sie Ihre Favoriten an)

☐ Spaziergang unternehmen
☐ Fahrrad fahren
☐ Musik hören
☐ im Garten arbeiten
☐ in der Sonne sitzen
☐ sich in der Natur aufhalten
☐ kreativ tätig sein
☐ Tanzen gehen
☐ Sport treiben
☐ eine Ausstellung besuchen
☐ ein Bad nehmen
☐ mit Freunden kochen
☐ joggen
☐ einen Freund anrufen
☐ Morgengymnastik
☐ Entspannung
☐ Kino, Theater, Konzert
☐ Obstsalat essen
☐ Auto putzen

☐ Meine eigenen Ideen:
....
....
....
....
....

INFO 21 Meine Rauchfrei-Helfer

P

Bitte suchen Sie sich einen Rauchfrei-Helfer zur Unterstützung Ihrer ersten rauchfreien Wochen und Monate.

Mein Rauchfrei-Helfer

- möchte, dass ich erfolgreich bin
- unterstützt mich bei meiner Entscheidung
- möchte meine Erfolge sehen
- hilft mir in brenzligen Situationen
- motiviert mich zum Durchhalten
- erinnert mich an meine Entscheidung

Wer sollte mein Rauchfrei-Helfer sein?

Jemand, der z. B.

- mir nahe steht (Familie, Freunde)
- mich unterstützt (Familie, Freunde, Arbeitskollegen, Arzt)
- ein aktueller Nichtraucher, der ebenfalls mit dem Rauchen aufhört (z. B. anderer Kursteilnehmer) oder früher aufgehört hat (ehemalige Raucher) oder niemals geraucht hat

INFO 22 Rauchfrei-Helfer: Instruktionen

P

Sie sind von einem Raucher, der sich das Rauchen abgewöhnen will, als möglicher »Rauchfrei-Helfer« angesprochen worden. Auf diesem Blatt finden Sie einige Informationen über Ihre Aufgaben als Rauchfrei-Helfer.

Aufgaben

Unterstützen Sie den Raucher, der sich das Rauchen abgewöhnen will, indem Sie ihm helfen, seine Abstinenz einzuhalten. Lassen Sie sich zuvor vom Raucher über das Entwöhnungsprogramm informieren.

Wöchentliche Vereinbarungen

Treffen Sie sich mindestens einmal wöchentlich mit dem Raucher und schließen Sie dabei jeweils eine schriftliche Vereinbarung über die Einhaltung der Abstinenz. Dafür reichen bereits 10 bis 20 Minuten aus, in Ausnahmefällen kann die Vereinbarung auch telefonisch getroffen werden. Ihr Vereinbarungspartner hinterlegt bei Ihnen bei jeder neuen Vereinbarung einen bestimmten Geldbetrag gegen Quittung oder gibt Ihnen einen »Gutschein«, auf dem eine »Dienstleistung« vermerkt ist, die er für Sie oder andere Personen erbringen muss, falls er seine Vereinbarung nicht einhält (z. B. Auto waschen, Fenster putzen etc.). Diese sollte für den Raucher möglichst unangenehm sein und umgehend erledigt werden können.

Dafür haben wir für Sie bereits ein Vereinbarungsformular vorbereitet.

Wenn die Abstinenz eingehalten wurde

Sie erstatten den hinterlegten Geldbetrag zurück und vernichten die Quittung bzw. zerreißen Sie den Gutschein.

Wenn die Abstinenz nicht erreicht wurde

Es liegt bei Ihnen, die Vereinbarung unverzüglich und konsequent einzufordern. Falls der Raucher einen Geldbetrag hinterlegt hat, könnte dieser verlorene Anteil zusammen mit einem neuen Betrag erneut hinterlegt werden. Das sollte den Anreiz erhöhen, die nächste Vereinbarung einzuhalten. Geben Sie dem Raucher den Geldbetrag auf keinen Fall zurück, falls er sein Ziel nicht erreicht hat.

Sinn der Vereinbarung

Derartige Vereinbarungen können Ihnen zunächst seltsam vorkommen. Die Erfahrung hat jedoch gezeigt, dass vertraglich fixierte Entwöhnungszielsetzungen ein effektives Mittel sind, den Raucher mehr an seine Vorsätze zu binden.

So können Sie den aufhörwilligen Raucher zusätzlich unterstützen

Vertrauen Sie seinen Angaben! Nörgeln und schimpfen Sie nicht, falls Ihr Vertragspartner seine Ziele nicht erreicht hat. Ermuntern und motivieren Sie ihn stattdessen. Sie könnten auch gemeinsame bestimmte Aktivitäten unternehmen, z. B. ins Kino gehen (nach einem rauchfreien Monat). Es wäre schön, wenn Sie Ihren Ex-Raucher auch längerfristig betreuen könnten. Vereinbarungen und bekräftigendes Zureden auch nach dem Erreichen der Abstinenz haben sich als wirksam erwiesen, Rückfällen vorzubeugen.

Vereinbarung mit meinem Rauchfrei-Helfer

Hiermit treffe ich: ....

mit Herrn/Frau: ....

folgende Vereinbarung (Zutreffendes ankreuzen):

☐ Ich hinterlege .... EUR gegen Quittung bei meinem Rauchfrei-Helfer, die ich zurückerhalte, wenn ich die Abstinenz einhalte. Gelingt mir dies nicht, fällt dieser Betrag an meinen Rauchfrei-Helfer.

☐ Ich hinterlege bei meinem Rauchfrei-Helfer einen Gutschein über folgende Dienstleistung:

....

....

Wenn ich die Vereinbarung einhalte, erhalte ich den Gutschein zurück. Falls ich die Vereinbarung verletze, erbringe ich am .... um .... Uhr die vertraglich festgelegte Dienstleistung.

☐ Wenn ich mein Ziel erreicht habe, werde ich mich folgendermaßen belohnen:

....

....

In meinem eigenen Interesse werde ich wahrheitsgetreue Angaben machen.

....	....
Ort	Ort
....	....
Datum	Datum
....	....
Unterschrift aufhörwilliger Raucher	Unterschrift Rauchfrei-Helfer

8.2 Umgang mit Entzugssymptomen

Ausgeprägte Entzugssymptome werden von etwa der Hälfte aller Raucher, die einen Aufhörversuch unternommen haben, berichtet. Sie äußern sich als somatische Beschwerden (z. B. Herzklopfen, niedriger Blutdruck) und insbesondere als psychovegetative und kognitiv-affektive Reaktionen (Konzentrationsschwierigkeiten, Stimmungsschwankungen, »schlechte Laune«, starkes Verlangen nach einer Zigarette, Zwangsgedanken an das Rauchen). Entzugserscheinungen beginnen nach wenigen Stunden und erreichen nach 24 bis 48 Stunden ihren Höhepunkt. Oft sind sie nach etwa einer Woche stark abgeklungen und nach spätestens vier Wochen vollständig verschwunden. Starkes Verlangen (Craving) und Hungergefühle bzw. erhöhter Appetit werden aber auch über einen Zeitraum von sechs Monaten und sehr viel länger berichtet, ebenso in seltenen Fällen depressive Verstimmungen.

Arbeits- und Infomaterialien

INFO 23	Umgang mit Entzugssymptomen
AB 92	Individualisierte Entzugsbewältigungsstrategien
INFO 24	Craving: Das Ampelschema
AB 93	Craving: Protokollbogen

INFO 23 Umgang mit Entzugssymptomen

Das Infoblatt enthält eine Vielzahl von typischen Entzugserscheinungen sowie geeignete nicht-medikamentöse Bewältigungsstrategien zu ihrer erfolgreichen Überwindung. Dies soll als Anregung für den Patienten genutzt werden, um schließlich selbst seine persönlich geeigneten Bewältigungsstrategien zu entwickeln.

»Gut möglich, dass Sie in den ersten Tagen des Nichtrauchens unter unangenehmen Entzugserscheinungen leiden werden. Auf dem Infoblatt finden Sie viele typische Entzugserscheinungen aufgelistet mit geeigneten Bewältigungsstrategien zu ihrer erfolgreichen Überwindung. Bitte studieren Sie das Blatt, um herauszufinden, welche Strategien Sie für sich selbst anwenden wollen.«

AB 92 Individualisierte Entzugsbewältigungsstrategien

Das Arbeitsblatt dient dazu, dass sich der Patient auf konkrete Gegenmaßnahmen beim Auftreten der persönlich als relevant erachteten Entzugserscheinungen festlegt und diese möglichst konkret operationalisiert.

»Wir haben nunmehr ausführlich mögliche Entzugserscheinungen sowie geeignete Gegenmaßnahmen erörtert. Nun geht es darum, Nägel mit Köpfen zu machen und sich auf ganz konkrete Bewältigungsstrategien bei den in Ihrem Fall zu erwartenden Entzugserscheinungen festzulegen.«

INFO 24 Craving: Das Ampelschema

Patienten sollten zunächst darüber aufgeklärt werden, dass Craving-Attacken über längere Zeiträume zu erwarten sind, aber jeweils nur kurz (meist wenige Minuten) anhalten. Allein diese temporäre Begrenzung kann viele Erwartungsängste und Überwertigkeitskognitionen reduzieren. Behandlungsoptimismus lässt sich bspw. mit der Frage herstellen: »Können Sie sich vorstellen, dass es Ihnen gelingt, sich für jeweils zwei bis drei Minuten unter Kontrolle zu halten oder sich abzulenken, bis das Suchtverlangen wieder abklingt?« Im zweiten Schritt geht es darum, für diese Situationen passende Bewältigungsstrategien zu finden und einzuüben. Dabei wird nach Intensitätsgrad differenziert vorgegangen (»Ampel«), um bei schwächer ausgeprägtem Craving die Aufmerksamkeit nicht unnötig darauf zu lenken.

»Viele Raucher sind frustriert darüber, dass sie, auch nachdem sie schon lange mit dem Rauchen aufgehört haben, in bestimmten Momenten einen deutlichen ›Jieper‹ auf eine Zigarette verspüren (neudeutsch: Craving). Um in diesen Momenten nicht schwach zu werden, ist es zunächst wichtig, nach dem sogenannten Ampelmodell zwischen verschieden Ausprägungsstärken von Craving zu unterscheiden. Das vorliegende Infoblatt soll Ihnen die drei Craving-Stärken etwas näher bringen.«

AB 93 Craving: Protokollbogen

Im weiteren Verlauf nach dem Rauchstopp können erlebte Craving-Situationen bei Bedarf (anhaltendes oder häufiges Auftreten) ausgewertet und gegebenenfalls mit noch gezielteren Gegenmaßnahmen bewältigt werden.

»Sie haben mir berichtet, dass Sie trotz Ihres erfolgreichen Nichtrauchens immer mal wieder unter Craving leiden. Das ist ganz normal. Lassen Sie uns beide genauer untersuchen, in welchen Momenten Craving aufgetreten ist und wie Sie damit umgegangen sind. Vielleicht können wir hierbei noch ein bisschen optimieren. Das Arbeitsblatt dient der Vorbereitung für unser Gespräch.«

INFO 23 Umgang mit Entzugssymptomen

P

Entzugsbeschwerden	**Alternativen**
Reizbarkeit, Frustration, Ärger »Ich bin so gereizt und fahre schon bei den kleinesten Dingen aus der Haut.«	▶ schwierige und ärgerliche Situationen möglichst meiden ▶ anderen erklären, dass Sie gerade mit dem Rauchen aufgehört haben und es nicht so meinen ▶ »Dampf ablassen« (Sport, körperliche Betätigung) ▶ sich entspannen (einmal tief Luft holen und dann kräftig durchatmen usw.)
Herzklopfen und Kreislaufprobleme »Irgendwie ist mein Herzschlag anders und ich bin so kreislauflabil.«	▶ viel trinken, kleine Obst-/Gemüsesnacks essen
niedriger Blutdruck und Müdigkeit »Ich bin immer so müde und abgeschlagen.«	▶ 8 Stunden Nachtschlaf, eventuell kurzer Mittagsschlaf ▶ häufig an die frische Luft gehen ▶ viel Wasser und Saft trinken
Lust auf Essen und Verdauungsprobleme »Ich habe oft regelrechte Gier, vor allem nach Süßem.« »Ich leide unter Blähungen und Verstopfungen.«	▶ viel Wasser und Saft bereithalten und trinken ▶ mehr rohes Gemüse, Obst, Müsli u. a. essen ▶ viele Zwischenmahlzeiten, wenig Hauptmahlzeiten ▶ viel bewegen
Konzentrationsprobleme »Ich tue mich wirklich schwer, bei der Sache zu bleiben und mich auf meine Aufgaben zu konzentrieren.«	▶ häufiger kurze Pausen machen ▶ Arbeitspensum für einige Tage verringern ▶ sich klar machen: Das wird in einigen Tagen besser!
Häufig ein überwältigendes Verlangen »Ich habe oft eine kaum bezähmbare Gier nach einer Zigarette.«	▶ sich möglichst in rauchfreier Umgebung aufhalten ▶ alle Rauchutensilien aus der Umgebung verbannen ▶ sich ablenken ▶ häufig Zähne putzen ▶ rohe Paprika, Möhren und Stangensellerie essen ▶ sich an der frischen Luft körperlich betätigen
Husten und eine laufende Nase »Ich muss viel mehr husten als sonst.« »Meine Nase läuft dauernd.«	▶ sich an Folgendes erinnern: Dies zeigt an, dass sich der Körper vom Rauchen erholt und sich »repariert«; diese Beschwerden verschwinden nach einigen Tagen!

AB 92 Individualisierte Entzugsbewältigungsstrategien **P**

Gefürchtete Entzugserscheinungen	**Meine Gegenmaßnahmen**
(1) Starkes Verlangen	....
(2) Kreislaufbeschwerden	....
(3) Müdigkeit	....
(4) Reizbarkeit	....
(5) Hungergefühl/Verdauungsprobleme	....
(6) Konzentrationsschwierigkeiten	....
(7) Schlafstörungen	....
(8)	....
(9)	....
(10)	....
(11)	....
(12)	....

INFO 24 Craving: Das Ampelschema

Die am meisten gefürchtete Entzugserscheinung ist der Suchtdruck, das manchmal unüberwindlich erscheinende Verlangen nach einer Zigarette. Sie werden erlebt haben, dass Suchtdruck unterschiedlich stark sein kann, mal gibt es nur einen kurzen Gedanken an eine Zigarette, mal sind Sie gefangen in der Vorstellung, jetzt sofort eine Zigarette rauchen zu müssen, und können sich auf nichts anderes mehr konzentrieren. Je nach Stärke des Verlangens ist es sinnvoll, andere Strategien im Umgang mit dem Suchtdruck einzusetzen. Dazu können Sie sich sehr gut an der Vorstellung einer Ampel orientieren.

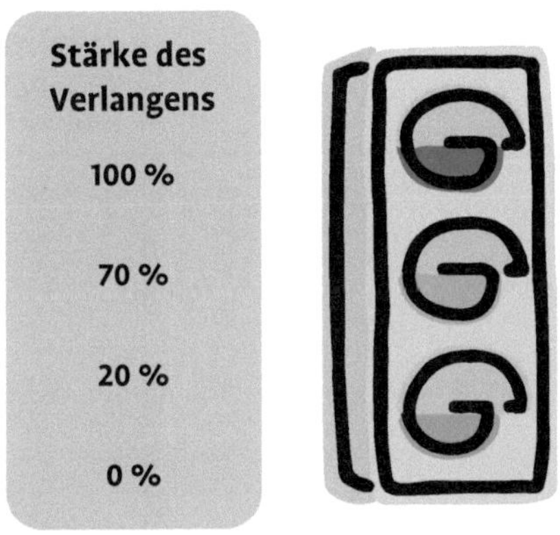

Roter Bereich: Das Verlangen bewusst wahrnehmen und akzeptieren, dass es vorhanden ist

Gelber Bereich: Das Verlangen wahrnehmen und sich gezielt ablenken

Grüner Bereich: Das Verlangen ignorieren

Grüner Bereich

Ihr Verlangen ist schwach ausgeprägt. Ignorieren Sie es einfach und fahren Sie mit dem fort, was Sie gerade tun. Solche Gedanken verschwinden von allein. Ein Gedanke ist nur ein Gedanke. Es liegt bei Ihnen, ob Sie ihm Folge leisten.

Gelber Bereich

Der gelbe Bereich steht für stärkeres Verlangen. Jetzt sollten Sie die Gegenmaßnahmen einleiten. Versuchen Sie, Ihre Gedanken bewusst auf etwas anderes zu lenken. Suchen Sie sich eine Aufgabe, die eine hohe Konzentration erfordert, z. B. handwerkliche Tätigkeiten (Hofkehren, Handarbeiten), Zähneputzen, ein Handy- oder Computerspiel, Erledigung von Schreibarbeiten, das Aufräumen der Wohnung oder Zubereiten einer Speise. Derartige Alternativen sollten schnell umsetzbar sein. Deshalb ist es sinnvoll, sie schon jetzt zu planen.

Roter Bereich

Sehr starkes Verlangen erfordert eine aktive Auseinandersetzung. Nehmen Sie die Situation ernst, denn nun bringt Sie einfaches Ignorieren nicht weiter. Versuchen Sie das, was Sie nun umtreibt, niederzuschreiben oder gedanklich zu sammeln. Vermeiden Sie dabei jede Bewertung. Sagen Sie sich *nicht* »Es ist schrecklich, mir ist wie Sterben, dass halte ich nicht aus«, sondern »Ich bin angespannt und denke, dass mir jetzt nur eine Zigarette helfen kann. Ich spüre die Angst, schwach zu werden und diesem Gefühl nachzugeben«. Und machen Sie sich dann Mut! »Es wird vorüber gehen, ich werde stark bleiben. Andere haben das auch schon geschafft.«

Notfalls wenden Sie sich an Ihren Rauchfrei-Helfer oder das Notfalltelefon.

AB 93 Craving: Protokollbogen

P

Geben Sie bitte an, in welchen Situationen/Orten/Begebenheiten Ihr Verlangen nach einer Zigarette sehr stark ist und wie Sie damit umgehen.

Datum	**Uhrzeit**	**Verlangen nach einer Zigarette** **1 = sehr gering** **10 = sehr stark**	**Situation/ Ort**	**Was war vorher? Gab es einen Auslöser und wenn ja, welchen?**	**Stimmung** **1 = sehr schlecht** **10 = sehr gut**	**Wie sind Sie damit umgegangen? Was hat geholfen, das Verlangen zu lindern?**

9 Rückfallprävention

9.1 Rückfallprophylaxe

Ein erfolgreicher Rauchstopp ist nicht das relevante Erfolgskriterium für die Tabakentwöhnung und ein rauchfreies Leben. Wie schon Mark Twain sagte: »Das Rauchen aufzugeben ist nicht schwer, ich habe es schon tausend Mal geschafft.« Das eigentliche Problem besteht darin, dass etwa die Hälfte innerhalb von zwölf Monaten wieder rückfällig wird. Deswegen muss besonderes Augenmerk auf die Rückfallprophylaxe gelegt werden.

In Längsschnittstudien wurde festgestellt, dass die Rückfälle am häufigsten in den ersten vier Monaten nach dem Rauchstopp auftreten, sodass sich die Bemühungen zur Rückfallprävention auf diesen kritischen Zeitraum konzentrieren können.

Arbeits- und Infomaterialien

INFO 25 Aktives Risikomanagement
AB 94 Persönliche Rückfall-Risikofaktoren
AB 95 Rückfallmanagement
AB 96 Fehleranalyse nach vollständigem Rückfall

INFO 25 Aktives Risikomanagement

Je vollständiger die Patienten mögliche Risikosituationen antizipieren und je intensiver sie sich vorab darauf vorbereiten, desto besser sind sie gegen Rückfälle gewappnet. Dieser Zusammenhang sollte den Patienten anfangs klar gemacht und sie motiviert und befähigt werden, gezielte Gegenstrategien zu entwickeln und einzuüben.

»Eine alte Pfadfinderregel lautet: Eine bekannte Gefahr ist nur noch halb so gefährlich. Übertragen auf die Tabakentwöhnung heißt das, dass es nicht nützlich ist, lediglich darauf zu hoffen, dass es niemals zu einem Rückfall kommt. Stattdessen ist es wichtig, sich darüber Gedanken zu machen, wo ein erhöhtes Rückfallrisiko konkret lauern könnte und wie man darauf reagieren wird. Das Infoblatt soll Ihnen hierzu erste Hinweise geben und Sie zu einem aktiven Risikomanagement ermutigen.«

AB 94 Persönliche Rückfall-Risikofaktoren

Statistische Rückfallraten stellen zwar eine wichtige Information für den Patienten dar, sind aber als abstrakte Größe nicht unmittelbar handlungswirksam. Für die Therapieplanung müssen die *individuellen* Risikofaktoren identifiziert werden, um die Patienten gezielt darauf vorbereiten zu können.

»Auf dem Arbeitsblatt finden Sie zwölf besonders häufige Rückfallsituationen bei Rauchern. Überlegen Sie bitte für jede dieser Situationen, wie hoch Sie Ihr persönliches Rückfallrisiko einschätzen. Wir können das dann als Vorbereitung für konkrete Bewältigungsstrategien nehmen, wenn in einer dieser Situationen ein Rückfall passieren würde.«

AB 95 Rückfallmanagement

Die konkreten Notfallstrategien zum Umgang mit Rückfällen lassen sich ebenfalls nicht pauschal bestimmen, sondern sollten individuell ausgewählt werden.

Es werden nach Ausprägungsgrad *verschiedene Rückfallgrade* unterschieden:

- slip (an einer Zigarette ziehen)
- lapse (eine »Ausnahmezigarette« rauchen)
- relapse (vollständiger Rückfall)

Je nach Rückfallart werden spezifische Rückfallbewältigungsstrategien eingeübt. Bei den ersten beiden »Ausrutschern« können die Patienten schnell reagieren und die Abstinenz nach dieser situativen Unterbrechung wieder fortführen.

»Wir wollen nicht hoffen, dass es zu einem Rückfall kommt, aber wir sollten trotzdem im Sinne eines Erste-Hilfe-Kastens überlegen, was Sie dann tun. Hierbei ist es nützlich, verschiedene Rückfallgrade zu unterscheiden. Das Arbeitsblatt soll Ihnen dabei helfen.«

AB 96 Fehleranalyse nach vollständigem Rückfall

Beim vollständigen Rückfall ist meist ein komplett neuer Anlauf erforderlich, der das erneute Durchlaufen eines Teils des Entwöhnungsprogrammes beinhaltet: erneute Abstinenzentscheidung, Festlegung eines Rauchstopptages, Rauchstoppvorbereitung und -durchführung. Im Fall eines schweren Rückfalls sind dessen situative Auslöser und insbesondere der Umgang des Betroffenen damit genau zu analysieren, um beim nächsten Mal besser gewappnet zu sein.

»So ärgerlich oder enttäuschend Ihr Rückfall für Sie auch sein mag, er stellt auch eine Möglichkeit dar, aus Ihren Fehlern zu lernen und es das nächste Mal besser zu machen. Das Arbeitsblatt dient Ihnen dazu, Ihren Rückfall, der vielleicht ganz automatisch und ohne großes Nachdenken stattgefunden hat, systematisch zu analysieren.«

Aktives Risikomanagement

P

Erfolg ist das Resultat aus eigener Vorbereitung und Arbeit.

Risikosituationen meistern

- Im Leben wird einem nichts geschenkt, ich muss aktiv werden!
- Wenn ich mich vorbereite, überrascht mich nichts so schnell.
- Hellsehen kann ich nicht, trotzdem wird es unerwartete Situationen geben.
- Je besser meine Vorbereitungen sind, desto weniger kann mich überraschen.

Wie bereite ich mich vor?

- Wenn ich mir vorher Risikosituationen überlege, kann ich frühzeitig Gegenmaßnahmen planen.
- Wenn mir Situationen oder Zustände Unbehagen bereiten, brauche ich etwas, das mir gefällt und mich aufmuntert – darauf sollte ich mich dann konzentrieren.

Welche Risikosituationen können eintreten?

- Mir wird eine Zigarette angeboten. / Mir wird gesagt, dass ich das eh nicht schaffe.
  - Wollen andere mich scheitern sehen? Oder glauben sie nicht an mich, weil sie selbst schon gescheitert sind?
- Ich sehe andere rauchen (Raucherpause, Party, …).
- Ich finde Zigaretten. / Zigaretten sind verfügbar.
- Ich hätte gerne eine Pause.
  - Die nehme ich mir trotzdem, nur ohne Zigarette!
- Ich habe Stress oder Ärger.
- Ich habe Hunger.
- Ich trinke Alkohol.
- Ich habe Verlangen nach einer Zigarette.
- Ich spüre Entzugssymptome.
- Ich bin niedergeschlagen. / Ich muss mich aufmuntern.
- Ich habe Langeweile.
- Ich muss mich entspannen.

AB 94 Persönliche Rückfall-Risikofaktoren

P

Bitte versuchen Sie auf einer Skala von 0 bis 10 einzuschätzen, wie hoch das Risiko für Sie wäre, erneut eine Zigarette zu rauchen:

0 = für mich kein Risiko → 10 = hohes Risiko zu rauchen

0	1	2	3	4	5	6	7	8	9	10
(1) Wenn Dinge nicht so laufen, wie ich es möchte, und ich frustriert bin.										
(2) Wenn ich mit einem Raucher zusammen bin.										
(3) Wenn ich sehr verärgert bin.										
(4) Wenn ich mehr Alkohol als gewöhnlich trinke.										
(5) Wenn ich an Gewicht zunehme.										
(6) Wenn ich gestresst bin.										
(7) Wenn ich mir beweisen will, dass ich nach 1–2 Zigaretten wieder aufhören kann.										
(8) Wenn mir nach einer Belohnung zumute ist.										
(9) Wenn ich von einem Schicksalsschlag getroffen werde.										
(10) Wenn ich keine Lust mehr habe, mich weiter anzustrengen, um rauchfrei zu bleiben.										
(11) Wenn ich mich besser konzentrieren möchte.										
(12) Wenn ich mit Freunden auf einer Feier bin.										

Meine Schritte bei einem »SLIP« (ein oder mehrmaliges Ziehen an einer Zigarette):

....

....

....

Meine Schritte bei einem »LAPSE« (das Rauchen einer oder mehrerer Zigaretten):

....

....

....

Meine Schritte bei einem »RELAPSE« (tägliches Rauchen einer oder mehrerer Zigaretten):

....

....

....

Folgende Dinge sind für mich bei Rückfallvorbeugung besonders wichtig:

(1) ....

(2) ....

(3) ....

(4) ....

(5) ....

(6) ....

(7) ....

(8) ....

(9) ....

(10) ....

AB 96 Fehleranalyse nach vollständigem Rückfall P

(1) Risikosituation

Kreuzen Sie bitte an, welche der folgenden Situationsbeschreibungen am ehesten auf Ihren Rauchrückfall zutrifft:

☐ unangenehme Gefühlssituation (z. B. Langeweile, Angst, Depression)
☐ Ärger- und Konfliktsituation (z. B. am Arbeitsplatz oder in der Familie)
☐ soziale Verführung (z. B. Kumpels fordern zum Mitrauchen auf)
☐ angenehme Situation (z. B. Erfolgserlebnisse, verliebt sein)
☐ Geselligkeit (z. B. Kneipenbesuch, Partys, Familienfeier)
☐ körperliche Beschwerden (z. B. Schmerzen, Schlafstörungen)
☐ Versuch, kontrolliert zu rauchen
☐ plötzliches Verlangen (z. B. beim Anblick Ihrer Lieblingszigarettenmarke)

(2) Scheinbar harmlose Entscheidungen

Welche scheinbar harmlosen Entscheidungen haben Ihren Rückfall – im Nachhinein betrachtet – vorbereitet bzw. eingeleitet?

- ....
- ....
- ....

(3) Rückfallgedanken/Verlangen

Welche angenehmen Gedanken an Nikotin haben Ihr Verlangen danach gesteigert?

- ....
- ....

In welcher Form haben Sie unmittelbar vor Ihrem Rückfall Verlangen nach Nikotin gespürt?

- ....
- ....

(4) Rückfallschock

Was haben Sie unmittelbar nach der ersten Zigarette gedacht oder gefühlt? Wie kam es, dass Sie weiter geraucht haben?

- ....
- ....
- ....

9.2 Langzeitstrategien

Das Hauptziel der Tabakentwöhnung ist die lebenslange Abstinenz. Nach der Bewältigung der ersten Entzugsphase, der damit verbundenen Lebensumstellungen und Anpassungsprozesse sowie der Anwendung konkreter Rückfallprophylaxe-Strategien geht es am Ende darum, den Erfolg nachhaltig und stabil zu verstetigen. Patienten können damit ermutigt werden, dass das Rückfallrisiko nach zwölf Monaten kontinuierlicher Abstinenz drastisch sinkt.

Zur dauerhaften Rauchfreiheit gehört neben Verhaltens- und Gewohnheitsanpassungen auch die Veränderung der eigenen *Identität und Rolle als Nichtraucher*. Diese Transformation wird im Selbstbild vorgenommen, bezieht sich aber auch auf die Fremdwahrnehmung und die soziale Rolle in der Lebenswelt der Patienten und sollte frühzeitig bewusst reflektiert werden, um Klarheit zu schaffen und Irritationen zu vermeiden.

Arbeits- und Infomaterialien

INFO 26	Die 10 goldenen Regeln
AB 97	Mein Belohnungsplan
INFO 27	Rauchen und Gewicht
AB 98	Sport und Bewegung

INFO 26 Die 10 goldenen Regeln

Der Übergang vom Raucherdasein in die neue Phase der lebenslangen Tabakabstinenz ist mit zahlreichen Verhaltensänderungen, neuen Gewohnheitsbildungen, Rollenwechseln, Identitätsanpassungen und sozialen Anpassungsprozessen verbunden. In der ersten Phase dieser grundlegenden Veränderung der Alltags- und Lebensführung können einige einfache Lebensregeln helfen, standhaft zu bleiben und das Nichtraucherleben zu entdecken und nachhaltig beizubehalten.

»Bis aus einem Raucher ein Nichtraucher wird, ist es ein langer Weg. Einerseits gibt es immer wieder schwierige Passagen zu meistern, andererseits wird man mit jedem Schritt belohnt. Die folgenden zehn goldenen Regeln sollen Ihnen bei der allgemeinen Orientierung helfen.«

AB 97 Mein Belohnungsplan

Die Umstellung von Alltag und Lebensgewohnheiten kann anfangs durch einen systematischen (Selbst-)Belohnungsplan unterstützt werden, um die Motivation und die Durchhaltekraft zu stärken. Mittel- und langfristig soll sich der Ex-Raucher im Rahmen der Selbstverstärkung explizit für die erreichten Erfolge (rauchfreie Tage, bestimmte Dauer der Abstinenz, Erreichen festgelegter Ziele) belohnen. Auch positive Selbstinstruktionen, der Stolz auf sich selbst sowie das »Sich-jeden-rauchfreien-Tag-bewusst-Machen« (im Kalender abhaken; das gesparte Geld in ein durchsichtiges Behältnis stecken) sind wirksame Methoden der Selbstverstärkung.

»Weil der Weg zum erfolgreichen und zufriedenen Nichtraucher nicht immer leicht fällt, ist es umso wichtiger, dass man sich immer wieder selbst klar macht, wofür man das macht. Außerdem bedürfen die Erfolge immer auch einer Belohnung oder Anerkennung. Dabei darf insbesondere die Selbstbelohnung nicht zu kurz kommen. Es empfiehlt sich daher, einen expliziten Belohnungsplan aufzustellen.«

INFO 27 Rauchen und Gewicht

Aufgrund der oft befürchteten und auch wahrscheinlichen vorübergehenden Gewichtszunahme nach dem Rauchstopp bietet sich zu diesem Zeitpunkt eine gute Gelegenheit, langfristig die Ernährungsweise umzustellen.

Zu diesem Zweck sollte dem Betroffenen zunächst der Wirkmechanismus der rauchstoppbedingten Gewichtszunahme erläutert und dann um die Vermittlung von Regulationsstrategien erweitert werden.

»Viele Menschen befürchten, gnadenlos zuzunehmen, wenn sie mit dem Rauchen aufhören. Das folgende Infoblatt zeigt Ihnen, was Sie realistischerweise zu erwarten haben und v. a. wie Sie einer Gewichtzunahme auf Dauer entgegenwirken können. Zum Glück sieht die Sache günstiger aus, als viele Menschen befürchten.«

AB 98 Sport und Bewegung

Sport und Bewegung sind generell sehr empfehlenswerte gesundheitsförderliche Maßnahmen. Insbesondere im Kontext der Tabakentwöhnung kommt den körperlichen Aktivitäten (im Freien) eine zusätzliche abstinenzfördernde Bedeutung zu:

(1) Die körperliche Unruhe und innere Anspannung im akuten Entzug kann sehr wirksam mit körperlicher Beanspruchung (am besten mit einem systematischen Kraft-Ausdauertraining) ausgeglichen werden (»Wenn Ihr Körper ›unter Druck‹ steht, will er vielleicht mehr bewegt werden. Warum nicht einfach aus der Not eine Tugend machen? Und damit zwei Fliegen mit einer Klappe schlagen: Nicht mehr rauchen und stattdessen mehr Sport – ein doppelter Gesundheitseffekt!«).

(2) Bewegung an frischer Luft fördert die Herz- und Atemtätigkeit und lässt das »freie Durchatmen« nach dem Rauchstopp sinnlich erfahrbar werden. Damit wird eine positive Rauchstoppkonsequenz bewusst erlebt.

(3) Die körperliche (vor allem kardiovaskuläre) Leistungsfähigkeit lässt sich nach dem Rauchstopp durch moderates Training schnell und messbar steigern: eine weitere konkret erfahrbare positive Auswirkung, die die Motivation zur Langzeitabstinenz steigert.

(4) Sport und Bewegung sind neben der Ernährungsumstellung eine wirksame Gegenmaßnahme gegen die unerwünschte Gewichtszunahme nach dem Rauchstopp.

»Leider bewegen sich viele Menschen heutzutage viel zu wenig. Auf dem Weg zum Nichtrauchen ist sportliche Betätigung ein ganz wesentliches Element: Sie hilft über den ›Jieper‹ auf eine Zigarette, man erlebt die Vorteile des Nichtrauchens in Form stetiger Leistungssteigerung und man wirkt der befürchteten Gewichtszunahme entgegen. Das Arbeitsblatt soll Ihnen helfen herauszufinden, welche sportliche Betätigung für Sie im Vordergrund stehen soll.«

INFO 26 Die 10 goldenen Regeln

P

(1) Entzugsbeschwerden sind unangenehm – doch ich kann etwas dagegen tun!

(2) Ich bin jetzt Nichtraucher – alle informieren!

(3) Nichtraucher-Tagebuch führen

(4) den Alltag verändern, das heißt neue Hobbys, Arbeitsplatz und Heim umgestalten, viel bewegen

(5) Angenehmes und Schönes unternehmen als Schutz vor Rauchgedanken

(6) rauchfreie Alternativen in Verführungssituationen finden und umsetzen

(7) sich verwöhnen und belohnen – für jede rauchfrei überstandene Situation und für jeden Tag

(8) »Anti-Rauch-Snacks« genießen (Obst, Gemüse, Müsli-Riegel, …)

(9) fettreiche und stark zuckerhaltige Lebensmittel vermeiden

(10) Motivation stärken – Vorteile des Nichtrauchens bewusst erleben

AB 97 Mein Belohnungsplan

P

Ich belohne mich für ...	**mit ... (Belohnung)**
jeden rauchfreien Tag	mindestens ein dickes Schulterklopfen
jede rauchfreie Woche	
jeden rauchfreien Monat	
die ersten rauchfreien 6 Monate	
das erste rauchfreie Jahr	

INFO 27 Rauchen und Gewicht

P

Rauchen verändert Ihren Grundumsatz

- Jede Zigarette muss quasi verdaut werden, Ihr Stoffwechsel reagiert auf die zugeführten Inhaltsstoffe.
- Bei 20 gerauchten Zigaretten am Tag verbrennt Ihr Körper zusätzlich ca. 300–500 Kilokalorien.
- Rauchen kann eine appetitzügelnde Wirkung haben und Hungergefühle unterdrücken.

Wie reagiert der Körper auf den Rauchstopp?

- Zunächst werden weniger Kalorien verbrannt, aber Ihr Appetit bleibt gleich.
- Ihr Stoffwechsel stellt sich langsam um.
- In der ersten Zeit kann es zu einer moderaten Gewichtszunahme kommen, falls Sie genauso essen wie zuvor.

Angst vor einer Gewichtszunahme?

- Nicht jeder ist von einer Gewichtszunahme betroffen (z. B. wenn nur sehr wenig geraucht wurde).
- Nach einigen Wochen hat sich Ihr Körper umgewöhnt.
- Die meisten nehmen nur wenige Kilos zu.
- Höhere Gewichtszunahmen resultieren eher aus ungünstigen Strategien (z. B. nicht gerauchte Zigaretten durch viele Süßigkeiten ersetzen).
- Sie müssten über 30 kg zunehmen, um Ihr Herz genauso zu schädigen, wie es das Weiterrauchen tun würde!
- Sie können einer Gewichtszunahme durch das Beachten einfacher Ernährungsregeln entgegenwirken.

10 Ernährungsregeln

- vielseitig essen
- Achten Sie auf Ihr Gewicht und bleiben Sie in Bewegung!
- Nehmen Sie sich Zeit und genießen Sie Ihr Essen!
- Zucker und Salz in Maßen
- Gemüse und Obst: »Nimm 5 am Tag!«
- schmackhaft und schonend zubereiten
- täglich Milch und Milchprodukte, maximal 2 Mal pro Woche Fisch, Fleisch, Wurst, Eier!
- bei Verlangen nach Essen: besser mehr Flüssigkeit!
- wenig Fett und fettreiche Lebensmittel
- »gute« Fette (Omega 3-Fettsäuren, Nussöle, Leinöl, Olivenöl etc.)

AB 98 Sport und Bewegung

P

Suchen Sie sich fünf Sportarten heraus, die Ihnen am attraktivsten und am ehesten durchführbar erscheinen. Bewerten Sie dann die von Ihnen ausgewählten Sportarten jeweils nach ihrer Durchführbarkeit und danach, ob Sie sie auch wollen (Punkte von 1–10, **1** = »gar nicht« bis **10** = »sehr stark«). Zählen Sie dann die Punkte zusammen und tragen Sie sie in die letzte Spalte (Total) ein.

Sportart	**Durchführbar?** 1–10	**Gewünscht?** 1–10	**Total**
Wandern/schnelles Spazierengehen			
Joggen oder Dauerlauf			
Schwimmen			
Heimtrainer			
Radfahren			
Ski			
Rudern am Gerät			
Seilspringen			
auf der Stelle laufen			
Aerobic			
Gartenarbeit			
Tennis			
Golf			
Handball			
Volleyball			
Gymnastik			
Bodybuilding			
Sonstige:			
Sonstige:			
Beispiel: Joggen	9	7	16

III Anhang

Verzeichnis der Arbeits- und Informationsblätter

I Alkoholabhängigkeit

1 Diagnostik und Anamnese

2 Motivierung und Veränderungsentscheidung

3 Entwicklung persönlicher Therapieziele

4 Therapiedurchführung

5 Rückfallprävention

II Tabakabhängigkeit

6 Diagnostik und Anamnese

7 Motivierung und Veränderungsentscheidung

8 Therapiedurchführung

9 Rückfallprävention

Literatur

American Psychiatric Association (2014). Diagnostisches und Statistisches Manual Psychischer Störungen DSM-5®. Deutsche Ausgabe herausgegeben von P. Falkai und H.-U. Wittchen, mitherausgegeben von M. Döpfner, W. Gaebel, W. Maier, W. Rief, H. Saß und M. Zaudig. Göttingen: Hogrefe.

Andreas, S., Batra, A., Behr, J., Chenot, J.-F., Gillissen, A., Hering, T., Herth, F. J. F., Kreuter, M., Meierjürgen, R., Mühlig, S., Nowak, D., Pfeifer, M., Raupach, T., Schultz, K., Sitter, H., Walther, J. W. & Worth, H. (2014). Tabakentwöhnung bei COPD. In AWMF (Hrsg.), S3-Leitlinie der Deutschen Gesellschaft für Pneumologie und Beatmungsmedizin e. V. Pneumologie, 68, 237–258.

Andreas, S., Gohlke, H., Neumann, T. (2015). Behandlung von schädlichem und abhängigem Tabakkonsum – Somatische Komorbidität. In AWMF (Hrsg.), S3-Leitlinie »Screening, Diagnostik und Behandlung des schädlichen und abhängigen Tabakkonsums« (S. 189–216). Tübingen: AWMF.AWMF (2015). S3-Leitlinie »Screening, Diagnostik und Behandlung des schädlichen und abhängigen Tabakkonsums«. Tübingen: AWMF.

Annis H. N., Martin, G, & Graham, J. M. (1992a). Inventory of Drug Taking Situations (Alcohol) IDTSA. User's guide. Toronto: Addiction Research Foundation.

Annis H. N., Martin, G. & Graham, J. M. (1992b). Drug Taking Confidence Questionnaire (Alcohol) DTCQA. User's guide. Toronto: Addiction Research Foundation.

AWMF (2015). S3-Leitlinie – Screening, Diagnose und Behandlung von alkoholbezogenen Störungen. www.awmf.de.

Babor, T. F., Biddle-Higgins, J. C., Saunders, J. B. & Monteiro, M. G. (2001). The Alcohol Use Disorders Identification Test – AUDIT: Guidelines for use in primary care (2. ed.). Genf: WHO.

Batra, A. (2015). Einleitung und Begriffsdefinitionen – Lebensqualität. In AWMF (Hrsg.), S3-Leitlinie »Screening, Diagnostik und Behandlung des schädlichen und abhängigen Tabakkonsums« (S. 18–19). Tübingen: AWMF.

Batra, A., Hering, T. & Mühlig, S. (2012). Die Anerkennung der Tabakabhängigkeit als Krankheit – ein längst fälliger Schritt oder ein Kampf gegen Windmühlen? Sucht, 58 (3), 153–155.

Batra, A., Jähne, A., Mühlig, S., Rüther, T., Thürauf, N. & Petersen, K. U. (2015). Arzneimittel zur Entzugsbehandlung und Rückfallprophylaxe (z. B. Nikotinersatztherapie, Bupropion, Vareniclin, andere Antidepressiva und nicht zu berücksichtigende Stoffgruppen). In AWMF (Hrsg.), S3-Leitlinie »Screening, Diagnostik und Behandlung des schädlichen und abhängigen Tabakkonsums« (S. 95–140). Tübingen: AWMF.

Batra, A., Mühlig, S., Kröger, C., Schweizer, C. & Petersen, K. U. (2015). Psychotherapeutische Interventionen. In AWMF (Hrsg.), S3-Leitlinie »Screening, Diagnostik und Behandlung des schädlichen und abhängigen Tabakkonsums« (S. 75–94). Tübingen: AWMF.

Batra, A., Rüther, T. & Mühlig, S. (2015). Behandlung der Tabakabhängigkeit in der Psychiatrie. Suchttherapie, 16 – S_13_01, DOI: 10.1055/s-0035-1557545.

Beisel, S., Cina, R. & Lindenmeyer, J. (2015). Essstörungen und Sucht – Behandlungskonzept. https://www.salus-kliniken.de/lindow-sucht behandlung/suchtabteilung/therapieangebot/essstoerungen-und-sucht/ [09.10.2018].

Deutsche Hauptstelle für Sucht DHS (2018). Deutscher Kerndatensatz 3.0 zur Dokumentation im Bereich der Suchtkrankenhilfe: Definitionen und Erläuterungen zum Gebrauch. http://www.dhs.de/arbeitsfelder/deutscher-kerndatensatz-30.html [09.10.2018].

Deutsche Rentenversichung DRV (2014). BORA – Beruflich Orientierte Rehabilitation Abhängiger. Berlin: Eigenverlag.

Dilling, H., Mombour, W. & Schmidt, M. H. (2015). Internationale Klassifikation psychischer Störungen: ICD-10 Kapitel V (F) – Klinisch-diagnostische Leitlinien – 10 (10. Aufl.). Göttingen: Hogrefe.

DIMDI – Deutsches Institut für Medizinisches Dokumentation und Information (2005). ICF – Internationale Klassifikation der Funktionsfähigkeit, Behinderung und Gesundheit. Eigenverlag: Köln.

Fiore, M. C., Jaén, C. R., Baker, T. B. et al. (2008). Treating Tobacco Use and Dependence: 2008 Update. Clinical Practice Guideline. Rockville, MD: U. S. Department of Health and Human Services. Public Health Service.

Fuller, C. & Taylor, P. (2015). Therapie-Tools Motivierende Gesprächsführung. Weinheim: Beltz.

GKV-Spitzenverband (2017). Leitfaden Prävention. Handlungsfelder und Kriterien des GKV-Spitzenverbandes zur Umsetzung der §§ 20, 20a und 20b SGB V in der Fassung vom 27.11.2017. https://www.gkvspitzenverband.de/krankenversicherung/praevention_selbsthilfe_beratung/praevention_und_bgf/leitfaden_praevention/leitfaden_praevention.jsp [10.08.2018].

Gouzoulis-Mayfrank, E. (2007). Komorbidität Psychose und Sucht – Grundlagen und Praxis: Mit Manualen für die Psychoedukation und Verhaltenstherapie (2. Aufl). Darmstadt: Steinkopff.

Heinz, A. & Batra, A. (2003). Neurobiologie der Alkohol- und Nikotinabhängigkeit. Stuttgart: Kohlhammer.

Kendel, F., Wirtz, M., Dunkel, A., Lehmkuhl, E., Hetzer, R. & Regitz-Zagrosek, V. (2010). Screening for depression: Rasch analysis of the dimensional structure of the PHQ-9 and the HADS-D. Journal of Affective Disorders, 122, 241–246.

Kienast, T. & Bermpohl, F. (2013). DBT bei Patienten mit Borderline-Persönlichkeitsstörung und komorbider Abhängigkeitserkrankung. Psychotherapie, 18, 77–94.

Kraus, L., Pabst, A., Gomes de Matos, E. & Piontek, D. (2014). Kurzbericht Epidemiologischer Suchtsurvey 2012. Tabellenband: Prävalenz des Konsums illegaler Drogen, multipler Drogenerfahrung und drogenbezogener Störungen nach Geschlecht und Alter im Jahr 2012. München: IFT Institut für Therapieforschung.

Kröger, C. & Mühlig, S. (2015). Psychologie: Entstehung und Verlauf des Tabakkonsums. In AWMF (Hrsg.), S3-Leitlinie »Screening, Diagnostik und Behandlung des schädlichen und abhängigen Tabakkonsums« (S. 20–22). Tübingen: AWMF.

Kröger, C., Lindinger, P., Pötschke-Langer, M. & Petersen, K. U. (2015). Behandlung von schädlichem und abhängigem Tabakkonsum – Motivationsbehandlung und Kurzinterventionen. In AWMF (Hrsg.), S3-Leitlinie »Screening, Diagnostik und Behandlung des schädlichen und abhängigen Tabakkonsums« (S. 45–63). Tübingen: AWMF.

Lampert, T., von der Lippe, E. & Müters, S. (2013). Verbreitung des Rauchens in der Erwachsenenbevölkerung in Deutschland. Bundesgesundheitsblatt, 56 (5–6), 802–808.

Lindenmeyer, J. (Hrsg.). (2011). Therapie-Tools Offene Gruppen 2. Weinheim: Beltz.

Lindenmeyer, J. (2012). Deutsche Version des Drug Taking Confidence Questionnaire. In Lindenmeyer, J. (2012). Rückfallprävention. In G. Meinlschmidt, S. Schneider und J. Margraf (Hrsg.), Lehrbuch der Verhaltenstherapie. Band 4 (S. 743–765). Berlin: Springer.

Lindenmeyer, J. (2013). Ich bin kein Alkoholiker! Die Behandlung von Alkoholproblemen in der ambulanten Psychotherapie. Heidelberg: Springer.

Lindenmeyer, J. (2016a). Lieber schlau als blau. Entstehung und Behandlung von Alkohol- und Medikamentenabhängigkeit (9. Aufl.). Weinheim: Beltz.

Lindenmeyer, J. (Hrsg.). (2016b). Therapie-Tools Offene Gruppen 1 (2. Aufl.). Weinheim: Beltz.

Lindenmeyer, J. (2016c). Alkoholabhängigkeit. Fortschritte der Psychotherapie, Band 6 (3. Aufl.). Göttingen: Hogrefe.

Lindenmeyer, J. (2018). Rückfallprävention. In J. Margraf & S. Schneider (Hrsg.), Lehrbuch der Verhaltenstherapie, Band 1 (4. Aufl., S. 616–640). Berlin: Springer.

Lindenmeyer, J. (2018a). Behavioral Couple Therapy for Alkohol and Drug Abuse (BCT). In K. v. Sydow & U. Borst (Hrsg.), Systemische Therapie in der Praxis (S. 810–816). Weinheim: Beltz.

Lindenmeyer, J. & Florin, I. (1998). Testgütekriterien einer deutschen Version des Inventory of Drug Taking Situations für Alkoholabhängige (IDTSA). Verhaltenstherapie, 8, 26–37.

Litman, G. K., Stapleton, J., Oppenheim, A. N. & Peleg, B. M. (1983). An instrument for measuring coping behaviours in hospitalized alcoholics: Implications for relapse prevention treatment. British Journal of Addiction, 78 (3), 269–276.

Löwe, B., Spitzer, R. L., Zipfel, S. & Herzog, W. (2002). Gesundheitsfragebogen für Patienten (PHQ-D). Komplettversion und Kurzform (2. Aufl.). Karlsruhe: Pfizer.

Mai, B. & Mühlig, S. (2016). Tabakentwöhnung. In J. Bengel & O. Mittag (Hrsg.), Psychologie in der medizinischen Rehabilitation. Ein Lehr- und Praxishandbuch (S. 195–204). Berlin: Springer.

Marlatt, G. A. (1985). Cognitive assessment and intervention procedures for relapse prevention. In G. A. Marlatt & J. R. Gordon (Eds.), Relapse prevention (pp. 201–279). New York: Guilford Press.

Miller, W. R. & Del Boca, F. K. (1994). Measurement of drinking behavior using the Form-90 family of instruments. Journal of Studies on Alcohol, 12 (Supplement), 112–118.

Miller, W. R. & Rollnick, S. (2013). Motivational Interviewing – Helping People Change (3. ed.). New York: The Guilford Press.

Miller, W. R. & Rollnick, S. (2015). Motivierende Gesprächsführung. Ein Konzept zur Beratung von Menschen mit Suchtproblemen (3. Aufl.). Freiburg: Lambertus.

Miller, W.R, Tonigan, J. S. & Longabaugh, R. (1995). Drinkers Inventory of Consequences (DrInC). Project MATCH Monograph Series, Vol. 4. DHHS Publication No. 95-3911. Rockville, MD: National Institute on Alcohol Abuse and Alcoholism.

Mühlig, S. (2010). Rauchen bei Patienten mit psychischer Störung: Ursachen, Folgen und Konsequenzen für die Therapie. Zeitschrift für Klinische Psychologie und Psychotherapie, 39 (S1), 27.

Mühlig, S. (2013). Kostenerstattung der Tabakentwöhnungsbehandlung durch die GKV – gesundheitspolitische Bedeutung und juristische Durchsetzung auf verfassungsrechtlichem Klageweg. Atemwegs- und Lungenkrankheiten, 39 (3), 101–109.

Mühlig, S. (2015). Zur Effektivität der Ansätze zum Kontrollierten Rauchen – Ein Update. Pneumologie, 69 (S01), V521. doi:10.1055/s-0035-1544778.

Mühlig, S. & Kröger, C. B. (2018). Tabakabhängigkeit. In H.-U. Wittchen & J. Hoyer (Hrsg.), Klinische Psychologie & Psychotherapie: Lehrbuch mit Online-Materialien (3. Aufl.). Heidelberg: Springer.

Mühlig, S., Andreas, S., Batra, A., Petersen, K. U., Hoch, E. & Rüther, T. (2016). Psychiatrische Komorbiditäten bei tabakbedingten Störungen. Der Nervenarzt, 87 (1), 46–52.

Mühlig, S., Andreas, S., Rüther, T. & Petersen, K. U. (2015). Gender- und Altersaspekte (z. B. Frauen, Schwangerschaft, Jugendliche). In AWMF (HRSG.), S3-Leitlinie »Screening, Diagnostik und Behandlung des schädlichen und abhängigen Tabakkonsums« (S. 147–188). Tübingen: AWMF.

Mühlig, S., Haarig, F., Teumer, G., Bothen, E., Nehrkorn, M., Berndt, C. & Rustler, C. (2013). Das Deutsche Netz Rauchfreier Krankenhäuser & Gesundheitseinrichtungen (DNRfK) – Ergebnisse einer Totalerhebung zur Umsetzung der Standards zur Tabakkontrolle und -entwöhnung. Das Gesundheitswesen, 75 (11), 749–750.

Mühlig, S., Sehl, A. & Fuchs, S. (2008). Tabakrauchen als Suchterkrankung. Der Pneumologe, 5 (6), 368–377.

Mühlig, S., Winkler, D. & Neudeck, P. (2014). Tabakentwöhnung bei Patienten mit kardiovaskulärer Erkrankung: Studien- und Leitliniensituation BRD/EU. Herzmedizin, 5, 12–17.

Najavits, L. M. & Schäfer, I. (2008). Posttraumatische Belastungsstörung und Substanzmissbrauch. Göttingen: Hogrefe.

Petry, J. (2006). Psychotherapie bei pathologischem Glücksspielen und Abhängigkeitserkrankung. In P. Schuhler & M. Vogelgesang (Hrsg.), Psychotherapie der Sucht: Methoden, Komorbidität und klinische Praxis (S. 322–342). Lengerich: Pabst.

Prochaska, J. O. & DiClemente, C. C. (1986). Towards a comprehensive model of change. In W. R. Miller & N. Heather (Eds.), Treating addictive behaviors: Processes of change (pp. 3–27). New York: Plenum.

Rüther, T., Mühlig, S., Batra, A. & Petersen, K. U. (2015). Psychische Komorbidität. In AWMF (Hrsg.), S3-Leitlinie »Screening, Diagnostik und Behandlung des schädlichen und abhängigen Tabakkonsums« (S. 207–223). Tübingen: AWMF.

Schaller, K. & Pötschke-Langer, M. (2008). Gesundheitsschäden durch Rauchen und Passivrauchen. Deutsches Krebsforschungszentrum, online: https://www.dkfz.de/de/rauchertelefon/download/FzR_Gesundheitsschaeden.pdf [09.08.2018].

Schmitz, B., Schuhler, P., Handke-Raubach, A. & Jung, A. (2001). Kognitive Verhaltenstherapie bei

Persönlichkeitsstörungen und unflexiblen Persönlichkeitsstilen. Lengerich: Pabst.
Schuler, M., Strohmayer, M., Mühlig, S., Schwaighofer, B., Wittmann, M., Faller, H. & Schultz, K. (2018). Assessment of depression before and after inpatient rehabilitation in COPD patients: Psychometric properties of the German version of the Patient Health Questionnaire (PHQ-9/PHQ-2). Journal of Affective Disorders, 232, 268–275.
Spitzer, R. L., Kroenke, K., Williams, J. B. (1999). Patient Health Questionnaire Primary Care Study Group. Validation and utility of a self-report version of PRIME-MD: The PHQ primary care study. JAMA, 282 (18), 1737–1744.
Strack, F. & Deutsch, R. (2004). Reflective and impulsive determinants of social behavior. Personality and Social Psychology Review. 8 (3), 220–247.

Vuchinic, R. (1999). Behavioural economics as a framework for organizing the expanded range of substance abuse interventions. In J. A. Tucker, D. M. Donovan & G. A. Marlatt (Eds.), Changing addictive behaviour – bridging clinical and public health strategies (pp. 191–220). New York: Guildford Press.

Walter, M. & Gouzoulis-Mayfrank, E. (2013). Psychische Störungen und Suchterkrankungen. Stuttgart: Kohlhammer.
Weber, T. & Preuss, U. W. (2016). Komorbide psychische Störungen – Nikotin. In AWMF (Hrsg.), S3-Leitlinie »Screening, Diagnose und Behandlung alkoholbezogener Störungen« (S. 208–223). Tübingen: AWMF.
Wittchen, H.-U., Hoch, E., Klotsche, J. & Mühlig, S. (2011). Smoking cessation in primary care – a randomized controlled trial of bupropione, nicotine replacements, CBT and a minimal intervention. International Journal of Methods in Psychiatric Research, 20 (1), 28–39.

Quellenverzeichnis

S. 33–37	© Lindenmeyer, J. (2013). Ich bin kein Alkoholiker. Heidelberg: Springer. Abdruck mit freundlicher Genehmigung des Springer Verlages
S. 46	© Lindenmeyer, J. (2016). Alkoholabhängigkeit. Fortschritte der Psychotherapie, Band 6 (3. Aufl.). Göttingen: Hogrefe. Abdruck mit freundlicher Genehmigung des Hogrefe Verlages
S. 55–56	© Lindenmeyer, J. (2012). Rückfallprävention. In G Meinlschmidt, S. Schneider & J. Margraf (Hrsg.), Lehrbuch der Verhaltenstherapie. Band 4 (S. 743–765). Heidelberg: Springer. Abdruck mit freundlicher Genehmigung des Springer Verlages
S. 69	© Lindenmeyer, J. (2016). Alkoholabhängigkeit. Fortschritte der Psychotherapie, Band 6 (3. Aufl.). Göttingen: Hogrefe. Abdruck mit freundlicher Genehmigung des Hogrefe Verlages
S. 73	© Getty Images / Jobalou
S. 83	© Lindenmeyer, J. (2016). Alkoholabhängigkeit. Fortschritte der Psychotherapie, Band 6 (3. Aufl.). Göttingen: Hogrefe. Abdruck mit freundlicher Genehmigung des Hogrefe Verlages
S. 127	© Lindenmeyer, J. (2016). Alkoholabhängigkeit. Fortschritte der Psychotherapie, Band 6 (3. Aufl.). Göttingen: Hogrefe. Abdruck mit freundlicher Genehmigung des Hogrefe Verlages
S. 140	© Lindenmeyer, J. (2013). Ich bin kein Alkoholiker. Heidelberg: Springer. Abdruck mit freundlicher Genehmigung des Springer Verlages
S. 150	© Lindenmeyer, J. (2016). Alkoholabhängigkeit. Fortschritte der Psychotherapie, Band 6 (3. Aufl.). Göttingen: Hogrefe. Abdruck mit freundlicher Genehmigung des Hogrefe Verlages
S. 160–162	© Lindenmeyer, J. (2016). Alkoholabhängigkeit. Fortschritte der Psychotherapie, Band 6 (3. Aufl.). Göttingen: Hogrefe. Abdruck mit freundlicher Genehmigung des Hogrefe Verlages
S. 166	© Lindenmeyer, J. (2016). Alkoholabhängigkeit. Fortschritte der Psychotherapie, Band 6 (3. Aufl.). Göttingen: Hogrefe. Abdruck mit freundlicher Genehmigung des Hogrefe Verlages
S. 184–185	© Pfizer; Abdruck mit freundlicher Genehmigung der Firma Pfizer
S. 197	Claudia Styrsky